Milch ist nicht gleich Milch!

Milch ist nicht gleich Milch!

Bisher verschwiegene revolutionäre Tatsachen zur Rohmilch-Wissenschaft und Gesundheit!

Das schockierende Ergebnis der Suche einer Mutter nach gesunder Milch

Judith Mudrak-Wasem

Copyright © 2011 by Judith Mudrak.

Library of Congress Control Number: 2011911013
ISBN: Hardcover   978-1-4628-9800-8
         Softcover   978-1-4628-9799-5
         Ebook   978-1-4628-9801-5

All rights reserved. No part of this book may be reproduced or transmitted in any form or by any means, electronic or mechanical, including photocopying, recording, or by any information storage and retrieval system, without permission in writing from the copyright owner.

Zeichnungen: Aaron DeMuth, Massachussettes, USA

Zum Titelbild: Die Kuh 'Lady,' eine Jersey/Normandy Kreuzung, gab am selben morgen Geburt zu den Zwillingen 'Dudle' und 'Daisy.' Ich danke der George und Maureen Diaz Familie in Gettisburg, Pennsylvania, dass ich dieses Photo schnappen durfte!

Mit herzlichem Dank für die Redaktionelle Mitarbeit:
Tobias Studer, Frick, AG, Schweiz.
Siegfried Haenisch, Pennington, NJ, USA.

This book was printed in the United States of America.

To order additional copies of this book, contact:
Xlibris Corporation
1-888-795-4274
www.Xlibris.com
Orders@Xlibris.com
99886

Inhalt

Vorwort 21
Einleitung 23
Meine Geschichte 25

1 Die Geschichte der Milch in den USA 27
Milch und die Menschheit 27
Milch und Kühe im frühen Amerika 29
Verdorbene Milch in Amerika—Branntweinanlagen 32
Mikroben: Was ist die Ursache von Krankheit? 35
Louis Pasteur und die Keim-Theorie 37

2 Die Geschichte der Milch in der Schweiz 42
Die Vorgeschichte 42
Talkäsereien 46
Rudolf Schatzmann 48
Schweizerische Milchwirtschaft 52
Die Haltbarmachung der Milch 58
Von der Butter zur Margarine 60
Der Schweizer Bauer, seine Heimat und sein Werk 62

3 Die Verwendung der Milch in der Geschichte 66
Die Mayo-Klinik unterstützt das Heilen mit Rohmilch 72
Dr. Edward Howell 74
Unzerstörte Enzyme—lebende Milch—lebendes Säugetier ... 75
Enzyme in der Milch und die Pasteurisation 79
Dr. Francis Pottenger jun. und seine Studien 83
Dr. Weston A. Price 87

4 *Rohmilchgenuss, Tuberkulose und Anderes* 93
    Hans Hoppeler und sein Ratgeber 'Hoppelers Hausarzt' 93
    'Das Meisterwerk der Küche' 97
    Erfahrungen eines deutschen Arztes 98
    Das goldene Buch der Gesundheit und Medizin 101
    Das Lexikon der Medizin 102
    Volkskrankheiten—Behandlung und Verhütung 103
    Seuchen: aussergewöhnliche Geschichten
    zu den tödlichsten Killern 104
    Die Ansichten des Naturdoktors 107
    Tuberkulose von Kühen? 108
    Ein Drittel der Weltbevölkerung ist mit
    Tuberkulose infiziert 109
    Wie man Tuberkulose ohne Medikamente erfolgreich
    behandeln kann 109
    Mit TB-Bakterien verseuchte pasteurisierte Milch 110
    Schützt gesunde Rohmilch gegen Tuberkulose? 111
    Das Verdecken durch die Pasteurisation 113
    Milch, das bestprogrammierte Lebensmittel 117

5 *Die neuzeitliche amerikanische Ernährung* 122
    Die Modetorheit der Fettreduktion 122
    Internationales Netzwerk der Cholesterin-Skeptiker 138
    Cholesterin, der beste Freund des Körpers 140
    Amerikanische Schulmilch—ein Betrug? 141
    Säuglingsmilch—ein Betrug? 142
    Nahrungsbetrug in anderen Ländern? 143

6 *Geschützt durch Pasteurisation?* 144
    Zweierlei Milch 144
    Kein Ersatz für saubere Rohmilch 146
    Auswirkungen der Pasteurisation 149
    Pasteurisation und Skorbut 149
    Pasteurisation und Zahngesundheit 151

Pasteurisation und Wachstum	151
Verfügbares Kalzium in pasteurisierter Milch	152
Die Pasteurisation zerstört die Vitamine A, B-Komplex und C	153
Die Pasteurisation beschädigt die Milch	155

7 Eine Kampagne für echte Milch 159

vollfett, von Weidekühen, unbehandelt	159
Rohmilch schützt auf einzigartige Weise	160
Vorbeugende Systeme in der Rohmilch:	160
Vorbeugende Systeme in der Rohmilch:	161
Vorbeugende Systeme in der Rohmilch:	162
Vorbeugende Systeme in der Rohmilch:	163
Vorbeugende Systeme in der Rohmilch:	163
Vorbeugende Systeme in der Rohmilch:	164
Fünffaches Vorbeugungssystem in der Rohmilch	165
Zerstörung des Sicherheitssystems durch die Pasteurisation	165
Zerstörung des Sicherheitssystems durch die Pasteurisation II	166
Was ist Pasteurisation?	166
Koliforme Bakterien—sind nicht dasselbe wie Krankheitserreger	167
Koliforme Bakterien in der Rohmilch hemmen das Wachstum der Pathogene	168
Neues medizinisches Paradigma	168
Medizinische Verwendung der koliformen Bakterien	168
Lebensmittelvergiftungen—Ein Vergleich zwischen Milch und anderen Nahrungsmitteln—1997	169
Krankheitsausbrüche 1990-2004 aufgrund von Lebensmittelvergiftungen	169
Campylobacter: Häufigste Ursache von Lebensmittelvergiftung	170
Listeria monocytogenes—Tödliche Erreger in Esswaren	171
Listeria monocytogenes—kein Problem in der Rohmilch	172

Rohmilch-Provokationstests I 173
Rohmilch-Provokationstests II 174
Rohmilch-Provokationstests III 174
Rohmilch-Provokationstests IV 174
Rohmilch-Provokationstests V.. 175
Rohmilch von konventionellen
Molkereien—nicht empfohlen... 175
Das Geld, das wir für unsere Ernährung ausgeben,
ist die Quelle für Krankheitserreger 176
Soja-Produkte enthalten Krankheitserreger 176
Krankheitserreger in pasteurisiertem Orangensaft........... 177
Muttermilch enthält Krankheitserreger............................ 177
Die Pasteurisation reduziert die schützenden Effekte der
Muttermilch 178
Die Pasteurisation der Muttermilch gefährdet Säuglinge! 178
Durch pasteurisierte Milch verursachte
Krankheitsausbrüche... 179
Milchsicherheit in Kalifornien 182
Verzerrte Berichterstattung zur Sicherheit von Rohmilch I...... 182
Verzerrte Berichterstattung zur
Sicherheit von Rohmilch II 183
Verzerrte Berichterstattung zur
Sicherheit von Rohmilch III 183
Verzerrte Berichterstattung zur
Sicherheit von Rohmilch IV 184
Methoden der Schuldzuweisung an die Rohmilch............. 185
Riskantes Verhalten?—Die Doppelmoral 186
Die Warnung der FDA gegen Rohmilch........................... 187
Die Anti-Rohmilch-Liste von William Marler 187
Durch Rohmilch verursachte Krankheiten,
CDC, 1998-2005 188
Vergleichender Bericht zur Sicherheit von Rohmilch I....... 188
Vergleichender Bericht zur Sicherheit von Rohmilch II 189
Vergleichender Bericht zur Sicherheit von Rohmilch III...... 190
Die heutige Rohmilchproduktion 191

'Swill Milk' 191
Kampagne gegen Rohmilch II 192
Kampagne gegen Rohmilch III 192
Lösung des 'Milch-Problems' 193
Rohmilch oder schlechtes Wasser? 194
Rohmilch oder schlechtes Wasser? 195
Hitzeresistente Pathogene in pasteurisierter Milch 195
Kühe aus Mästereien im Vergleich zu Weidekühen 197
Zusammenfassung zur Sicherheit der Rohmilch 197
Die Sicherheit der Rohmilch verstärken: 197
Schützende Komponenten im Milchfett 198
Mehr Nährwerte in der Rohmilch? 198
Eiweiss in der Milch 198
Rohmilch und Kinder—1926 199
Rohmilch und Kalzium—1928 199
Rohmilch und Kinder—1929 200
Rohmilch und Kinder—1931 200
Die Studien von Mattick und Golding—1931 201
Anämie und Verhalten 201
Studie in einem Waisenhaus, England—1937 201
Die Studien von Mattick und Golding—1935 202
Die Studie der Randleigh-Farm, 1935-1940 202
Die Studie an Meerschweinchen von
Wulzen und Bahrs—1941 204
Kälber-Studie 204
Rohe Milch und Zahnverfall—1943 205
Pasteurisierte Milch—Wachsende
Gesundheitsprobleme bei Kindern 205
Mit pasteurisierter Muttermilch gestillte Säuglinge—1986 205
Die Milchkur 206
Die Asthma-Krise 206
Asthma und Rohmilch—2001 207
Asthma und Rohmilch—2006 207
Asthma und Rohmilch—2007 207

Asthma und Lebensmittelvergiftungen—Relatives Risiko 208
Rohmilch verdaut sich selber! 208
Laktoseintoleranz 208
Rohmilch und Kasein-Intoleranz 209
Verminderte Aufnahme von
Nährwerten aus pasteurisierter Milch 209
Hat Milch von geweideten Kühen mehr Nährwerte? 210
Dauerstallhaltung 211
Futter der eingesperrten Kühe 211
Weide-Milch—Stall-Milch 212
Butter aus Milch von Kühen aus
Dauerstallhaltung—Butter aus Milch von Weidekühen 212
Nährwerte in traditionellen Lebensmitteln 212
Echter (Rohmilch-)Käse von grasgefütterten Kühen: 213
Die Pasteurisierungsgesetze zerstörten ländliches Leben 213
Wirtschaftlichkeit auf einem konventionellen Hof 214
Gemischtwirtschaft—Weidetiere und Direktverkauf 214
Konventioneller Milchbetrieb im Vergleich zu einem
Rohmilchbetrieb: 215
Rohmilch-Potenzial: Riesige ländliche Erneuerung 215

8 Moderne Kühe, moderne Milch 217

Das Wachstumshormon rBST 217
Ist rBST schädlich? 218
Monsanto vergiftet die Milch 220
Eine umstrittene Gruppierung kämpft für das Recht von
Monsanto, die Amerikaner zu betrügen 228
Werden Kühe, die mit rBST behandelt sind, gesundheitliche
Probleme verursachen? 231
Kühe werden zu Kannibalen 232
Klone gestattet 234
Frankreich befindet Monsanto der Lüge für schuldig 235

Monsanto reichte gefälschte Daten ein 235
Bedroht ein mikroskopischer Pilz unser Leben? 236

9 *Moderne Milch, moderne Krankheiten* *238*
Moderne Milch und Vitamin D2 238
Die moderne Produktion ist das Problem 239
Weitere Tatsachen über die Milch 240
Der Nährwert, der den Blutdruck senkt 242
Moderne Kuhmilch und Diabetes 243
Kuhmilch, Säuglinge und Diabetes 244
(Moderne) Milch könnte zu Typ-1-Diabetes führen 244
(Moderne) Kuhmilch erhöht Typ-1-Diabetes 245
Die Wahrheit über Milch 246
Männer und Herzkrankheit 247
Bio-Milch mit Omega-3 gegen Herzinfarkt 248
Amerikas Kinder mit Herzanfällen 249
Milch im Krieg gegen Herzkrankheiten 249
Entzündung und Herzinfarkt 251
Gesundheitswarnung: Arzt gesteht grossen Fehler! 251
Herzkrankheiten in Frankreich 254
Yak-Käse: gut für das Herz 254
Wie Statine die Muskeln ausmergeln 255
UHT-Milch (H-Milch) für Morbus-Crohn-Patienten? 258
Hochrisiko-Säuglinge 259
Mehr Todesfälle durch Asthma 260
Asthma und Schutzimpfungen 260
Asthma und Allergien—Bauernkinder 260
Etwas mehr Dreck schadet nicht 261
Weniger Asthma bei Bauernkindern 263
Fakten über Asthma 263
Pro—und Präbiotika—Milchwirtschaft 264

Medikamente unterdrücken Symptome 267
Homogenisierung 267
Ist Fluor in Milchprodukten harmlos? 269

10 Vollmilch oder Magermilch? ... 273

Forschungsinstitut Liebefeld 273
Magermilch und die Verbindung zu Prostatakrebs 277
Vollfettmilch: geringere Gewichtszunahme 278
Kalifornien zwingt Schulkinder zu Magermilch 279
Magermilch direkt von der Kuh!? 279
Eiskrem und Empfängnis—Magermilch und
Unfruchtbarkeit 280
(Bären-)Fett und Fruchtbarkeit 282

11 Lebendige Rohmilch, Weiden, Omega-3-Fettsäuren und... 284

Grünes Futter—Gesunde Milch 284
Ernährung und Herz-Kreislauferkrankungen 285
Milchproduktion nur im Talgebiet? 287
Der gesündeste Käse kommt von der Alp! 287
Meta-Analyse: gesättigte Fette und Herzkrankheiten 287
Produktionspotenzial des Vollweidesystems 288
Sicherheit der Ziegenmilch und des Ziegenmilchkäses 289
Olympisches Box-Team setzt auf Stutenmilch und
Nomaden-Nahrung zur Stärkung 290
Kamelmilch könnte bei Aids und Krebs hilfreich sein 290
Feta-Käse aus Rohmilch 291
Warum wird Rohmilch wieder populär? 291
Gute Bakterien bekämpfen die Grippe 293
Ist Kolostrum gesund? 293
Kolostrum, erste Milch gegen Grippe? 294
Substanz in Muttermilch tötet 40 Arten von Krebszellen 295
Kälber: Ein Vergleich zwischen lebendiger und toter Milch 295
Gesunde Nahrung für Mensch und Tier 297

12 Die gesundheitlichen Vorteile der CLA *299*
   Haltung und Fütterung der Tiere während der Alpsaison 300
   Schafmilch 303
   Die 'dicksten' Länder der Welt 305
   Fettreduktion für Säuglinge! 305
   CLA reduzieren Körperfett bei Übergewicht 307
   CLA und Gewichtsverlust 309
   CLA reduziert Körperfett bei Frauen 309
   Tierische Fette von Weidetieren vorteilhaft für Diabetiker 310

13 Was heisst 'biologisch' in Amerika *311*
   Globaler Markt und verwässerte Milch 311
   Supermarktketten trüben die Sichtweise von
   Bio-Produkten 313

14 Wer trinkt Rohmilch? *315*
   Menschen in Not wollen gesunde Milch 315
   Ziegenmilch 318
   Kanada und Rohmilch 319

15 Kühe, Futter und Gase *322*
   Kühe als Ursache für die globale Erwärmung? 322
   Weniger Fleisch und Milchprodukte essen? 322
   Kühe und das Methangas 324
   Neues Gras entwickeln gegen Methan-Emissionen? 325
   Grüneres Futter reduziert das Rülpsen 326
   Weiden und Methan 327
   Bodenmikroben absorbieren das Methan des Viehs 330
   Ist Grasfütterung möglich . . . mit Unkräutern? 330
   Wilde Pflanzen: Unkräuter, warum nicht probieren? 333
   Für eine lebendige, gesunde Agrikultur:
   Tiere weiden lassen! 334

16 Soja für Kuh ... und Mensch? *338*
    Vorkommen und Bedeutung der Isoflavone
    Daidzein und Genistein in der Säuglingsanfangsnahrung 341
    Das Magerfett Soja, ein Ersatz für gesunde Vollmilch? 345
    Soja tötet 385
    Grosses Geständnis 387
    Graswürfel anstelle der teuren Soja 388
    Mit Weidegras viel Geld sparen 388
    Rohmilch spritzen für gesündere Weiden? 389

17 Der Staat gegen Kleinbauern in Amerika *392*
    Sind andere Länder auch in Gefahr? 392
    Falsche Anklagen und Raub 393
    Raub und Gefängnis: Rohmilchverkauf 402
    Noch mehr Kleinbauern vernichtet 405
    Sir Julian Rose: Polen und die EU 410

18 Die Experten vor dem Staat Kalifornien *412*
    Ein führender Rohmilchstaat in Amerika 412

19 Was ist A1—und A2-Milch? *420*
    Nicht jede Person verträgt moderne Milch 420

20 Hinweise / Rezepte mit angesäuerter Milch *423*
    Einfache Veränderungen der Mentalität 423

21 Schlussfolgerungen *426*

Anhang *431*

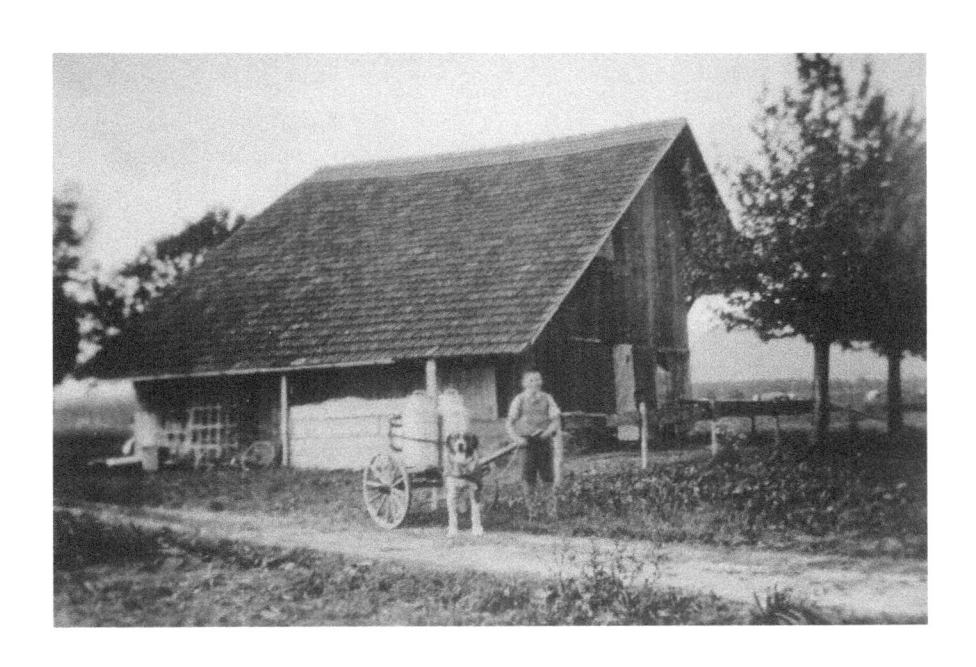

Zum Foto:
Fritz Wasem, der Vater der Autorin, mit dem treuen Bäri auf dem Weg zur Käserei. Uebeschi-Allmend (Kanton Bern), um 1939.

*In Liebe jedem Bauern gewidmet,
der die Gesetze der Natur versteht und befolgt.
Jedem Verbraucher gewidmet, der mit Verständnis die
essenzielle Rolle des Bauern und der Natur unterstützt.*

*Ein Dank an unsere Vorväter, die ohne Wissenschaft
während Tausenden von Jahren die Fortpflanzung von
Mensch und Tier bewahrten und Stoffwechselkrankheiten
grösstenteils durch selbst angebaute, gesunde Nahrung
vermieden.*

*In Respekt den Forschern gegenüber, die mit Geduld dem
Geheimnis der unbehandelten Milch nachgehen und uns ihre
Ergebnisse verständlich und klar mitteilen.*

Dieses Buch will keinen ärztlichen Rat geben, sondern vielmehr die Geschichte und die Wissenschaft der wertvollen, mehrere Tausend Jahre alten Milch bekannt machen. Auf diese Weise kann sich der Verbraucher über den Gehalt und die Qualität der Milch informieren und seine eigene Entscheidung treffen.

Für alle medizinischen Fragen sollte unbedingt
der Rat eines Arztes eingeholt werden.

Die Autorin lehnt jegliche Verantwortung für Druck-,
Übersetzungs—oder andere Fehler ab.

Vorwort

Auf der ganzen Welt geben immer mehr Landwirte, die ursprünglichen Produzenten von Nahrung, ihren Betrieb auf, während die Industrie die Produktion von Esswaren übernimmt. Werden unsere Gesundheit und die natürliche Fortpflanzung trotz dieser Entwicklung weiterhin unterstützt werden?

Es gibt in den USA unzählige von der Industrie in Auftrag gegebene 'Studien,' von denen viele auch in anderen Ländern bekannt sind. Aus diesem Wirrwarr möchte ich die Geschichte der unbehandelten Milch herausziehen, sowie von meiner eigenen Suche nach der Rohmilch erzählen.

Die Milch hat eine mächtige Geschichte. Über die wissenschaftlichen Kenntnisse zur Milch berichten die Medien oftmals nur kurz. Es kann zum Guten dienen, dieses Wissen wieder in Erinnerung zu rufen.

Was wäre die Landschaft, ohne die vielfältigen Felder und Wiesen der Bauern? Was wären die Berge ohne die Bergbauern, die mit ihren Tieren die Weiden und Alpen beleben?

Jedes Mal, wenn wir einkaufen, treffen wir wie bei einer Abstimmung eine Wahl. Mit unserem Geld unterstützen wir entweder globalisierte Monokulturen, die die Felder weiter auslaugen, oder aber die Kleinbauern, die das Land pflegen und wertvolle Nahrung für Mensch und Tier produzieren. Trägt nicht jeder Verbraucher zur Zukunft unserer Nahrung bei?

Kann die Industrie Nahrungsmittel von gleichwertiger Qualität produzieren, hat der Unterschied einen Einfluss auf die Gesundheit?

Der Gründer des *Organic Gardening Magazine* (Biologisch gärtnern) in Emmaus, Pennsylvania, J. I. Rodale, sagte: "**Eines**

Tages werden die Leute für Nahrung einen Preis bezahlen, der davon abhängt, wie sie produziert wurde!"

Meine Suche nach unbehandelter Milch lehrte mich, bei "wissenschaftlichen" Dokumentationen Vorsicht walten zu lassen:

Denn es gibt zwei Arten von Studien: die abhängigen, die von der Industrie verfasst wurden, und die unabhängigen, die von Forschern erarbeitet werden. Leider ist es der Industrie in den USA erlaubt, Studien selbst zu erstellen.

Ich fand es wichtig zu verstehen, in welchem Interesse Studien durchgeführt wurden und ob deren Resultate historisch korrekt sind.

In den USA ist es normal, dass die Industrie ihre Studien an ihre wirtschaftlichen Bedürfnisse anpasst, je nachdem, wie dringend Produkte verkauft werden müssen.

Das Interesse der Industrie liegt nicht in der Gesundheit des Volkes oder in der Rettung der Kleinbauern (die lange vor der Industrie das Land bewirtschafteten und Völker ernährten!), sondern im Profit, in der Macht und im Wohlergehen ihrer Branche.

"Jedes Problem durchläuft drei Phasen:

> In der ersten wird es lächerlich gemacht
> In der zweiten wird es bekämpft
> In der dritten gilt es als selbstverständlich—und als immer schon gewusst."
>
> ~Arthur Schopenhauer

Einleitung

Der Mensch ist die einzige Kreatur, die konsumiert, ohne zu produzieren. Er gibt keine Milch, er legt keine Eier, er ist zu schwach, um den Pflug zu ziehen ... aber er ist Herr über alle Tiere.

George Orwell, Animal Farm (1945)

Wir leben in einer sich enorm schnell entwickelnden und interessanten Welt. Manches hat sich in den letzten 150 Jahren abgespielt und verändert. Vieles ist besser geworden, auch in der Ernährung, aber nicht alles. Wir erkennen dies in den unzähligen Kochbüchern, deren Informationen oft den Aussagen aus Sachbüchern oder wissenschaftlichen Werken widersprechen, und natürlich auch an der starken Zunahme von Stoffwechselkrankheiten.

Wie viele empfehlen heute noch, tierische Fette einzunehmen, um gesund zu bleiben? Vielmehr heisst es, Fett mache dick und sei ungesund! Dies ist die Aussage der Industrie, die in den Medien wiederholt wird und die besonders von der US-Regierung propagiert wird.

Was soll man da noch glauben?!

Millionen von Einwohnern in den USA folgen dem modernen Trend, so wenig tierische Fette wie möglich einzunehmen, um schlank zu bleiben. Hat die Industrie in den letzten Jahren die natürlich gesättigten Fette nicht erfolgreich verteufelt?

Besteht ein Zusammenhang zwischen der Zunahme der modernen Zivilisationskrankheiten und der Tatsache, dass wir immer mehr denaturierte Nahrungsmittel essen? Wie kommt es, dass es früher vor allem Infektionskrankheiten gab, wir heute aber ein bisher nie gekanntes Ausmass an Stoffwechselkrankheiten verzeichnen?

Sind die USA wirklich an der Spitze in Sachen Gesundheit?

Wegen des Gebots, der Gesundheit zuliebe das Fett in der Nahrung zu eliminieren, ist es heute in den USA schier unmöglich, in Schulen und Restaurants Vollmilch zu bekommen.

Wird dies nun die stetig wachsende Anzahl übergewichtiger Kinder senken und die vielen weiterhin stark ansteigenden Krankheiten verhüten? Schätzungen zufolge leidet jeder achte Jugendliche in den USA an einer der folgenden Krankheiten: Angefangen bei ADS (Aufmerksamkeitsdefizitsyndrom) oder ADHS (Aufmerksamkeitsdefizit-/Hyperaktivitätsstörung), über Asthma und Allergie bis hin zu Autismus.

Scientific Consensus Statement on Environmental Agents Associated with Neurodevelopmental Disorders. Developed by the Collaborative on Health and the Environment's Learning and Developmental Disabilities Initiative, November 7, 2007

(im Staat New Jersey, meinem Wohnort, ist gegenwärtig ein Kind von 68 Kindern autistisch!)

Aus welchem Grund muss man sich heute fettreduziert ernähren? Warum empfahl ein medizinisches Buch aus den 1930er-Jahren für Tuberkulose-Kranke: Alle Fette einnehmen?

Kombinierter Lehrkurs der Heilkunde, von Dr. M. O. Schramm, Dr. A. Ragn, Dr. Schlügg, 1930

Seit jeher hat sich der Mensch von Tieren und ihren Produkten ernährt. Gesunde Nahrung garantierte die Fortpflanzung. Das Überleben eines Neugeborenen war früher ohne rohe Muttermilch kaum gesichert. Geschieht nicht in der wichtigen Zeit des Stillens resp. des Säugens grösstes Wachstum und geistige Entwicklung bei Mensch und Tier? Der hilflose Säugling lernt, sich koordiniert zu bewegen, es wachsen Haare und Zähne, die Hormonsteuerung entwickelt sich, und der Körper kräftigt sich, damit der kleine Mensch kriechen und laufen kann. Das Hirn lernt, Tausende von Dingen wahrzunehmen, die Sprache und Gefühle entwickeln sich, sodass Freundschaft und Liebe gelebt werden können. Ist es nicht die unbehandelte Milch, die all das in den Stilljahren vollbringt?

Ich hoffe, dass ich in einer Zeit, in der eine Flasche Wasser mehr kostet als eine Packung Milch (in den USA bis zu viermal mehr!) mit wissenschaftlichen Tatsachen das Verständnis für die Wichtigkeit der Milch wieder wecken kann.

Meine Geschichte

Als unser Milchmann in den 1960er-Jahren mit seinem kleinen elektrischen Wagen noch von Haus zu Haus kam, kaufte meine Mutter immer rohe Milch. Wir wohnten damals im Liebefeld, etwas ausserhalb der Bundesstadt Bern in der Schweiz. Der Milchmann brachte uns jeden Morgen um halb acht die frische rohe Milch. Er füllte jeder Hausfrau nach ihrem Wunsch den 3-Liter-Kessel und stellte die Milch in den Milchkasten, welcher sich hinter jedem Briefkasten befand. Meine Mutter sowie jede andere Hausfrau wusste, dass man die Milch vor dem Konsumieren abkochen musste. Jedoch genossen wir in den Bergen oft rohe Sahne, und ich beobachtete auf dem Bauernhof der Cousine meines Vaters, wie ihre Kinder die Milch beim Melken direkt von der Kuh in ihren Mund spritzten!

Im Jahr 1969 zogen wir nach Hinterkappelen bei Bern, das damals ländlicher war als heute. In der Mittel—und Oberschule teilten wir das Mehrklassenzimmer mit etlichen Bauernkindern, bei denen auf dem Hof noch gemolken wurde. Auch hier brachte uns der Milchmann des Dorfes die rohe Vollmilch mit seinem Milchwagen ins Quartier. Aber das Milchaustragen hörte auf. Leider wussten wir nicht, welcher Wert damit verloren ging! Meine Mutter kannte die Informationen der Gesundheitsbehörden, dass Fett ungesund sei, und wechselte als gewichtsbewusste, sparsame Frau auf die billigere Magermilch in den Beuteln! Auch wurde Margarine gekauft wegen dem Dickwerden! Hätte meine Mutter gewusst, wie ungesund und unausgewogen diese Nahrung ist, hätte sie das nie gekauft, erklärt sie heute.

1975 heiratete ich Mike, einen Amerikaner, und wir lebten im ersten Jahr unserer Ehe mit meinen Schwiegereltern in Merion

Station, ausserhalb der Stadt Philadelphia im Staat Pennsylvania. Jetzt lernte ich, wie ein moderner Amerikaner kocht und isst! In nur zwölf Monaten stieg mein Gewicht von 48 auf 57 Kilo!

Ich erinnere mich an etliche Ausflüge, die ich mit Mike zu einem der letzten Milchläden in der Gegend machte. Da wurde Milch noch in Glasflaschen verkauft, und die Kühe weideten um den Laden herum. Ah, das erinnerte mich an meine geliebte Schweiz!

Ein Jahr später zogen Mike und ich nach New Jersey.

Ich arbeitete 40 Stunden pro Woche und besuchte gleichzeitig eine Schule. Die Milch der Kindheit gab es nicht mehr, jetzt gab es Milch in Plastikflaschen zu einer Gallone (3,78 Liter), angereichert mit künstlichem Vitamin D2, die vom amerikanischen Gesundheitsamt als gesundheitlich vorteilhaft anerkannt wurde!

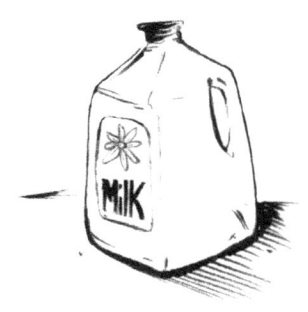

Obschon ich in den Staaten meistens immer Vollmilch kaufte, erfuhr auch ich leider nichts über die wichtigen Nährstoffe der Milch, bis meine eigene Gesundheit in eine Sackgasse geriet!

Oftmals wunderte ich mich über die Anreicherung mit Vitamin D2, die auf jedem Flaschendeckel deutlich vermerkt war, fand aber keine Antwort. Meine Gedanken drehten sich rund um das Thema 'Natur:' Wenn Milch schon für Tausende von Jahren im richtigen Verhältnis vorhanden ist und damit die Menschheit erhalten kann, warum müssen noch mehr Vitamine hinein? Ist der Mensch wirklich klüger als die Natur? Schon immer war ich wissbegierig und suchte Antworten auf die verschiedensten Fragen.

Über die Jahre—auf der eigenen Suche nach der Wahrheit—wuchs mein Misstrauen. Bald entdeckte ich, dass praktisch alle Informationen von der Industrie beeinflusst sind und wertvolle Forschungen unbeachtet bleiben, weil sie oftmals genau das Gegenteil beweisen!

1
Die Geschichte der Milch in den USA

Milch und die Menschheit

Die Geschichte der Milch als Nahrungsmittel reicht weit zurück. Von seiner Mutter erhält der Säugling die erste Nahrung, unbehandelte rohe Milch voll lebendiger Bakterien. Ob Tier oder Mensch: Es gibt keine vollwertigere Nahrung als die Muttermilch.

    Schon im Alten Testament ist Milch als hoch geachtete Nahrung erwähnt. Weltweit zeigt uns die Geschichte immer wieder, dass nicht nur Kuh, Ziege und Schaf gemolken wurden, sondern auch das Rentier, die Antilope, das Pferd, der Esel, der Büffel, der Wasserbüffel, das Yak, auch das Kamel—wo Leute lebten und über Tiere herrschten, wurde auch gemolken. Die Herden dieser Vorfahren waren die Grundlagen, auf denen Kulturen errichtet wurden. Die Menschen lebten ein einfaches Leben, wohnten in Zelten, wanderten oftmals von Ort zu Ort, um frische Weiden zu finden für ihre Tiere. Aus fruchtbarer Erde wuchsen saftige Wiesen mit unzähligen verschiedenen Kräutern, die den Tieren als gesunde Nahrung dienten. Die Bibel enthält ungefähr fünfzig Hinweise auf Milch oder ihre Produkte. In jenen Zeiten war die Antwort auf die Frage klar: Was werden wir den Kühen füttern, um sie satt und gesund zu erhalten? (5. Buch Mose, 11, 15: Und ich werde deinem Vieh Kraut geben auf deinem Felde, und du wirst essen und satt werden.)

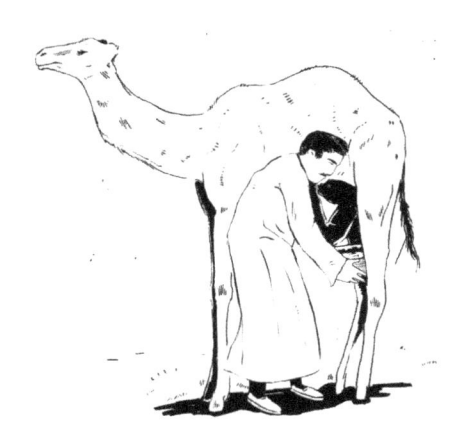

Das Wort Milch ist vom lateinischen Verb „mulgere" (melken) abgeleitet. Die frühe Menschheit zögerte nicht, dieses Geschenk der Natur zu brauchen. Keine Zivilisation ist je entstanden ohne die Nutzung von Tieren und ihrer Milch. Zu den Rindern gehören Bison, Büffel, Yak und domestizierte Tiere wie die Kuh oder das Zebu (Buckelrind aus Indien und Afrika). Wo Menschen waren, da war auch der Ochse. Milch diente den Menschen als wichtige Nahrung für ihre Existenz.

Völker in den Jahrhunderten vor und nach Christus verehrten die Kuh als heilig. Milch ist ein Symbol für Ernährung. Schriften, die aus dem 2. Jahrtausend vor Christus und älter sind, erklären das Einnehmen von Milch und Butter.

So lebten sie von Hippocrates zu den Griechen und Römern. Wir finden in den Theaterstücken von Shakespeare viele Hinweise zu Milch, Butter und Käse.

Mit der Entdeckung Amerikas durch Christoph Kolumbus begann die Kolonisation der Neuen Welt. In den Geschichtsbüchern wird erklärt, wie die Siedler von den mitgebrachten Rindern abhängig waren.

Professor E. V. McCollum von der Johns Hopkins University, ein hoch geachteter Biochemiker des frühen 20. Jahrhunderts zeigte auf, dass Völker, die ihre geweideten Tiere als Nahrung brauchen, immer eine vollkommene physische Entwicklung aufweisen. Die Wichtigkeit der Milch in den Anfängen der Zivilisation ist unbestritten.

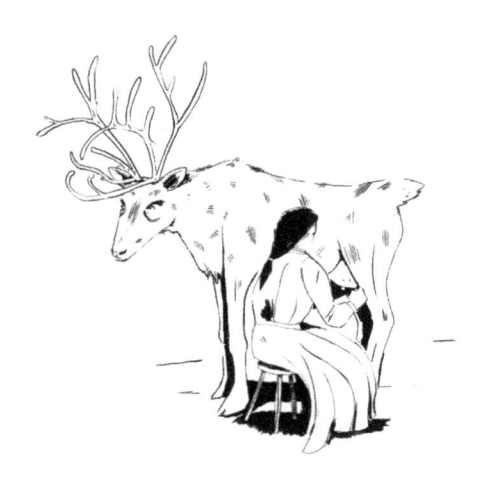

Milch und Kühe im frühen Amerika

Um das 15. Jahrhundert liessen sich die Spanier mit ihren mitgebrachten Kühen und Stieren an der südöstlichen Küste des neuen Kontinents nieder. Das Leben war nicht einfach für diese europäischen Auswanderer. Obschon auch Bauern unter ihnen waren, schafften sie es nicht, eine Milchproduktion zu betreiben. Viele von ihnen waren mehr an Gold und Silber interessiert, und sie wurden später wieder nach Spanien zurückgetrieben.

Die einheimischen Indianer waren auch keine Landwirte. Sie wussten nicht, wie man Kühe hütet. Oftmals wanderten die Tiere davon oder erfroren im Winter.

Im Jahr 1606 wurde in Virginia die Kolonie Jamestown gegründet. Das Leben war dort während vieler Jahre nicht leicht. 1610 sank der Viehbestand auf 60 Tiere.

Sir Thomas Dale brachte im Jahr 1611 hundert Kühe ins Land. Dies war die Geburtsstunde der Milchindustrie in Amerika. Es war Governor Dale, der sicherstellte, dass diese Kühe gute Weiden hatten. Er erbaute auch den ersten Stall in der Kolonie und zeigte den Siedlern, wie man das im Sommer und Herbst gemähte Gras als Futtervorrat für den Winter anlegt. Die Arbeit der Siedler florierte etliche Jahre, aber als Dale im Jahr 1616 wieder nach England zurückkehrte, ging im Laufe der Jahre die Idee der Viehzucht wieder verloren. In vielen Kolonien wurden die Kühe wieder sehr armselig gehalten.

1662 wurde eine beträchtliche Anzahl Vieh an Indianerstämme übergeben in der Hoffnung, sie damit zu zivilisieren. Aber auch dieses Experiment schlug fehl. Die Indianer zeigten wenig Interesse daran, für die Kühe zu sorgen und sie zu melken. Im Jahr 1673 verhungerten und erfroren in Virginia Tausende von Tieren während eines aussergewöhnlich kalten Winters. Bis zum frühen 18. Jahrhundert war es im Winter kaum üblich, Landwirtschaft zu betreiben.

Beträchtliche Unterschiede gegenüber englischen Viehzüchtern bestanden zudem bei den amerikanischen Gentlemanbauern. Ein Vergleich zwischen englischen und amerikanischen Bauerngewohnheiten zeigte, dass die Amerikaner schockierend verschwenderisch waren. So schrieb General George Washington in einem Brief vom 1. November 1787 an Arthur Young in London: "Unsere Ländereien waren am Anfang sehr gut, aber Nutzung und Ausbeutung haben dies verändert." Auf seinem eigenen Gut bemühte sich Washington, die Feldfrüchte zu verbessern, die Felder zu düngen und bessere Viehsorten zu züchten.

Die Pilgerväter, die mit der Mayflower 1620 nach Amerika kamen und die Kolonie Plymouth (im heutigen Massachusetts) gründeten, brachten kein Vieh mit. Sie hatten ursprünglich geplant, nach Jamestown zu segeln, landeten aber Hunderte von Meilen nördlich. Dies ereignete sich gegen Ende November, und bis zum folgenden Frühling starben über die Hälfte der 101 Siedler. Später brachten andere Schiffe Versorgung, aber ein Beobachter schilderte im Jahr 1623, dass die Siedler arm und unterernährt aussähen.

Im 1623 kamen die ersten drei Rinder und ein Stier nach Plymouth. Jedes Schiff danach brachte mehr Kühe. Die Siedler sandten eine Nachricht nach England, um mitzuteilen, wie wichtig das Vieh für ihr Überleben sei. Die Pilgerväter in Plymouth sorgten für ihre Tiere, und die Herden vergrösserten sich schnell. Es dauerte nicht lange, bis es genügend Milch, Butter und Käse gab. Im Jahr 1626 kauften sich die Siedler von den Herren in London, die ihre Kolonie gestiftet hatten, los. Als Besitz wurde eine Kuh mit einem Stück Land für sechs Personen festgelegt. Die Siedler nannten sich *The Massachusetts Bay Company* und betrachteten Kühe als lebenswichtig.

Fortwährend kamen neue Tiere und Siedler. Es entstanden immer mehr Siedlungen, auch im Gebiet der heutigen Städte Boston und New York. Die Siedler brachten ihre Bauernausrüstungen und Werkzeuge sowie Pferde, Schafe und Schweine mit—und mehr Kühe. Es herrschte kein Hunger mehr.

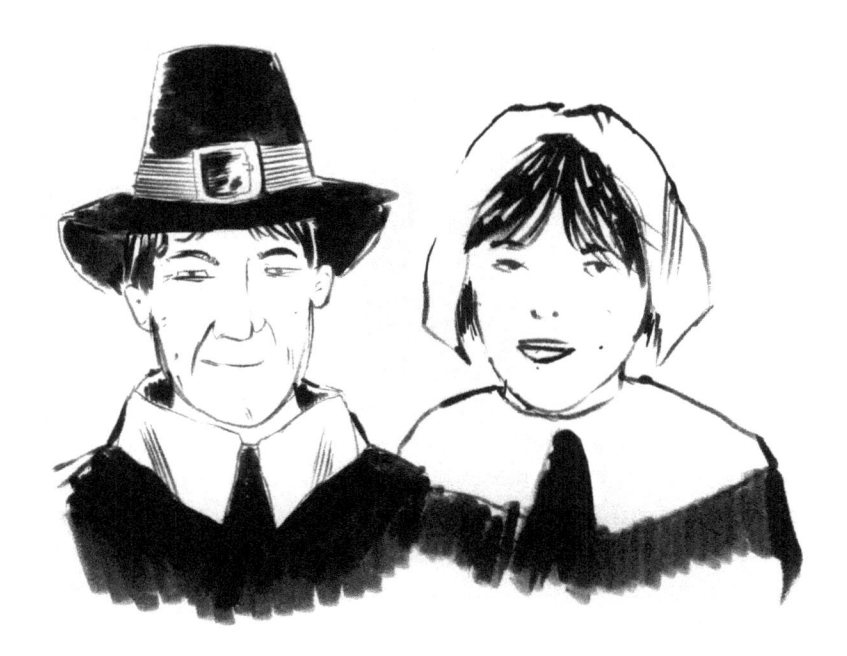

Für die Immigranten wurde im Jahr 1639 ein Plan erstellt, der für jeden Landwirt Weiden, Tiere, einem Hof mit Stall und Landwirtschaftsgeräte vorsah. Jeder Bauer musste innerhalb sechs Jahren seine Schulden abzahlen. Alles, was er danach erwirtschaftete, war sein Eigentum.

Die Bevölkerung wuchs stark. Es kamen Holländer, Deutsche, Juden, Engländer, Franzosen und viele andere Nationen. Die Milchwirtschaft gedieh in den folgenden dreihundert Jahren. New York war das Zentrum für Butter und Käse. Über die Jahre rückten viele Siedler gegen Westen vor, um frische Weiden zu finden.

Die Kuh hat einen grossen Einfluss auf die amerikanische Geschichte und Kultur. Niemand schrieb eindrücklicher darüber als Joann S. Grohman in ihrem Buch *The Family Cow*: *"Schon früh in der Geschichte der Menschheit wurde die Kuh als ein kostbares*

Tier betrachtet. Sie hat ein feines Temperament, man kann sie leicht melken, sie gibt viel Milch, aus der man lebenswichtige Nahrungsmittel herstellen kann."

Eine Kuh kann Reichtum produzieren. Sie ernährt nicht nur eine Familie, sondern gibt so viel Milch, dass man diese auch verkaufen kann, und sie wirft jedes Jahr ein Kalb. Mit dem Nebenprodukt der Käseherstellung kann man einige Schweine halten. Der Mist der Kuh ist ein ausgezeichneter Dünger für bestes Pflanzenwachstum im Garten. Familien, die sich gut um ihre Kuh kümmern, leben gut.

Bauernhöfe in Amerika gründen auf der Viehwirtschaft. Grosse Ställe wurden erbaut, um das Winterheu für die gesömmerten Tiere aufzubewahren.

Es verwundert nicht, dass viele grosse Staatsmänner auf Amerikas Bauernhöfen geboren sind!

Die Milch zu Beginn des 19. Jahrhunderts hatte die gleichen Eigenschaften wie in den Tausenden Jahren zuvor, in denen sie den Menschen als Nahrung gedient hatte. **Kühe, die im Sommer frisches Gras fassen und im Winter mit Heu gefüttert wurden, gaben einwandfreie Milch, und die Produkte aus der Milch waren echt und gesund.** Aber als es immer mehr Städte gab, veränderte sich auch die Viehwirtschaft. Diese Veränderung schlug sich auf die Qualität der Milch nieder und hatte schreckliche Auswirkungen.

Die Einwohnerzahl in New York stieg von 77,000 im Jahr 1790 auf 390,000 im Jahr 1840 und 650,000 im Jahr 1850. Milch war ein perfektes Nahrungsmittel für die Tausenden von Immigranten. Das Volk wollte Milch, vor allem für die Kinder. Während der Kolonisation war die Kuhhaltung in der Stadt möglich, da viele Familien noch Platz hatten für eine Kuh. Doch als die Städte wuchsen, ging mehr und mehr Grasland verloren.

Verdorbene Milch in Amerika—Branntweinanlagen

Der Ausgang des Krieges mit England von 1812 bis 1814 beendete die Lieferung von britischem Whisky von den Westindischen Inseln. 1814 entstand die einheimische Branntweinindustrie. Bald hatte jede grosse Stadt eine oder mehrere Branntweinbrennereien, in denen Körner zu Whisky destilliert wurden.

Die Bevölkerung wuchs weiterhin, es gab immer weniger Weiden, und die Nachfrage nach Milch und Whisky stieg rasant. Aus dem Gär—und Brennprozess der Whisky-Destillation entstand ein saurer Abfall. Es war ein Gemisch aus chemisch verändertem Getreide und Wasser, das man 'distillery slop' oder 'hot slop' nannte. Dieses Abfallprodukt wurde den Kühen verfüttert, ohne Rücksicht auf die Gesundheit der Tiere oder die Qualität der Milch.

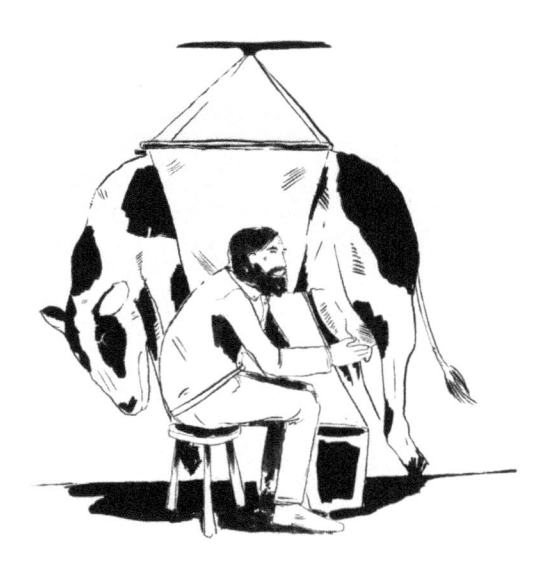

Die Besitzer der Brennereien hielten die Kühe direkt neben den Anlagen, damit der Abfall gleich den Tieren verfüttert werden konnte. Was vielleicht als Experiment begonnen hatte, erwies sich aufgrund der grossen Milchmenge, die zu niedrigeren Kosten produziert wurde, als 'besser' als jede andere Methode.

'Slop' ist ein unnatürliches Futter für die Kuh, und es hat wenig Wert für die Mast. Die Tiere wurden krank, sie magerten ab. Die Milch war so mangelhaft, dass weder Butter noch Käse daraus produziert werden konnten. Die Milch war minderwertig, jedoch wurde viel davon verkauft.

Der Geruch dieser Molkerei-Brennereien war grässlich und abscheulich und schon von weitem bemerkbar. Der Reformer Robert Hartley schrieb etliche Artikel darüber in den späten 1830er-Jahren: *"Hunderte von Kühen der verschiedenen Besitzer waren im eigenen Kot eng zusammengepfercht. Die Ställe wurden nicht gereinigt, und die Tiere hatten keine frische Luft. Ein trauriges Bild von kranken Kühen und Melkern sowie toten Kühen. Welch herzergreifende und ekelhafte Haltung dieser edlen Tiere!"*

Robert Hartley schreibt in seinem Buch (1842) über die unnatürlichen Methoden der Milchproduktion für die Belieferung der Grossstädte.

Hartley, Robert M. *An Historical, Scientific and Practical Essay on Milk as an Article of Human Sustenance.* J. Leavitt, New York, New York, 1842, S. 72 ff.

Bereits im Jahr 1815 hatte die Kleinkindersterblichkeit stark zugenommen. 1839 machten Kinder bis die Hälfte aller Sterbefälle aus. Viele Kranke litten an Durchfall, Tuberkulose und anderen tödlich verlaufenden Infektionen. Hartley und andere Mediziner wussten, dass die 'slop-Milch' Schuld daran hatte. Erst 1882 jedoch entdeckte Robert Koch den Tuberkulose-Bazillus und identifizierte ihn als mitbeteiligten Organismus.

Robert Koch: A Life in Medicine and Biology. ASM Press, Washington, DC 1999, S. 179-180

Die Brennereien verkauften ihre Milch während über hundert Jahren, während traditionelle Bauern ihre 'Country Milk' (Land-Milch) von geweideten Tieren in mit Eis gekühlten Zugwagen in die Grossstädte lieferten.

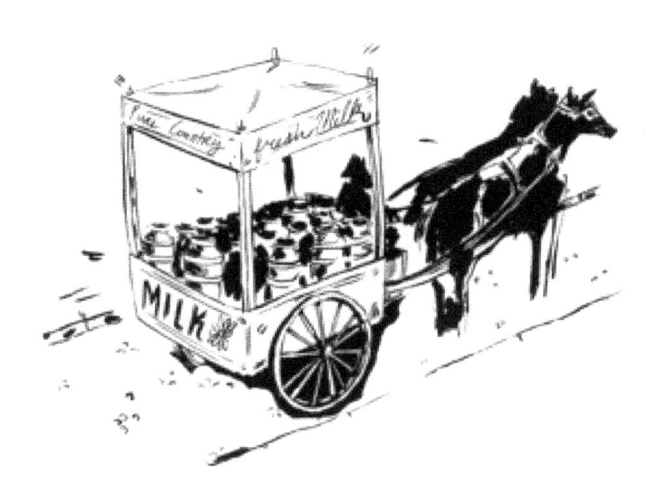

Die Nahrung der Kuh ist entscheidend für ihre Gesundheit—die Gesundheit der Kuh ist entscheidend für die Qualität der Milch. Ob der Mensch anfällig ist für Mikroben aus der Milch, hängt von der Gesundheit seines Immunsystems ab.

Das Immunsystem kann durch Antibiotika und andere Medikamente, chronische Krankheiten und schlechte Ernährung unterdrückt oder geschwächt sein.

Hartley verstand dies nur allzu gut. Aber nicht nur heute, sondern schon damals waren viele Ärzte, Forscher und oftmals auch die Öffentlichkeit nicht bereit, diese Tatsachen zu akzeptieren. Hartley schrieb: *"Milch ist eine natürliche Ausscheidung und nicht ein fabriziertes Produkt. Es wird gleichgültig angenommen, dass da kein Unterschied ist in Nährstoffen und Zusammensetzung, egal wie das Tier gefüttert und die Milch produziert werden."* Darum wurde Molkereimilch von diesen ungesunden Tieren weiterhin konsumiert.

Die Kuh ist ein Pflanzenfresser und Wiederkäuer. Weiden sind ihr natürlicher Lebensraum, und ungeeignete Nahrung macht die Kühe krank. Eine kranke Kuh gibt geschädigte Milch und ist nicht geeignet, Menschen am Leben zu erhalten.

Die Verunreinigung der Milch, speziell durch die Branntweinbrennereien, war gewaltig. Da "slop-Milch" sehr dünn und von leicht blauer Farbe war, fügten die Händler verschiedene Substanzen bei, um Konsistenz und Farbe zu verbessern. Wasser wurde normalerweise auch beigegeben, um das Einkommen des Händlers zu erhöhen.

Hartley und andere Reformer bekamen Unterstützung seitens der Gesundheitsbehörden, oftmals auch der Medien, die viel Werbung für saubere Milch machten.

Die ersten Gesetze gegen diese Missbräuche wurden in den 1850er-Jahren erlassen. Schlimm war jedoch, dass Molkerei-Brennereien solche Milch bis weit in das 20. Jahrhundert hinein verkauften. Die letzte Molkerei, die sich in Brooklyn (in der Umgebung von New York) befand, wurde im Jahr 1930 geschlossen.

Mikroben: Was ist die Ursache von Krankheit?

Seit jeher wird diskutiert, ob rohe Milch ein höheres Risiko für Infektionskrankheiten darstellt als pasteurisierte. Daher ist es wichtig, über das Paradigma "Welche Keime verursachen Krankheit?" zu sprechen. Wer glaubt, dass Krankheit normalerweise damit zusammenhängt, bestimmten Keimen ausgesetzt zu sein, wird rohe Milch als eine Gefahr anschauen. Wer aber glaubt, dass die Ursache von Krankheit im geschwächten Immunsystem liegt, welches Infektionen nicht ausreichend abwehren kann, ändert seine Sichtweise und befasst sich mit der Stärkung der Immunität.

Die "Keim-Theorie" erklärt, dass jede Infektionskrankheit eine treibende Kraft hat, die das Individuum befällt und krank macht. Hierbei wird die Tatsache, dass die Anfälligkeit von Mensch zu Mensch verschieden ist, kaum berücksichtigt. Die stark zunehmende wissenschaftliche Forschung schuf in den letzten Jahren ein wachsendes Verständnis dafür, dass ein starkes Immunsystem gegen Infektionskrankheiten schützen kann. Aber leider blieb die generelle Meinung, dass Mikroben die Ursachen für Krankheiten sind, bestehen.

Forscher verstanden sehr wenig von Infektionskrankheiten in den frühen Jahren. Erst in den 1880er-Jahren gab es hoch entwickelte Mikroskope mit bakteriologischen Techniken. Der Organismus von Krankheiten wie Tuberkulose, Cholera, Diphtherie, Scharlach und vielen anderen wurde von Dr. Koch und seinen Kollegen entdeckt. Diese Entdeckungen führten zur wachsenden Anerkennung von Louis Pasteurs Keim-Theorie.

Claude Bernard, geboren 1813, war ein sehr angesehener und einflussreicher Wissenschaftler seiner Zeit. Er hatte ein eigenes Labor im berühmten Pariser Naturhistorischen Museum im Jardin des Plantes und war Professor der Physiologie an der Sorbonne-Universität. Dass Körperzellen, welche von Blut und Gewebsflüssigkeit umgeben sind, die innere Umwelt darstellen, verstand er als das „milieu intérieur". Der Körper ist fähig, dieses Milieu selbst zu regulieren und damit konsistent zu halten. Bernards Resultate ergaben, dass das Gleichgewicht in einem gesunden Körper—verglichen mit jenem in einem schwachen oder kranken Körper—nicht leicht von Krankheitserregern gestört wird.

Bernards Arbeit bestätigt also den antiken Glauben der königlichen Heiler seit Hippokrates, dass die Ursache aller Krankheiten im Leben und in den Gewohnheiten des Individuums liegt. In seinem Werk „Vis medicatrix naturae" (Natur heilt) schreibt er: *"Ist der Mensch gebrechlich, kann er sich selber heilen, insofern wir ihm die nötigen Stoffe liefern."*

Louis Pasteur und die Keim-Theorie

Die Ansichten der beiden Wissenschaftler Claude Bernard und Louis Pasteur (geboren 1822) stehen in scharfem Kontrast zueinander.

> *"Wenn ein Mann sich vornimmt, eine theoretische Wissenschaft auszuüben, sollte er sich, sich selbst und dem Erfolg seiner Nachforschungen zuliebe, nie in die praktische Anwendung der Wissenschaft einmischen."*
> ~Louis Pasteur

zitiert in Jacques Nicolle,. *Louis Pasteur—The story of His Major Discoveries.* Basic Books Inc., Philadelphia, Pennsylvania, 1920, S. 148.

> *"Was wir schon wissen, ist ein grosses Hindernis für die Entdeckung des Unbekannten."*
> ~ Claude Bernard

zitiert in Imago Galdston, *Beyond the Germ Theory: The Roles of Deprivation and Stress in Health and Disease.* Edited by Imago Galdston. New York Academy of Medicine Books, New York, New York, 1951, S, 14.

Pasteur war Chemiker, Bakteriologe, Schriftsteller und Direktor über die Wissenschaftlichen Studien in Sorbonne. Bekannt ist er durch seine Keim-Theorie; seine ersten Arbeiten schliessen Erkenntnisse über den Wein und die Gärung ein. Er entdeckte, dass wenn Wein auf eine bestimmte Temperatur erhitzt wird, verderbliche Mikroorganismen abgetötet werden und er dadurch teilweise sterilisiert ist.

Pasteur studierte auch die Gärung der Milch. Er entdeckte auch hier, dass man durch Erhitzen (später nach seinem Namen

"Pasteur-isieren" genannt) die Mikroorganismen vernichten kann, welche die Gärung und das Sauerwerden der Milch verursachen. Pasteurisieren verlängert das Leben der "süssen" Milch; diese Methode wurde jedoch erst Jahre später empfohlen, als krankheitserregende Bakterien in der Milch entdeckt wurden. (Interessanterweise wird Milch heute pasteurisiert, Wein aber nicht!)

Pasteurs Entdeckungen fanden grossen Anklang in der Wirtschaft, Industrie und Medizin. Er isolierte auch den Anthrax-Erreger und entwickelte den erfolgreichen Impfstoff gegen Tollwut.

The Oxford Encyclopedic Dictionary, Clarendon Press, Oxford, England, 1991.

In Frankreich und anderen Ländern rettete er die Seidenindustrie durch die Entdeckung der krankheitserregenden Bazillen in Seidenraupen. Und er isolierte, zusammen mit Robert Koch, in den 1880er-Jahren die Erreger der Tuberkulose und Cholera. All diese Erfolge brachten Pasteurs Keim-Theorie eine weitverbreitete Anerkennung bei Medizinern und in der Öffentlichkeit.

1867 liess Napoleon III. an der Universität Sorbonne für Pasteur, dessen Arbeit er sehr bewunderte, ein Labor für Physiologie einrichten. Das Verstehen der Entstehung von Krankheit schloss jedoch das Individuum und seine Fähigkeit, sich selbst zu heilen, aus. Die Behandlung von Krankheit wurde in die Hände der Ärzte gelegt.

Seit jenen Jahren haben Regierungen immer mehr Gesundheitsregeln eingeführt. Medizinische Organisationen haben sich mit der Pharmazeutik und den Regierungen verbündet. Sie geben sich damit zufrieden, immer mehr Gewinne zu machen, und kümmern sich nicht um die fundamentalen Ursachen von Krankheit. Es ist ein interessantes Arrangement, das in Frankreich, wo diese Entwicklung ihren Anfang nahm, wohl nicht geplant war, heute aber zu einem undurchdringlichen Labyrinth von Verflechtungen zwischen Politik, Pharma-Industrie, Medizin und der Lebensmittelindustrie geworden ist. Es wäre wohl schwierig, zu beweisen, dass es sich um eine Verschwörung handelt; die Ergebnisse sind jedoch riesige Löhne und Gewinne sowie Vorteile—eine Situation, die heute viele als Krise im Gesundheitswesen bezeichnen.

Dass Wissenschaft und Medizin die Keim-Theorie annahmen, war nicht zu vermeiden. Von dieser Theorie leitet sich die allgemeine Annahme ab, dass Krankheitserreger nur mit Medikamenten beseitigt werden können. Aber es gibt auch genügend Beweise für Bernards alternative Theorie des "milieu intérieur," das ein zentrales Element im Krieg zwischen Mensch und krankheitserregenden Mikroben ist.

Bernard brachte sehr viel über die Funktion der menschlichen Physiologie ans Licht. Er legte den Grundstein für das Verstehen der komplexen Einflüsse zwischen dem Menschen und seiner inneren Umgebung, die jeden Aspekt des Metabolismus regulieren. 1878 wurde Bernard mit einem Staatsbegräbnis geehrt—eine Ehre, die Pasteur siebzehn Jahre später nicht zuteil wurde. Pasteur erklärte auf seinem Sterbebett: *"Claude Bernard hatte recht . . ., die Mikrobe ist nichts, die Umwelt ist alles."*

Nonclercq, Marie. Antoine Bechamp, 1816-1908. Maloine, Paris, France, 1982, in *The Curse of Louis Pasteur,* bei Nancy Appleton, Choice Publishing, Santa Monica, 1999, 47.

Bernards Erkenntnis zum "milieu intérieur" fand Unterstützung durch die Arbeit des grossen amerikanischen Physiologen Walter Bradford Cannon (1871-1945). Cannon erfuhr von Bernards Arbeit durch seinen Mentor Henry Bowditsch, der im späten 18. Jahrhundert Dekan der physiologischen Fakultät der Harvard-Universität war. Cannon erklärt Bernards Arbeit in seinem Buch *The Wisdom of the Body* (die Weisheit des Körpers), publiziert 1932. Der Ausdruck *homeostasis* stammt von Cannon: Mit Homöostase ist die Tendenz zur Stabilität und zum Unterhalt des dynamischen Gleichgewichts in der normalen inneren Umgebung des Körpers gemeint. Cannon's tiefe Menschlichkeit und Bernards Hinterlassenschaft spiegeln sich im folgenden Zitat wider: *"Nur im Verstehen der Weisheit des Körpers werden wir die Beherrschung von Krankheit und Schmerzen erreichen, was uns dann ermöglicht, die Lasten des Volkes zu erleichtern."*

(Appleton, Nancy. *The Curse of Louis Pasteur,* Choice Publishing, Santa Monica, 1999, S. 61.)

Cannon war ein Mann von grosszügigem Charakter und Ehrlichkeit und bereits zu seiner Zeit angesehen. Er war im Ersten Weltkrieg und widmete den Flüchtlingen viel Zeit. Sein Leben lang war er ein Fürsprecher der Menschenrechte und ein Liebhaber der Natur. Der Mount Cannon im Glacier National Park (USA) wurde nach ihm benannt. Aber weder die ärztliche Gesellschaft noch die

Medien oder die Regierung beachteten seine Arbeit oder jene von Bernard und anderen, obschon sie klare Beweise dafür liefern, dass Mikroben nicht die erste Ursache von Infektionskrankheiten sind.

Cannon hatte während seiner langen Karriere an der Harvard-Universität ein Foto von Bernard an der Wand seines Büros. Es würde uns gut tun, es Cannon nachzumachen und uns an jene zu erinnern, die uns so viel Wissen hinterlassen haben—im Bestreben, den Dingen auf die Spur zu kommen.

Ende des 19. Jahrhunderts wurde *Das Milch-Problem* in Amerika im ganzen Land erkannt. Die Frage, wie man Tausende von Säuglingen und Kindern in grossen Städten vor Infektionskrankheiten bewahren konnte, war eines der wichtigsten Themen zu Beginn des 20. Jahrhunderts. Milch und öffentliches Wasser waren die grössten Probleme. Zu Recht oder nicht: Milch wurde für viele Sterbefälle verantwortlich gemacht. Die jährliche Mortalitätsrate bei Kleinkindern betrug um die 50 Prozent aller Neugeborenen. Um 1890 war die Situation so, dass die Milch in Amerika durch zwei Mächte für immer verändert wurde.

Eine Macht waren die Ärzte, hauptsächlich Kinderärzte, die saubere, einwandfreie und gesunde rohe Milch für die Behandlung von Krankheiten wollten. Diese Mediziner suchten nach einer schonenden Gewinnung der Milch; zudem sollte die Produktion überwacht werden. Diese Bemühungen führte zur Zertifizierung *Urkundlich Geprüfte Milch.* Der Arzt Henry Coit aus Newark, New Jersey, der Gründer der ersten Medizinischen Milch-Kommission für zertifizierte Milch, suchte schon seit zwei Jahren nach sauberer Milch für seinen eigenen Sohn, weil seine Frau nicht stillen konnte. Er stellte der medizinischen Gesellschaft in New Jersey die dringende, fundamentale Frage: "Wie stellen wir sicher, dass Patienten und das Volk saubere Milch erhalten?"

Die andere Macht war der New Yorker Philanthrop Nathan Straus, der ein Kind wegen verunreinigter Milch verloren hatte. Dieser Verlust bewog ihn zur Gründung der berühmten "Milch Stationen", an denen die Armen der Stadt nur gekochte oder pasteurisierte Milch bekamen. Das Pasteurisieren wurde so definiert, dass die Milch völlig bakterienfrei sein musste, egal wie sich die Effekte der Pasteurisation physikalisch oder chemisch auf die Milchqualität auswirken. Um 1900 war Straus verantwortlich für die Pasteurisierung der Milch und widmete dieser Aufgabe dreissig Jahre seines Lebens in New York sowie anderen Städten in Amerika und Europa. Der Ausdruck 'pasteurisieren' wurde von Louis Pasteur übernommen, um Unterstützung im Volk zu erhalten.

Straus aber machte gegensätzliche Behauptungen. Er schrieb: *"Sollte es möglich sein, garantiert saubere Milch direkt von gesunden Kühen zu finden, wäre das Pasteurisieren nicht nötig."*

Straus, Lina Gutherz. *Disease in Milk, The Remedy Pasteurisation: The Life Work of Nathan Straus,* 1917, second edition.

Im April 1908 schrieb Professor M. J. Rosenau von der Harvard Universität in der Zeitschrift *The Milk Reporter*: *"Wir möchten lieber echte Milch, aber solange das nicht möglich ist, müssen wir das rein machen, was wir erhalten. Theoretisch muss das Pasteurisieren nicht sein, aber wir sind dazu gezwungen. In speziellen Fällen kann Rohmilch nötig sein, denn das Erhitzen der Milch hat gewisse Nachteile, die berücksichtigt werden müssen."*

Zertifizierte und pasteurisierte Milch war verfügbar in Amerika; es gab aber jahrelange unendliche Debatten darüber, ob sie für den menschlichen Körper unbedenklich und qualitativ gut sei. Seither wurden unzählige Studien über die Unterschiede zwischen frischer Rohmilch und pasteurisierter Milch und ihre Wirkungen auf Tier und Mensch erstellt.

Weitere Information über die Amerikanische Milchgeschichte: *The Untold Story of Milk,* Dr. Ron Schmidt ND (Naturarzt).

2
Die Geschichte der Milch in der Schweiz

Die Vorgeschichte

"Vor alten Zeiten käsete man bloss auf den Alpen den Sommer über, solange das Vieh zur Weide ging . . . Bekanntlich ist beim Käsen die Hauptsache die Milch, ohne Milch ist's ausgekäset, und um Milch zu bekommen, sind Kühe die Hauptsache . . . Hat man Haus und Milch, bedarf man auch jemand, welcher aus der Milch den Käs macht, einen Käser oder Senn. Dies ist die Hauptperson, denn von diesem hängt der Käs ab."
Aus Jeremias Gotthelf (1797-1854): *Die Käserei in der Vehfreude*.

In der Schweiz gehört die Milch zur Urgeschichte. Kulturhistorischen Forschungen kann man entnehmen, dass Milch ursprünglich in frischem und angesäuertem Zustand genossen wurde. Schon die Römer und Griechen verstanden die Zubereitung von Sauermilchkäsen. Die Butter war auch bekannt, aber mehr als innerliche und äusserliche Medizin. Seit der Antike wurden Milchkuren und Milchbäder als medizinische Therapie angewendet. Schon lange ist auch die Labkäserei bekannt, bei der für die Gerinnung der Milch das Lab, ein Enzym aus Kälbermagen, verwendet wird.
(Aus: 50 Jahre Schweizerische Milchwirtschaft 1887-1937)

"Milch, ein ganz besondrer Saft", heisst es im Buch von Margrit Wyder (*Kräuter Kröpfe Höhenkuren,* 2003). Auch hier steht geschrieben, dass Milch seit alters her zur Therapie genutzt wurde, etwa in Milchkuren und für Milchbäder; erwähnt ist auch die innere und äussere Anwendung von Butter.

Das Vieh verbrachte den Sommer in den Alpen, und die gesunde Alpenmilch hatte einen weit verbreiteten guten Ruf. Milch aus den Alpen wurde schon früh als besonders gesund anerkannt, da die saftigen, offenen Weiden eine sehr grosse Auswahl verschiedenster Alpenkräuter boten. Galen (berühmtester Arzt, Schriftsteller und Philosoph des römischen Reiches) empfahl sogar, den Tieren bestimmte Kräuter zu füttern: die Milch würde dadurch besonders wirksam. Vor allem in alten Zeiten wurde Milch gegen Tuberkulose eingesetzt. Damit hatte man offenbar recht: Heutige Forschungen belegen die Vorteile der Alpenmilch für die Gesundheit.

Tiere, die auf Alpen weideten, waren hauptsächlich Kühe, Ziegen und Schafe. Ziegenmilch wurde jeweils Menschen mit schwachem Magen empfohlen.

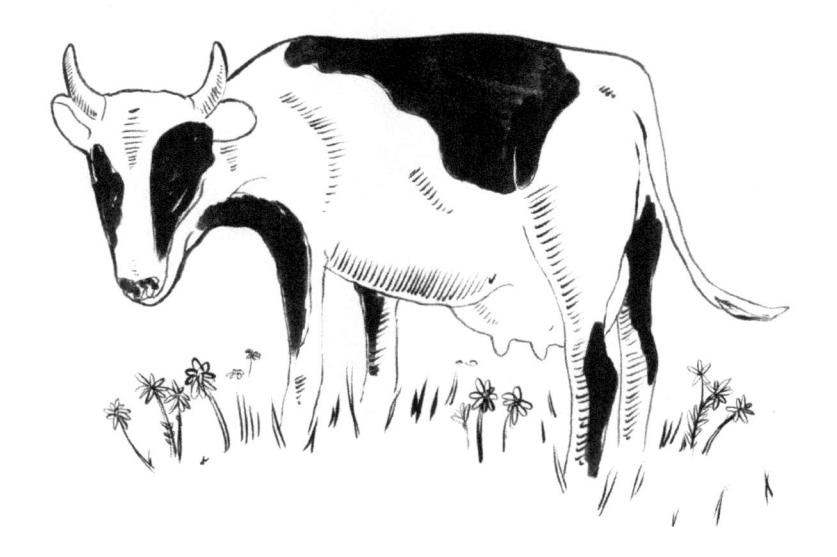

Butter und Käse waren früher die Hauptnahrung der Senner, eigene Milch für den Frischgenuss war auch stets vorhanden. Gelegentlich kam es vor, dass ein Senner mit Alkoholproblemen kämpfte, aber im Allgemeinen waren Bergbauern starke und gesunde Leute.

Die Schotte oder Molke, ein durstlöschendes Getränk, wurde von den Sennern schon immer geschätzt. Sie enthält Milchzucker, Eiweiss, Vitamine und Mineralstoffe. Schotte wurde auch zum Spülen der Geräte und als Futter für die Schweine gebraucht.

Josef Bauer unterstützt im *Handbuch der allgemeinen Therapie* 1883 die volle Milchkur bei Erkrankungen der Verdauungsorgane: *"Sobald diese Organe wieder geheilt werden, verschwinden fast alle Krankheiten."* Sie wurde auch Lungenkranken verschrieben und war bald auch im Ausland bekannt.

Ob fiktional oder nicht, in unzähligen alten Geschichten, wie jenen von Johanna Spyri, wird frische Milch und der daraus hergestellte Käse als wunderbar stärkende Nahrung für Bergbewohner und ihre Besucher beschrieben. Wer kennt nicht die weltbekannte Geschichte von Heidi, die so sehr hoffte, ihrer behinderten Freundin Klara mit frischer Ziegenmilch helfen zu können. Sogar Heidis Grossvater befahl dem Geissen-Peter das Schwänli in die höchsten Höhen zu bringen, um die kräftigsten Kräutlein zu finden, auch wenn Peter auf diese Höhen nachklettern musste! *"Halt das Schwänli nicht zurück, denn es ist vernünftiger als du, und muss nur zum Besten kommen, damit es eine Prachtmilch gibt!"*

Wie geschrieben in *50 Jahre Schweizerische Milchwirtschaft*:

Die Alpen und Voralpen waren schon seit eh und je bekannt für ihre saftigen Weiden, während das Flachland mehr für den Ackerbau bevorzugt wurde. Etwa um das Jahr 1000 entstanden weltliche und geistliche Grundherrschaften. Viele Alpengebiete kamen dadurch unter die Hoheitsrechte der verschiedenen Klöster. Die Klosterleute liessen teure Kupferkessel herstellen und vermieteten sie den Sennern, welche die Zinsen dafür in Form von Butter, Käse oder Zieger bezahlten.

Butter und Zieger scheinen in diesen Zeiten die gebräuchlichsten Milchprodukte gewesen zu sein. Auch darf angenommen werden, dass kleine Mager—und Sauermilchkäse produziert wurden. So schreibt Rudolf Schatzmann (1822-1886) in seinem Büchlein *Die Milchwirtschaft im Kanton Bern:* *"Neben Butter werden Käse halbfett und mager von kleiner Grösse hergestellt."* Ein hervorragendes Zieger-Gebiet ist heute noch das Glarnerland (Kanton Glarus). Die Veredelung des weissen Ziegers mit Kräutern soll schon um die Jahrtausendwende von Klosterleuten eingeführt worden sein.

Das wirtschaftliche und politische Wachstum zwischen dem 13. und 16. Jahrhundert hatte einen bedeutenden Einfluss auf die Entwicklung der Milchwirtschaft in der Schweiz. Städte wurden gegründet, und die Verkehrswege im Unterland verbesserten sich. Dadurch entwickelte sich der Handel mit Milchprodukten, und die Untertanen in den Alpgebieten konnten sich befreien. Nebst der Selbstversorgung fingen sie an, für den Markt zu produzieren. Durch den zunehmenden Handel wurde die Butter knapp, und es mussten Gesetze wie Ausfuhrverbote oder Marktreglemente erlassen werden. Das künstliche Tiefhalten der Butterpreise durch die Regierung wurde schon im 14. Jahrhundert eingeführt.

Obschon weisser Zieger weiterhin eine wichtige einheimische Bedeutung hatte, wurde er um das 15. Jahrhundert in der Zentralschweiz und den Berner Alpen durch die Fettkäserei verdrängt. Einer Verordnung der Stadt Zürich von 1429 betreffend Zieger-Preisen kann entnommen werden, dass unterschieden wurde zwischen fettem Zieger, fettem Kräuterzieger, Glarnerzieger und Magerzieger.

Die Butter war ein hervorragendes Handelsprodukt, ihre Herstellung blieb aber rückständig in Alpgebieten. Nach Steinmüller wurde in den Glarner Alpen (eines der bekanntesten Butterproduktionsgebiete der damaligen Zeit) die Milch acht bis zehn Tage aufgestellt und erst dann abgesahnt und zu Butter verarbeitet.

(Johann Rudolf Steinmüller, geboren 1773 in Glarus, gestorben 1835 in Rheineck, ref., von Glarus. 1802 erschien sein erster Band der *'Beschreibung der schweiz. Alpen—und Landwirthschaft'* (Kt. Glarus). 1804 folgten weitere Bände über Appenzell, Werdenberg und das St. Galler Rheintal. Als Aufklärer veröffentlichte S. viele pädagogische Schriften und förderte mit Lehrerbildungskursen das st. gallische Schulwesen . . . Sein umfangreicher Nachlass ging beim Brand von Glarus 1861 verloren.)

Dem Buttermangel folgten stark steigende Preise. Er hielt Hunderte von Jahren bis zum Anfang des 20. Jahrhunderts an. Es war die Fettkäserei und der Export, die im Inland die Teuerung verursachten und den Milch—und Milchproduktmangel auslösten.

Während den Kriegen wurde Butter auf dem Schwarzmarkt gehandelt, und die Berner Regierung erliess schon im Jahr 1622 ein gänzliches Ausfuhrverbot und setzte Höchstpreise fest, damit der Butterkauf für die einheimische Bevölkerung möglich war. In Zürich, Basel und Luzern wurden ähnliche Verordnungen in Kraft gesetzt.

Das künstliche Tiefhalten der Butterpreise führte jedoch zu einem grösseren Buttermangel, weil mehr und mehr zur Fettkäserei übergegangen wurde. Zwangablieferungen brachten auch keinen Erfolg.

Bereits zwischen 1800 und 1810 gab es fünf Käseexportfirmen, die jährlich zusammen zirka 10,000 bis 12,000 q Käse exportierten. 1819 war die Exportmenge auf 50,000 q angestiegen. Die wichtigsten Exportkäse waren der Emmentaler, Greyerzer und der Spalenkäse. Der Handel erlebte Ende des Jahrhunderts einen gewaltigen Aufschwung.

Um den Buttermangel etwas zu beheben, wurde Ende des 19. Jahrhunderts Butter eingeführt. Im Glarus sollen schon im Jahr 1778 500 bis 600 Zentner importiert worden sein.

Der Butterexport der Schweiz betrug im Jahr 1861 107,350 Kilogramm und stieg in der kurzen Zeitspanne bis ins Jahr 1881 auf 836,400 Kilogramm.

Der Butterimport während der gleichen Periode stieg von 1,877,400 Kilogramm auf 5,180,200 Kilogramm; die höchste Einfuhr von 5,821,700 Kilogramm wurde im Jahr 1879 verzeichnet.

Die Verhältnisse besserten sich erst mit der Dreifelderwirtschaft und der Sommerstallfütterung.

Talkäsereien

Oberst J.R. von Effinger errichtete im Jahr 1815 die erste genossenschaftlich betriebene Talkäserei in Kiesen (Kanton Bern). Dieser Gründung folgten weitere in allen Gebieten der Schweiz. 1840 gab es bereits 120 Talkäsereien allein im Kanton Bern, und 1858 zählte man deren 259. In den 1880er-Jahren schätzte man die Anzahl Talkäsereien in der Schweiz auf 2600.

Einzelunternehmer gründeten die 'freien Kaufkäsereien. Der Käser kaufte von umliegenden Bauern die Milch und verarbeitete sie. Damals waren die Talkäsereien ähnlich eingerichtet wie die

Alpkäsereien—mit offener Feuergrube und dem "Tanngrotzli" zum Rühren der Milch. Die Mantelfeuerung wurde erst später eingerichtet.

Verbunden mit der Käserei war auch die Schweinehaltung, um Schottenabfälle zu verwerten. Dies wurde später wieder abgeschafft, da die Milchlieferanten die Schotte zurücknahmen.

Samuel Friederich Moser aus Herzogenbuchsee unternahm in den 1860er-Jahren Versuche, die "Kessimilch" (Kesselmilch) mit Dampf zu erhitzen. Die Ergebnisse scheinen nicht befriedigend gewesen zu sein, denn erst vierzig Jahre später wurde die Erhitzung mit Dampf wieder aufgenommen.

Die Zentrifuge, eine wichtige technische Ausrüstung, wurde für das Absahnen der Milch und Schotte entwickelt. 1879 verfügte die Kondensmilchfabrik in Cham (Kanton Zug) über die erste Milchzentrifuge nach dem Lefeldt-System.

Bereits als die Anzahl der Talkäsereien zunahm, wurde die Herstellung von Kondensmilch eingeführt. Die Konservierung der Milch nahm 1856 in Nordamerika mit dem Erfinder *Gail Borden* ihren Anfang. Zehn Jahre später wurde in Cham die *Anglo-Swiss Condensed Milk Co*. als erste Milchsiederei Europas eröffnet. Diese Industrie erlebte einen grossen Aufschwung, und 1873 wurde in Düdingen (Kanton Freiburg) eine erste Filiale dieses Unternehmens eröffnet. Es folgten Gründungen weiterer Gesellschaften.

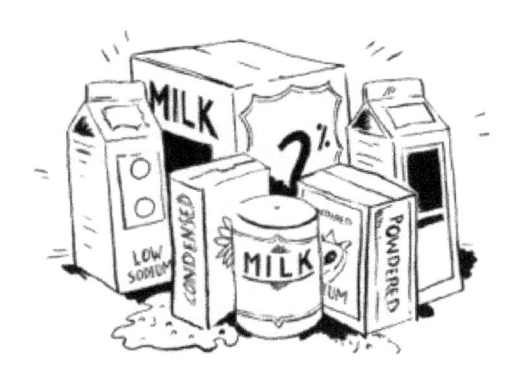

Der Unternehmer Henri Nestlé schuf im Jahr 1866 in Vevey (Kanton Waadt) die Industrie für Kindermehl (Ersatz für Muttermilch); 1866 entdeckte der Italiener Fabrizio Bartoletti den Milchzucker.

50 Jahre Schweizerische Milchwirtschaft 1887-1937.

Rudolf Schatzmann

Rudolf Schatzmann (1822-1886), Alp—und Milchwirtschaftler, war der Gründer des bäuerlichen Bildungswesens. Der Wanderlehrer und Volksschriftsteller, der sich eigentlich nicht direkt mit der Gesundheit des Menschen befasste, kümmerte sich sehr um gesunde Milch. Schatzmann, der auch Pfarrer und Seelsorger war, arbeitete jahrelang mit den Bergbauern im Berner Oberland zusammen. Er lernte, die fetten, mageren, feuchten, trockenen, steinigen und ertragsreichen Alpweiden voneinander zu unterscheiden. Schatzmann erkannte die vorteilhaftesten Futterkräuter und prüfte den Standort, indem er die Wirkung des Düngens auf das Wachstum der Pflanzen untersuchte. Er war sich des hohen Werts des Endprodukts Milch bewusst und bemühte sich unablässig, mit Veröffentlichungen die Alp—und Milchwirtschaft zu fördern.

Unter der Führung der Ökonomischen Gesellschaft (Gründung 1763) vollzog sich ab Mitte des 19. Jahrhunderts eine landwirtschaftliche Revolution. Das Programm war umfassend. Unter anderem sah es vor, Kunstwiesen und neue Futtergräser anzubauen und dafür den Weidegang mit Flurzwang abzuschaffen. Dies bedeutete, die Stallfütterung auch im Sommer einzuführen!

Zu jener Zeit wurden im Kanton Bern, besonders im Mittelland, Kartoffeln als Hackfrüchte angebaut, und die Dreifelderwirtschaft mit nackter Brache war grösstenteils abgeschafft. Die Brache wurde mit Kartoffeln, Kohl, Rüben, Flachs, Hülsenfrüchten und Anderem bepflanzt, oder es wurde die Graswechselwirtschaft eingeführt. Stallfütterung, Klee—und Kunstgrasanbau sowie die Düngung mit Gips und Mergel waren allgemein eingeführt; die Allmenden (gemeinsam genutzte Wiesen und Weiden) waren entweder verteilt oder bepflanzt. Der Landzins stieg durchgehend um die Hälfte; diese Entwicklung vollzog sich in einem Zeitraum von zwanzig Jahren, das heisst seit dem Bestehen der Ökonomischen Gesellschaft.

Hermann Wahlen: Johann Rudolf Tschiffeli, 1716-1780, Bern, 1940, S. 132.

Schatzmanns wichtigste Aufgabe—vor allem zwischen 1880 und 1884—war es, in den Milchversuchsstationen die Milch zu prüfen und den Einfluss von "kranker" Milch auf die Butter—und Käsefabrikation zu untersuchen. Seine Sorge galt der unsachgemässen Fütterung der Kühe, der Verwendung von Zusatzfutter und Medikamenten und deren negativen Auswirkungen auf die Qualität der Milch.

Schatzmann verlangte vom Bauern, die Milch optisch zu prüfen. Die Bäuerin sollte in der Küche die Milch nach Geruch und Geschmack beurteilen. Die Milch aller Tiere wurde im Messeimer gemessen; mit dem Zylinderglas wurden der Fettgehalt und der hygienische Zustand der Milch ermittelt.

Käser oder Milchfecker (Milchprüfer) nahmen in der Käserei nach der Müllerschen Milchprobe (Müller Apotheke, Bern) die Untersuchungen vor. Geprüft wurde, ob die Milch abgesahnt oder mit Wasser verdünnt worden (ein Problem jener Zeit) sowie ob sie fett oder mager war.

Schatzmann wusste, dass kranke Milch für die Käsefabrikation gefährlicher als die gefälschte war. Die Folgen zeigen sich beim Käse erst in unerfreulichen Ertragseinbussen. Er beschränkte sich auf Ratschläge und auf die zu beachtenden Massnahmen für die Tierhaltung. Grosse Beachtung müsse dem Futter und der Pflege der Milchtiere geschenkt werden. Verdorbenes Futter sei nicht zu verwenden oder mit unverdorbenem zu mischen. Man sorge für gutes Trinkwasser und beachte die Stalltemperatur (etwa 15 bis 17 Grad). In zu warmen Ställen verderbe die Milch. Beim Melken sei grösste Reinlichkeit geboten, man prüfe hier schon den Geschmack und Geruch der Milch und melke richtig aus. Kranke Milch dürfe nicht in die Käserei, für den dadurch verursachten Schaden hafte der Lieferant.

Für die Untersuchung der kranken Käsereimilch erwähnt Schatzmann unter anderem die Verwendung von Lackmuspapier. Damit wurden einerseits die Säuren erhoben, andererseits wurde festgestellt, ob Medikamente und Milchpulver (als Futter) eingesetzt worden waren und ob dies einen Einfluss auf die Güte der Milch haben könnte. Schatzmann wollte die sorgfältige Milchkontrolle fördern. Gestützt auf das Erfahrungsmaterial zahlreicher Käsereien, führte er 1880 Untersuchungen der Milch von kranken Tieren durch und ging den Ursachen der Krankheiten nach. Als wichtigsten Grund machte er die Fütterung aus!

Schatzmann legte ein reiches milchwirtschaftliches Wissen in konzentrierter Form in seinem Milchbüchlein dar, das zudem vier Seiten aus dem Buch des Berner Apothekers Müller, *Aufklärung über die Müllersche Milchprobe an Gerichtsbehörden, Experten, Käser und Landwirte*, erschienen bei J. J. Christen, Aarau, 1874, als Sonderdruck enthält (AMB, 1874, Nr. 4.) Die zweite grundlegende Schrift von Schatzmann über Milch ist die *Milchchronik.* Er verfasste sie kurz vor seinem Tod; sie erschien in den Alpwirtschaftlichen Monatsblättern 1886.

Er gliedert seine Schrift in fünf Abschnitte: 1. Verdächtige Milch, 2. Die Biestmilch, 3. Wirklich galtige Milch, 4. Kleine Milchverderber, 5. Eine sehr haltbare Milch.

In seinem Aufsatz *Die Milch des nächsten Winters* warf Schatzmann 1885 in den Alpwirtschaftlichen Monatsblättern die Frage nach der Qualität der Milch auf, weil man in jenem Winter infolge schlechter Futterernte Kraftfuttermittel einsetzte. Die Landwirtschaft kam dadurch mit der Käserei in einen Widerspruch. Der Einfluss von Kraftfuttermitteln auf die Tauglichkeit der Milch für die Käseproduktion wurde bezweifelt. Schatzmann versuchte, diese Frage schon seit 1878 zu klären.

1. Der Abschnitt über die verdächtige Milch (SMW) ist ein Beitrag von J. J. Reber, (möglicherweise Johann Jakob Rebmann, 1864-1932), Viehzüchter, der die Gärprobe als ein probates Mittel zur Beurteilung der Milch bezeichnete. Er schilderte die Milch, die von Vieh stammt, das mit Abfällen aus der Kartoffelbrennerei gefüttert wurde. Erkennungsmerkmale sind der säuerliche Geschmack und Risse in der Sahnedecke; eine solche Milch kann nicht für die Käserei verwendet werden.
2. Die Biestmilch (Colostrum) darf erst in die Käserei gebracht werden, wenn sie beim Sieden nicht mehr gerinnt. Nach Professor Fleischmann darf Milch für die Butterfabrikation nicht vor dem sechsten Melken und für die Käsefabrikation nicht vor dem zehnten Melken verwendet werden.
3. Wirklich galtige Milch gibt es, wenn eine Entzündung des Euters vorliegt.
4. Unter den kleinen Milchverderbern nennt Schatzmann die Spaltpilze als schädlichen Einfluss auf die Milch. Er empfahl

tadellose Reinlichkeit, tiefe Temperatur und das Sieden der Milch.
5. Zur Feststellung der hohen Haltbarkeit der Milch hat Schatzmann aufgrund eigener Erfahrungen und besonderer Versuche die Milchgärproben durchgeführt. Als Grundlage dafür diente ihm die Tatsache, dass Milch sich bei hoher Temperatur schneller zersetzt als bei niedriger. In einem Wasserkasten wurde die Milch auf einer Temperatur von 40 Grad konstant warm gehalten und alle drei Stunden auf verdächtige Erscheinungen überprüft: Sauerwerden, Dicken, Blasenbildung, Geruch und Geschmack werden kontrolliert. Der Apparat leistete damals ausgezeichnete Dienste.

In jener Zeit wurde jedoch auch ein Rückgang des Milchkonsums festgestellt. Im Kanton Luzern konsumierte eine Person 1881 durchschnittlich 5,5 Deziliter Milch pro Tag. Dagegen betrug der Branntweinkonsum sechs Deziliter! Ähnlich waren die Verhältnisse in den übrigen milchwirtschaftlichen Kantonen.

Schatzmann kämpfte seit 1863 für eine bessere Milchversorgung der Armen und in den Städten. Kurz vor seinem Tod konnte er bedeutende Fortschritte wie besseren Transport, vermehrte Reinlichkeit und Sorgfalt bei der Behandlung feststellen.

Jede Neuerung, die der Verbesserung der Milchproduktion dienen konnte, begrüsste Schatzmann lebhaft und unterstützte sie in Wort und Schrift. So befürwortete und förderte er die Einführung und Herstellung der Kondensmilch. Er anerkannte deren volkswirtschaftliche Bedeutung. Sie verbessere das Handelsergebnis des Landes. Die Fabrikation war konkurrenzlos. Schatzmann hat darum die Entstehung der Milchsiedereien sehr begrüsst.

Im Zusammenhang mit der Milchfrage sorgte sich Schatzmann auch um die Haltung und Fütterung der Tiere, speziell in den 1880er-Jahren, als von Frankreich her die Silowirtschaft aufkam. Er wusste, wie wichtig dieses Thema war, und hielt 1884 fest, dass hauptsächlich der Einfluss der Gärung und der Zusammensetzung des Futters auf die Milch untersucht werden sollte.

Schatzmann wurde als ein bedeutender Förderer und Pionier der Schweizerischen Milchwirtschaft anerkannt und zählt zu den wichtigsten Bahnbrechern der europäischen Milchindustrie.

Hermann Wahlen: Rudolf Schatzmann 1822-1886, 1979.

Schweizerische Milchwirtschaft

"Milch und Milcherzeugnisse sind lebenswichtige und volkstümliche Nahrungsmittel. Für Jung und Alt, für Reich und Arm, für Gesunde und Kranke sind sie köstlich Speis und Trank. **Aus Milch, Käse und Butter schöpften die alten Eidgenossen Gesundheit und Kraft.** Schweizervieh und Schweizerkäse hatten schon vor Jahrhunderten Weltruf."

So beginnt das Buch *50 Jahre Schweizerische Milchwirtschaft 1887-1937.*

Dr. Josef Käppeli, (Schweizerische Milchwirtschaft) Direktor der Abteilung für Landwirtschaft im Eidgenössischen Volkswirtschaftsdepartment, sagte:

"So haben unsere Väter die schweizerische Milchwirtschaft seit Jahrhunderten zur Blüte gebracht. Berge und Täler sind uns geblieben, Regen und Sonnenschein spenden wie ehedem ihren Segen, die nämlichen Viehrassen beleben unsere Weiden und stattliche Kühe geben uns willig ihre köstliche Milch.

. . . . so solle das grosse Werk auch in Zukunft gelingen, das Werk nämlich: Die schweizerische Milchwirtschaft, unsere wichtigste nationale Industrie, auf hoher Stufe zeitgemäss zu entwickeln, sie vorwärts und aufwärts zu führen."

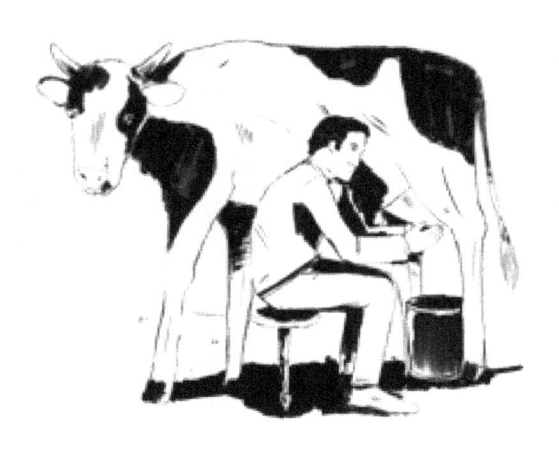

Die Schweizer Kuh mit ihren verschiedenartigen äusseren Erscheinungen, rot gefleckt, braun, schwarz gefleckt und kirschrot, war in aller Welt besonders geschätzt und gehört zum wertvollsten Erbgut schweizerischer Rinderzüchtung. Die Viehhalter sorgten durch eine strenge Zuchtwahl, guten Lebensraum (Milieu) und natürliche Selektionskräfte für die Erhaltung der Rassen. Wie in *50 Jahre Schweizerische Milchwirtschaft* dargelegt: " . . . wurden durch Rationalisierungsmassnahmen in tierischer Produktion und öffentlichen Sanierungsaktionen drohende Krankheiten wie die Tuberkulose, Bangkrankheit und gelbe Galt rechtzeitig abgedämmt und deren Entstehungsherde erfolgreich bekämpft."

Leider sind die Entstehungsherde im Buch nicht erwähnt, aber weiter wird erklärt: "In diesen Bestrebungen findet die fachmännische Kunst in natürlichen Erbanlagen der Schweizer Milchkuh die wirksamste Hilfe. Alle technischen Vorkehren der modernen Milchbehandlung hangen in ihrer praktischen Wirkung wesentlich davon ab, ob das natürliche rohe Tiererzeugnis, die Milch, schon aus der Drüse gesundheitlich einwandfrei anfällt oder nicht. Nur gesunde Milchkühe geben gesunde Milch."

Wie schon in Schatzmanns Publikationen erwähnt, hängt die Gesundheit der Kuh von ihrer Nahrung ab, und die Qualität der Nahrung ist direkt abhängig von der Bodenqualität.

Wie nährhaltig und produktionsfähig war der Boden noch zu Schatzmanns Zeiten? Oftmals schrieb er von Missbrauch, Raubbau und Kunstdünger auf den Weiden. Schatzmann lehrte über Jauchebehälter und Düngung. 1866 verfasste der Schweizer Kulturingenieur Fritz R. Rödiger einen Aufsatz über Bodenverarmung und belegte, dass "an vielen Orten kein Klee, keine Esparsette, keine Luzerne und keine Rüben mehr gedeihen wollen, trotz Tiefpflügen und zeitweilig sogenannt starker Düngung."

1890 beunruhigt der Arzt und Chemiker Julius Hensel die Agrikulturchemiker, als er aufgrund von Beobachtungen auf die Bedeutung des natürlichen Urgesteins für die Fruchtbarkeit im Ackerboden hinwies, dies im Gegensatz zu den chemisch hergestellten Düngemitteln. Allerdings konnte Hensel den wissenschaftlichen Beweis für seine Theorie nicht erbringen.

Strenge Aussagen finden sich im *Milchwirtschaftsbuch*: "Dagegen dürfte es zeitgemäss sein, dem schweizerischen

Viehzüchter (züchterischer Hochstand der Schweizer Rinderrassen) und—halter im Interesse von Zucht und Milchwirtschaft die grosse Bedeutung mit Anpassen vom Halten und Pflegen vor Augen zu führen. Die durch Intensivierung der Milchviehhaltung bewirkte permanente Stallhaltung, in der Betriebslehre vergangener Zeiten als 'notwendiges Übel' bezeichnet, muss in ihren nachteiligen Wirkungen auf ein Mindestmass eingeschränkt werden."

Es ist interessant, an dieser Stelle anzumerken, dass noch bis in die frühen 1930er-Jahre im Tal oftmals weder am Tag noch in der Nacht Kühe auf Weiden zu sehen waren, wie Dr. Weston Price auf seiner Reise durch die Schweiz feststellte. (An anderer Stelle in diesem Buch wird mehr über Dr. Price berichtet.)

Weiter werden mahnende Worte über die Fütterung geäussert: "Jede einseitig überintensive oder extensive Fütterung ist, weil der Gesundheit der Tiere und Qualität der Erzeugnisse zuwiderlaufend, zu verpönen. Die Schweizerische Viehnutzung darf zu allen Zeiten die natürliche Futterbasis—Erträge der zweckmässig bewirtschafteten einheimischen Weide-, Wiesen—und Ackerflächen sind als solche anzusprechen—nicht verlassen. Die ausgiebige Futtersuche auf freier Alp—und Talweide bietet für das wachsende und erwachsene Milchrind eine wesentliche Voraussetzung für dauernde Qualitätsnutzung.

Als teilweiser Ersatz für die Bewegung im Freien, wie zur Unterstützung derer Wirkung, erlangte bei hochintensiv genutzten Milchrassen die zweckmässige Pflege des Tierkörpers, des Aufenthaltsraums und aller Nutzungszubehöre eine zunehmende Bedeutung. Euter und Klauen sowie Haut und Horn der Milchkuh bedürfen ihr in besonderem Masse und gerade heute muss mehr als je zuvor an das Sprichwort erinnert werden: Gut geputzt ist halb gefüttert."

Aufgrund der Vermehrung des Viehbestands und der höheren Leistung der Tiere stieg der Futterbedarf. Um diesen zu decken, wurde während der Kriegszeit (1914-18) dementsprechend von Ackerbau auf Futteranbau umgestellt. Leider galt das Augenmerk dabei lange zu sehr der Menge und zu wenig der Qualität. Immer wieder wiesen Fachleute auf diesen Mangel hin. Dank der Bemühungen von Versuchsanstalten und landwirtschaftlichen Schulen wurde Klee, Luzerne, Kleegras und Kunstfutter angebaut, was bedeutende Verbesserungen brachte. Im Zusammenhang mit diesen Bestrebungen wurde 1934 die Arbeitsgemeinschaft zur Futterbauförderung, Qualität des Wiesenfutters und Weidewirtschaft mit Dünger gegründet.

Von grossem Interesse sind die folgenden Stichworte aus Schatzmanns Schriften sowie aus der Schweizerischen Milchwirtschaft: "Raubbau des Bodens, seit den 1860er-Jahren mit Kunstdünger ernährt, permanente Stallhaltung, einseitig gewordene Güllewirtschaft [Gülle: Jauche], überintensive oder extensive Fütterung mit den erwähnten Krankheiten." Es scheint, dass man schon damals verstand, dass falsches Futter und Halten der Tiere Krankheiten wie Tuberkulose, Cholera, Diphterie und andere hervorruft und die Qualität der Milch stark beeinträchtigt. Ergänzungsfutterstoffe (Kraftfuttermittel) durften nur einen kleinen Teil des Bedarfs decken. Auch wird das Silofutter genannt, "egal nach welchen Verfahren hergestellt, ein für die Erzeugung von Käsereimilch untaugliches Futter."

Weiter ist erwähnt, dass der Kraftfutterverbrauch von 1886 bis 1935 mindestens um das Dreifache zugenommen hatte! Der Kraftfutterverbrauch von 1,5 Kilogramm pro Kuh und Tag während der Winterfütterung ist für schweizerische Verhältnisse recht hoch; er war als obere Grenze im schweizerischen Milchlieferungsregulativ vom 1. Juni 1934 festgelegt. Andere führende Landwirtschaftsbetriebe zogen eine Betriebsumstellung vor, um mit weniger Kraftfutter auszukommen oder das Kraftfutter völlig zu eliminieren. Das auf der Alp gehaltene Milchvieh erhielt überhaupt kein Kraftfutter!

(Schweizerische Milchwirtschaft SMW)

Kraftfutter besteht aus Müllereiabfällen

Andere Abfallfutterstoffe (oder Gärfutter), die als Viehfutter gebraucht wurden, stammen aus den Kartoffelbrennereien: Es ist die vom Käsereistandpunkt aus gefürchtete Schlempe. Die Milchlieferungsvorschriften verbieten die Schlempefütterung.

Die Landwirtschaft erhielt auch das Malz (Biertreber) aus der Brauerei als Viehfutter. Frisches Nassmalz verdirbt sehr leicht und kam darum später nur getrocknet in den Handel.

Durch die Verarbeitung von Zuckerrüben in der Zuckerfabrik Aarberg (Kanton Bern) entstanden die Rübenschnitzel als

Abfallprodukt, ein ebenfalls stark der Verderbnis ausgesetztes Viehfutter. Die Nassschnitzelfütterung war im engen Umkreis der Bauernhöfe gestattet.

Ölkuchen wurden auch als Futter gebraucht, galten jedoch als "unnatürliche Art der Ernährung des Milchviehs."

Nach dem Milchlieferungsregulativ ist die Verfütterung von Silo jeder Art an Milchvieh verboten. Aber Ausnahmen wurden gemacht unter den folgenden Bedingungen: Silo darf verfüttert werden, wenn die Milch nicht zu Hartkäse verarbeitet wird. Der Landwirt musste dafür eine Bewilligung vom zuständigen Verband einholen.

Zur Zuckerfütterung steht im Milchwirtschaftsbuch: "Zum Zwecke der Verhütung von Schäden bei der Milcherzeugung und zur Verhinderung der Produktionssteigerung an Milch hat der Bundesrat am 13. Juni 1934 ein Verbot der Zuckerfütterung an Rindvieh verordnet und es am 19. Februar 1937 wieder aufgehoben. Ebenfalls im Sinne der Qualitätsförderung wirkt der Bundesratsbeschluss vom 6. August 1935 über Massnahmen zur Bekämpfung des Rinderabortus Bang und des gelben Galtes der Milchkühe. Die Bekämpfung der zwei Krankheiten wird durch die Bestimmung vom Bund organisiert."

Weitere Verbote galten für Kraftfuttermittelmischungen und Milchviehfutter unbekannter Art sowie für verdorbene Futtermittel.

"Heute wie vor 100 Jahren," erklärt das Schweizerische Milchwirtschaftsbuch über den Emmentaler, "erfordert es zur Herstellung des Königs der Käse eine unverfälschte Milch gesunder Kühe. Schon früher gab es dort die schönsten Mulchen, wo man um das Dorf herum in schönen, gutgräsigen Matten wandeln konnte. Als die Talkäsereien aufkamen, entstanden etwa Fehlmulchen, wo die Bauern unsauber melkten, das Geschirr nicht sauber wuschen, oder etwa vergassen, alle zurückerhaltene Molke aus der Brente [Tragbütte] zu leeren, bevor sie diese mit der frischen Milch füllten.

Weiter wird in der SMW erklärt: Als vor zirka 50 Jahren [1887] die Kunstdünger aufkamen sowie die Konservierung der Jauche, speziell mit Schwefelsäure, und die Verfütterung von Kraftfuttermitteln, entstand in Käser—und Käsehändlerkreisen grosse Entrüstung. Denn zu der Zeit herrschte gerade **eine gewaltige Qualitätskrise, deren Ursache hauptsächlich in dieser modernen und verwerflichen Düngung und Fütterung gesucht wurde.** Eine gewisse Berechtigung wird dieser Entrüstungssturm gehabt haben. Der Krieg "Kunstdünger-Nichtkunstdünger und Kraftfutter-Nichtkraftfutter" dauert nun schon seit jener Zeit an und wird wohl nicht aufhören, solange Emmentaler-Käse fabriziert werden. Immerhin hat sich herausgestellt, dass während Perioden, in denen der Bauer aus Mangel an Geld zur Beschaffung von Kraftfutter oder aus Mangel an solchem überhaupt wenig Beifutter verabreichen konnte, im allgemeinen schönere Mulchen erzeugt wurden. Eine solche Periode war der Weltkrieg. Deshalb ist man doch heutzutage einwandfrei zum Schluss gekommen, dass eine falsche Düngung und gewisse Kraftfutter im Emmentaler Fehlgärungen hervorrufen.

Seit jeher ist es in unseren Käsereien Brauch, dass jeder Milchlieferant seine Milch selbst zur Käserei führt oder trägt, und zwar morgens und abends zur gleichen Zeit. Bei dieser Milchannahme beginnt für den Käser schon der Käsungsprozess. Denn bei diesem Anlass prüft er die Qualität der Milch. Mit dem Sieb ermittelt er eventuell euterkranke oder schmutzige Milch, oder er prüft Geruch und Geschmack. Diese Sinnenprobe, vom klugen Käser angewandt, ein kaum entbehrliches Hilfsmittel, ist das Produkt generationenlanger Erfahrung und Überlieferung unseres von jeher tüchtigen Käserstandes."
50 Jahre Schweizerische Milchwirtschaft 1887-1937.

Aus all diesen Vorschriften und Regeln über Düngen sowie über das Halten und Futter der Tiere entnehmen wir, dass über viele Jahre ein Kampf zwischen Leichtsinn, Futterbetrug (Boden und Tier), falsches Halten, Milchverfälschung und naturgetreuer Qualität herrschte. Es kann nicht verwundern, dass so viele Leute an Tuberkulose erkrankten und starben! Es ist ein Zeichen von Gleichgültigkeit und bequemer Ignoranz, die Schuld den Kühen zuzuschieben, wenn der Mensch der Urheber der Katastrophe ist! Im Kanton Bern war die Anzahl der Menschen, die an Tuberkulose starben, um etliches grösser als in allen anderen Kantonen
 (1876-1935 Krankheitsstatistik TB).

Mancherorts nahmen grössere Molkereibetriebe die Abgabe von pasteurisierter Milch oder von Vorzugsmilch in Flaschen auf, aber diese Art der Milchversorgung fand nicht in jenem Umfang statt, wie es in verschiedenen ausländischen Städten der Fall war. So steht im Milchwirtschaftsbuch: "Sie ermöglichen meistens von einer Pasteurisierung abzusehen. Das Ziel bleibt die Versorgung aller Volksschichten mit Qualitätsmilch. In der Erzeugung von Vorzugsmilch hat die Davoser Molkerei unter der früheren Leitung von Direktor Gabathuler schon viel geleistet. Boden, Klima und Höhenlage bilden günstige Voraussetzungen dazu. Für einwandfreie Erzeugung und Behandlung dieser als Vorzugsmilch bestimmten Milch bürgt die Leitung der Molkerei. Die periodisch der Untersuchung unterstellten Tiere erhalten nur sonnig gewachsenes Gras, Heu und Emd [Grumt, zweiter Schnitt des Grases]. Die so gewonnene und entsprechend behandelte Milch (reinliche Gewinnung, sofortige Kühlung, Abfüllung in sterile Flaschen) bildet ein Naturprodukt erster Güte und für die Patienten und Rekonvaleszenten ein ganz probates Nahrungsmittel."

Die Haltbarmachung der Milch

Technische Einrichtungen in den 1880er-Jahren dienten derselben Zweckerfüllung wie in den 1930er-Jahren. Durch die Milchbehandlung wurde eine höhere Haltbarkeit der Milch angestrebt, die leider schon während des Transports litt!

Während einer bestimmten Periode vor dem 20. Jahrhundert glaubte man, dass nur sterilisierte Milch einwandfrei wäre. Jedoch wurde bald erkannt, dass durch das Erhitzen wichtige Bestandteile der Milch verderben! Eine etwas schonendere, etwa halbstündige Erwärmung der Milch wurde angewandt: die Dauerpasteurisierung bei einer Temperatur von 63 bis 65 Grad Celsius. Seit dem Ersten Weltkrieg wird auch die Hochpasteurisation angewandt, bei der die Milch für einige Augenblicke auf 80 Grad Celsius erwärmt und danach sofort wieder abkühlt wird.

Eine andere Möglichkeit, um die Milch teilweise von unerwünschten Mikroorganismen zu befreien, war die mechanische Entfernung der keimreichen Schmutzpartikel durch die Filtration oder das Schleudern in der Reinigungszentrifuge.

Dank der Reinigung und Kühlung blieb die Schweiz bei der Frischmilchversorgung, obschon dies vor dem Ersten Weltkrieg als ein Rückstand der Technik gewertet wurde. Später herrschte aber doch wieder die Ansicht, dass die Versorgung mit gesunder Frischmilch der Milch aus der Flasche vorgezogen werden sollte (!).

Zu jener Zeit hatte man erkannt, dass wichtige Bestandteile, welche durch das Erhitzen verdorben werden, lebende Fermente oder Zellen sind, die "unter geeigneten Verhältnissen chemische Vorgänge (gären) in hohem Grade beschleunigen (katalysieren)."

Hinsichtlich der lebenden Bestandteile in der Milch ist hier zu erwähnen, dass es 1921 dem Autor Werner Steck gelang, den Beweis zu erbringen, dass "im Vorkommen und Tätigkeit der Euterbakterien im gesunden Euter der Milchtiere eine gewisse Verwandtschaft besteht zu den eigentlichen Euterkrankheiten, welche zum Teil durch dieselben Bakterien hervorgerufen werden, die im gesunden Euter gefunden werden können. Wie geschrieben im Buch von 50 Jahre Schweizerische Milchwirtschaft: Aus Versuchen ging hervor, dass in Übereinstimmung mit der Auffassung der Euterbakterien als Erreger von harmlos geringfügigen Krankheitsprozessen, die für die letzteren charakteristischen Gewebsreaktionen, Ansammlung von Leukozyten und Bildung von Abwehrstoffen, feststellbar sind, welche der unbeschränkten Vermehrung der Euterbakterien entgegenwirke".

Er wies damit in aller Deutlichkeit nach, dass das Gleichgewicht im gesunden Tier beizubehalten ist, damit die bevorzugten Bakterien in der unbehandelten Milch und den Milcherzeugnissen in vollkommener Balance mit Abwehrstoffen versehen sind.

Der Bakteriologe Eduard von Freudenreich zeigte 1902 auf, (wie geschrieben im SMW) dass man durch Auswaschen des Käsequarkes und der damit verbundenen Minderung des Milchzuckers die Entwicklung der "Coli-Bakterien" auffallend fördert . . . Damals konnte man noch nicht untersuchen, ob diese Bakterien gut oder krankheitserregend sind. Wir wissen heute, dass es viele verschiedene Coli-Bakterien gibt, aber nur sehr wenige davon krankheitserregend sind.

Buttersäurebazillensporen wirken sich auch sehr ungünstig auf die Reifung des Hartkäses aus. Wenn kein Silo verfüttert wird, ist die Anzahl der Buttersäurebakterien in der Milch sehr gering. Aber sobald die Gaben von Silofutter zunehmen, steigt die Anzahl dieser Bakterien in erschreckende Höhen. Wie schon erwähnt im Beispiel

zur Davoser Milch: Wenn Gras, Heu und Emd verfüttert werden, ist die Qualität der Milch unübertrefflich und einwandfrei.
SMW

Von der Butter zur Margarine

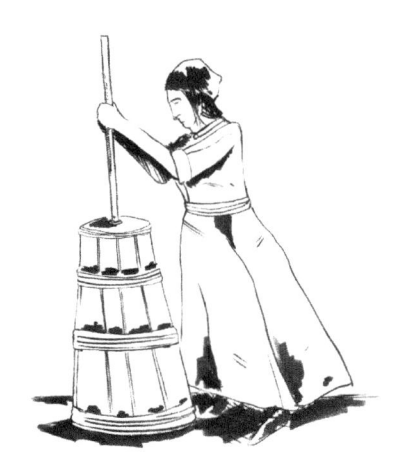

Holland wurde im 16. Jahrhundert Butterbox genannt, da es dort Butter im Überfluss gab. Später aber bestand dort ein Mangel, wie auch in Frankreich, England und der Schweiz. Im Jahr 1867 gab Napoleon III. (1808-1873) dem Chemiker Hippolyte Mège-Mouriès (1817-1880) den Auftrag, einen billigen Butterersatz zu erfinden. Nach zahlreichen Versuchen erschuf er das neue Produkt. Seine Patentanmeldung vom 15. Juli 1869 stand unter dem Stichwort *Erzeugung gewisser Fette tierischen Ursprungs.*

Das Material dieser ersten Margarinefabrikation war Nierenfett, das geschmolzen, gereinigt und schliesslich durch Pressen von Stearinbestandteilen befreit und mit Milch zu einem festen Fett "verbuttert" wurde. Er stiess diese Fettmasse durch Schafsmägen in der Annahme, dass diese toten Organe das Fett säubern würden. Der fertigen Masse fügte er fein gehackte Kuheuter zu.

1869 begann der Deutsch-Französische Krieg, der das Ende des Kaiserreichs einläutete. Der Chemiker Mège-Mouriès kam nicht mehr dazu, seinem Auftraggeber den Butterersatz vorzulegen. Aber während der Belagerung von Paris durch das deutsche Heer machte man eine Erfahrung, die Zweifel an der Vollwertigkeit des

Butterersatzes hätte wecken sollen. Es fehlte an Milch für Kinder, und verzweifelte Eltern baten fähige Chemiker, künstliche Milch herzustellen. Jedoch erwies sich die Auswirkung dieser Milch auf die Gesundheit der Kinder als fürchterlich. Der bedeutende Chemiker J. B. A. Dumas (1800-1884) hielt dieses vollständige Versagen in einer 1871 erschienenen Schrift fest. Er kam zum Schluss, dass in diesem Kunstprodukt irgendein lebenswichtiger Stoff fehlen musste.

Die Gebrüder Jurgens aus Holland übernahmen mit grossem Interesse die Weiterentwicklung der Margarine. 1871 entstand im holländischen Städtchen Oss die erste Margarinefabrik. Das Hauptgeschäft war in England, wo die Kunstbutter reissenden Absatz fand. Schon im Jahr 1883 wurden 40 000 Tonnen Margarine nach Grossbritannien geliefert.

Die Kunstbutter wurde fortwährend verbessert. Das Rohmaterial war hauptsächlich amerikanisches Schweinefett. Dann kam Walöl dazu und aus den Tropen pflanzliche Rohstoffe wie Palmöl, das Fett von Kokos—und Erdnüssen. 1918 bemerkte Lord Leverhulme, Chef der Lever-Dynastie: "Wir zogen nach Westafrika und an den Kongo und auf die Salomoninseln, um unseren Bedarf an Ölen und Fetten zu decken. Wir fanden, dass die dortigen Öle und Fette zur Herstellung von Margarine noch besser waren als für die Seifenproduktion."

In kurzer Zeit hatte sich die Versorgung mit diesen Fetten in Europa weit verbreitet. Um den Wal zu jagen, waren ganze Flotten in arktischen Gebieten unterwegs. Allein die jährliche Ausbeute an Walöl betrug 450,000 Tonnen. Kopra, das ölhaltige Kernfleisch der Kokospalme, kam von der Südsee mit ganzen Schiffsladungen; Palmöl und Palmkerne wurden in riesigen Mengen aus Westafrika und dem Kongo geliefert.

Aber erst durch die Erfindung der Ölhärtung wurde eine Verarbeitung des Walöls und anderer billiger Pflanzenöle möglich. Von Natur her sind diese Öle viel zu flüssig, um daraus eine feste Margarine herzustellen. Der Erstarrungspunkt ist zu niedrig. Der damalige Prozess der Härtung unterschied sich nicht sehr von dem heutigen Prozess. Die Öle werden in einem Katalysator aus feinem Nickelpulver hohen Temperaturen zwischen 100 und 250 Grad Celsius ausgesetzt. Bei der Härtung entsteht durch die Entwicklung von Fettsäuren ein stark unangenehmer Geruch, der durch erneute Raffination und Desodorierung bei Temperaturen zwischen 160 bis 165 Grad Celsius entfernt wird. Der Chemiker Wilhelm Normann erfand die Ölhärtung 1901.

In Deutschland zeigte die Ölverarbeitungsindustrie kein Interesse an Normanns Erfindungen. Holland und England jedoch boten unbegrenzte Möglichkeiten des Zugangs zu billigen Rohstoffquellen für die Herstellung von Margarine und Seife, und sie hatten damit die Chance, jeden Konkurrenten aus dem Feld zu schlagen.

Interessanterweise ist Rohmaterial wie Palmöl reich an Vitaminen. Es gehört zu den reichsten Quellen für Karotin (Pro-Vitamin A), welches leider durch das gewaltsame Härtungsverfahren zerstört wird.

Schon vor dem Ersten Weltkrieg schritt die Entdeckung der Vitamine voran. Im Jahr 1914 suchte man nach Möglichkeiten, Lebensmitteln Vitamine zuzufügen. William Lever, der Besitzer von Lever Brothers, einer der grössten Seifenfabriken in England, brachte 1927 die erste Margarine heraus, die nach der Produktion mit Vitamin A und D angereichert worden war.

Die Verbraucher bevorzugten jedoch die Butter, weil die Preise des künstlichen Produkts zu hoch waren. Im Jahr 1935 wurde mit Vitamin angereicherte Margarine preiswert auf dem Markt angeboten. Von da an stieg der Margarineverbrauch ziemlich stark an.

Von Haller, *Die Küche unterm Mikroskop, Forscher ergründen Macht und Geheimnis der Nahrung*, 1959.

Ich sollte hier erwähnen, dass meine Mutter, geboren 1925 in Belp (Kanton Bern) als die älteste von neun Kindern, in ihrer Kindheit keine Butter hatte. Ihre Familie verwendete eine Zusammensetzung von Fetten, Astra genannt, weil ihr die Butter zu teuer war.

Der Schweizer Bauer, seine Heimat und sein Werk

Hier ein Auszug aus dem Buch des Schweizerischen Bauernverbandes "Der Schweizer Bauer, seine Heimat und sein Werk", in dem auch der frühe Import von Kraftfuttermitteln dargelegt wird (S. 151, 327): "Die schweizerischen Bauernbetriebe besitzen einen grossen Viehstand. Es werden bedeutende Mengen

Kraftfutter und Heu aus dem Ausland eingeführt und die Abfälle der Müllerei, der Ölfabrikation und der Bierbrauerei tragen ebenfalls zur Vermehrung der zur Verfügung stehenden Futtermittel bei."

Mit Besorgnis wird zur Düngewirtschaft erklärt: "Jede Einseitigkeit in der Ernährung der Pflanzen ist zu vermeiden . . .

. . . Gefährlich ist die einseitige Gülledüngung . . . Das Futter hat hier zu wenig Kalzium und zu viel Kali . . . Kunstdünger ergänzt oftmals den Naturdünger (S. 330-334). . . . insbesondere die Güllewirtschaft hat zur Folge, dass manche Betriebe an Kalzium-Armut leiden. Grosse Mengen Kalzium versickern alljährlich im Boden. Man erkennt vielerorts den Mangel an der Verschlechterung des Pflanzenbestandes und an dessen chemischer Zusammensetzung. **Manche Stoffwechselkrankheiten der Tiere werden darauf zurückgeführt.** Ja, es besteht der berechtigte Verdacht, dass der Kalziummangel des Futters auch die Käsereitauglichkeit der Milch beeinflusst."

Im Kapitel über die Fütterung steht (S. 375): "Die Schweiz produziert dank der Futterwüchsigkeit ihres Klimas und Bodens grosse Mengen Rauhfutter. Dieses bildet deshalb die Grundlage der Viehfütterung . . . Im Mittellande kommen in den Ackerbaugebieten die Hackfrüchte und das Futtergetreide dazu. Stroh wird wenig, am häufigsten noch Haferstroh, verabreicht. Als Ergänzung wird Kraftfutter aus dem Auslande eingeführt."

Und weiter (S. 377) heisst es: "Zu den importierten Kraftfuttermitteln kommen neben dem inländischen Futtergetreide noch **sehr erhebliche Mengen Abfallprodukte der schweizerischen Müllerei, der Öl—und Fettfabrikation. Vor allem die letztgenannten haben in der Zeit nach dem ersten Weltkrieg sehr stark zugenommen.** Hier sind auch die steigenden Mengen Magermilch zu erwähnen, während die Produktion von Schotte abgenommen hat, trotzdem aber auch heute noch wichtig ist."

Wie bereits an anderer Stelle erwähnt, wird auch in diesem Buch festgehalten, dass durch die Dreifelderwirtschaft von Klein—und Mittelbauernbetrieben der Flurzwang im Laufe des 19. Jahrhunderts aufgehoben wurde (S. 401)!

Acker-Alpbetriebe sind vorwiegend Kleinbauernbetriebe (S. 474-478): "Die Selbstversorgung ist in diesen Wirtschaften besonders stark entwickelt. Typische Betriebe dieser Art finden sich namentlich in den Kantonen Wallis, Graubünden und Tessin. Nirgends haben sich in einfacher bäuerlicher Lebenshaltung alte Sitte und überlieferte Betriebsführung besser erhalten als in diesen Alpbauernbetrieben. Wohl am bodenständigsten hat sich diese Kultur der Berg—und Alpbauern in den Seitentälern des Rhonetales im Wallis zu erhalten vermocht. Eines der bekanntesten Orte ist das Lötschental . . .

Das Lötschental war während Jahrhunderten bis zur Eröffnung der Lötschbergbahn im Jahre 1913 vom Verkehr so abgeschlossen, dass sich dort die alte Bauernkultur bis in die neueste Zeit hinein erhalten konnte.

. . . bis in die neueste Zeit hinein besass im Lötschental kein Bauer einen Pflug oder Wagen. Es herrschte die Hackkultur und die Lasten wurden auf dem Rücken der Menschen und Tiere getragen. Man pflanzte das Getreide, insbesondere den Roggen, viele Jahre nacheinander auf dem gleichen Grundstück. Die Wiesen im Tal werden zweimal geheuet, die auf den Mittelbergen (Maiensäss) nur einmal. Auf Alpen wird noch Wildheu gesammelt und im Winter ins Tal geschafft . . . Bis in die neuere Zeit herrschte überall weitgehende Selbstversorgung, die sich nicht nur auf Nahrung, sondern auch auf Kleider, Geräte, das Mobiliar und die Bauten bezog."

Es ist nicht allzu lang her, da wurden auch noch die gutgeeigneten, da antibakteriellen, hölzernen Käseformen benutzt, um dem Käse die schöne runde Form zu geben. Dies war ein traditionelles, hygienisch praktisches Hilfsgerät (denn Holz ist ja von Natur aus antibakteriell), das heute (leider!) fast nicht mehr gebräuchlich ist.

Dank der Selbstversorgung ohne modernen Komfort waren die Bewohner der Berggebiete während Hunderten von Jahren gesund, stark, fortpflanzungsfähig und hatten alle 32 Zähne (ohne Zahnbürste und angereichertes Fluor!) bis ins hohe Alter (was wir heute leider nicht mehr sagen können!), während zivilisierte, sogenannt technologisch fortgeschrittene Orte in der Schweiz im 19. und 20. Jahrhundert gegen allerhand Krankheiten von Zahnkaries bis hin zu Tuberkulose kämpften!

Spys u Trank i üsne Vorzyte, Eine kulturhistorische Darstellung—von A. König, Konservator des Historischen Museums

Thun, mit einem Beitrag 'Gesunde Kost—gesundes Volk' von Dr. Th. v. Fellenberg, Muri bei Bern.

Adolf Roos: Die Zahnkaries der Gomserkinder. *Schweizerische Monatsschrift für Zahnheilkunde,* 1937.

Adolf Roos: Die Kriegsernährung in ihrer Bedeutung für die Entwicklung der Zahnkaries in der Schweiz. Monographie, 1950.

Adolf Roos: Das Kariesproblem in der Nachkriegszeit, *Schweizerische Monatszeitschrift für Zahnheilkunde, 1952* (Bd. LXII., S. 688).

Der Zahn der Zeit: "Zahnweh war auch in früheren Zeiten nichts Unbekanntes; meist waren daran Zähne schuld, die bei einem Unfall gebrochen oder zersplittert waren . . . Zwischen 1930 und 1950 begannen sich auch in den abgelegenen Tälern des Wallis die Lebensgewohnheiten der Bevölkerung stark zu verändern. Der Grad der Selbstversorgung und der Vorratshaltung nahm ab . . . Auf Menschen, die vor dieser Entwicklung oft bis ins hohe Alter einwandfreie Zähne besassen, wirkte sich diese Ernährungsveränderung fatal aus. Bei der Schuljugend nahm die Karies erschreckend zu."

Heilen und Helfen, Waltraut Bellwald, 1993, Lötschentaler Museum.

3
Die Verwendung der Milch in der Geschichte

"Raw milk cures many diseases."
(Rohe Milch heilt viele Krankheiten.)

J.E Crewe, MD, The Mayo Foundation, Januar 1929
Certified Milk Magazine, Januar 1929, S. 3-6

Wir wissen, dass in frühen Zeiten die Rohmilch und ihre Produkte nicht nur als Nahrung dienten, sondern auch als lebenswichtige Medizin, die eine heilende Kraft für Menschen jeden Alters, vom Kleinkind bis zum Greis, hatte. Hippokrates riet Menschen mit Tuberkulose dazu, so viel Eselmilch wie möglich zu trinken. Physiker aus Arabien rieten zur Kamelmilch (bis zu 7 % Fett!). Herodot (484-um 425 v. Chr.), der erste griechische Historiker, schrieb über die verschiedenen Verwendungen der Pferdemilch. Weltweit priesen unzählige Autoren über Hunderte von Jahren die Milch als Nahrung, die den Körper stärkt und Krankheiten heilt!

Im 19. Jahrhundert machten russische und deutsche Ärzte die Heilung mit Rohmilch bekannt. Dr. Inozemtseff war der Autor von *The Milk Cure* (Die Milchkur), publiziert in Moskau 1857. Nach seinen Worten hat er über tausend Kranke geheilt. Dr. G. L. Garrick, der Arzt des britischen Konsulats in St. Petersburg, übersetzte das Buch *On the Milk Cure* des Arztes Philip Karell ins Englisch. Garrick publizierte einen Artikel darüber im *Edinburgh Medical Journal* im

August 1866. Karrell berichtete, dass er Hunderte von Fällen von Asthma, Neuralgien, Wasserspeicherung, Leberkrankheiten und Problemen mit falscher Ernährung erfolgreich behandelt hätte. Er empfahl, in regelmässigen Abständen 1 bis 2 Deziliter Milch einzunehmen. Wenn die Diät nur Milch und keine andere Nahrung enthielte, würde dies die besten Resultate aufweisen!

On *the Milk Cure,* by Philip Karell MD, Physician to his Majesty the Emperor of Russia.

Es gilt hier das Wort "Heilung" in seiner ganzen Bedeutung zu verstehen. Wenn Symptome verschwinden, man aber weiterhin im alten Lebensstil mit der bisherigen Ernährung weiterfährt, wird es Rückfälle geben. Heilung versteht sich als der Anfang eines Prozesses, der Zeit braucht—Zeit, damit der kranke Körper wieder gesund wird und der Mensch die korrekte Lebensweise erlernen und sich an diese halten kann. Das ist der einzige Weg für eine natürliche Heilung.

Ron Schmid ND (Naturarzt), *The Untold Story of Milk.*

Im Jahr 1876 schrieb der amerikanische Physiker A. S. Donkin den Artikel *The Curative Influence of an Exclusive Milk Diet,* (der heilende Einfluss einer ausschliesslichen Milchdiät) für das medizinische Journal The London Lancet. Donkin erklärte, dass Zuckerkrankheit mit einer grossen Menge von Milch geheilt werden könne; einige Patienten würden bis zu 7 Quart (6,62 Liter) pro Tag brauchen. Im gleichen Journal erschien ein Artikel eines englischen Arztes, der sogar die ausschliessliche Milcheinnahme bei bestimmten Krankheiten empfahl. Speziell erwähnt er, dass bei vielen Fällen der Bright-Krankheit (ein früher gebrauchter Ausdruck für verschiedene Nierenkrankheiten, bei denen Eiweiss im Urin vorkommt), das Eiweiss durch Bettruhe, warme Bäder und eine grosse Menge Milch verschwand. Er stellte auch die Heilung von Blaseninfektionen durch die gleichen Behandlungen fest.

Der amerikanische Arzt und Physiker Weir Mitchell hatte Ende des 19. und Anfang des 20. Jahrhunderts viele Erfahrungen mit chronischen Krankheiten gesammelt: "Es ist schwierig diese Fälle zu behandeln ohne den Gebrauch von mehr oder weniger Milch." Mitchell berichtete von arbeitenden Männern, die lange nur von

Milch lebten, oftmals 2½ bis 3 Gallonen (ca. 9,5 bis 11,5 Liter) pro Tag.

Professor James Tyson empfahl die Milchdiät für Diabetes, Bright-Krankheit, Darmprobleme und Fettleibigkeit im *Journal of the American Medical Association* von Juni 1884. Er schrieb, dass die fortwährende Einnahme von Milch Harnsäure im Urin verschwinden lässt und Nierensteine heilt. Er erklärte, dass keine andere Nahrung ausser Milch bei der Behandlung von Magengeschwüren erlaubt werden sollte und eine Milchkur die wirksamste Behandlung gegen Fettleibigkeit wäre.

1905 publizierte der Arzt Charles Sanford Porter das Buch *Milk Diet as a Remedy for Chronic Disease* (Die Milchdiät als Mittel gegen chronische Krankheit) Das Buch hatte elf Auflagen; die letzte erschien 1923. "In den letzten 37 Jahren waren es sicher 18 000 Patienten, die sich durch mich behandeln liessen," schreibt Porter. "Eine gute Nahrung ist ein gutes Mittel, Krankheit ist nur eine Störung des Mechanismus der Ernährung. Es ist darum völlig natürlich, dass die Verwendung von Milch gegen Krankheit fast so alt sein sollte wie ihre Verwendung als Nahrung für die Gesundheit". Gemäss Porter: **"Da Milch voll notwendiger lebendiger Elemente ist, scheint es eindeutig, dass die Anwendung von Hitze ernsten Schaden verursacht."**

Während Porters Zeit empfahl jedes wichtige medizinische Buch die Verwendung von Milch für chronisch Erkrankte. Er erklärt, dass fast jeder von seinen Tausenden chronisch erkrankten Patienten nach seiner Behandlung entweder geheilt war oder viel weniger Beschwerden hatte. Diese Behandlung gewann in jenen Jahren stark an Popularität; andere Ärzte und Sanatorien in Amerika übernahmen sie.

Porter betont in seinem Buch, dass die Milch roh sein muss: **"Was man benötigt ist gute, saubere Milch, wie sie von der Kuh kommt, ohne irgendwelche Substanzen wegzunehmen oder beizufügen.** Milch, die gekocht, sterilisiert, pasteurisiert oder auf irgendeine andere Art konserviert wurde, ist wertlos für diese Behandlung. Pasteurisierte Milch ist ungeeignet für Menschen. Hunde, die pasteurisierte Milch trinken, neigen zu Räude oder anderen Problemen, während Hunde vom gleichen Wurf, die mit süsser oder saurer Milch gefüttert werden, gedeihen."

Weiter schreibt Porter, dass in den 39 Jahren seiner Praxis die Resultate immer gleich gut blieben. Er behandelte Herz—und Nierenleiden, Hirn—und Nervenprobleme, Blutklumpen, Lähmungen, Kolitis und andere Darmprobleme, Geschwüre in verschiedenen Körperteilen, Gastritis, chronische Vergiftungen durch Blei, Quecksilber, Arsen und andere giftige Medikamente, die zu jener Zeit gebräuchlich waren. Nie stellte er Verletzungen oder schlechte Ergebnisse durch die Milchdiät fest. Aber er riet von der Milcheinnahme ab bei Personen, die kurze Zeit zuvor eine Operation gehabt hatten, aus Angst, dass die erhöhte Blutmenge, die von der Milch verursacht wird, Blutungen auslösen könnte. Er riet zudem zur völligen Bettruhe während der Diät.

Porter schreibt, dass etliche erfahrene Zahnärzte mit ihm übereinstimmten und der Meinung waren, dass diese Diät von grossem Vorteil für die Zähne und speziell für das Zahnfleisch sei. Um das Gewicht zu halten, empfahl er, dass eine durchschnittliche erwachsene Person täglich zwei bis vier Liter Milch, die vier Prozent Milchfett enthält, trinken muss. Er war der festen Überzeugung, dass Milch einzigartig sei: "Es ist falsch, ja sogar sehr gefährlich, die Milchdiät zu machen, wenn man nicht den Bedarf an Milch zu sich nimmt, der nötig ist, um die Zirkulation zu stimulieren und das Körperwachstum zu fördern. Es gibt keine Abkürzung. Es muss genug Milch eingenommen werden, um die Zirkulation, das Wachstum von neuen Zellen und damit von neuem Gewebe anzuregen sowie sicherzustellen, dass die Elimination von Abfall und toten Substanzen, die das System vergiften können, prompt einsetzt." Andere Nahrung war verboten: "Auch wenn nur ein kleines Stück Zwieback mit Milch genossen wird, scheint es, als ob der Bauch den Inhalt während Stunden behält, ohne viel in den Darm zu leiten." Die minimale Dauer der Behandlung betrug vier Wochen.

Zu der Zeit, als Porters Buch publiziert wurde, ernährte sich der australische Physiker Herman Schwarz schon während 23 Jahren nur von Milch, etwa 3 Liter pro Tag. Er war bei ausgezeichneter Gesundheit.

1913 erhielt Porter einen Brief von W. F. Kitzele, einem Stadtangestellten in Burlington, Iowa: "Seit 42 Jahren lebe ich nach einer strengen Milchdiät, nicht, weil ich es so will, sondern weil es mir unmöglich ist, festes Essen einzunehmen, nicht mal eine Brotkrume. Als ich zwei Jahre alt war, trank ich eine Dose konzentrierte Lauge; dies hat eine Verengung der Speiseröhre verursacht, und seither lebe ich nach einer Milchdiät. Ich glaube, ich bin besser dran, als ein Mensch, der isst. Ich bin 5 ft 6 in (1,68 m) gross, mein Gewicht beträgt 140 Pfund (63,5 kg), ich bin verheiratet und habe vier starke, gesunde Kinder. Pro Mahlzeit trinke ich einen Liter Milch, und nichts dazwischen. Meine Gesundheit ist gut, ich war in den letzten 42 Jahren eigentlich nie krank."

Porter schrieb Kitzele 1921 zurück und bat ihn um mehr Information. Kitzele antwortete, dass er immer noch ausschliesslich auf Milchdiät sei und bis zum Ende seines Leben dabeibleiben würde. Er erzählte zudem von einem Mann in Chicago, der die gleiche Verletzung erlitten hätte und auch nur von Milch leben würde.

In Porters Buch finden sich viele weitere ähnliche Geschichten. Porter schreibt, dass eine Diät von vier Wochen reichen sollte, um die folgenden Krankheiten zu heilen: Müdigkeit, Hautprobleme, schlechte Verdauung, Tinnitus, Verstopfung, Asthma, Allergien, Schlaflosigkeit, Geschwüre, Dickdarmentzündung, Kröpfe, Malaria, Arteriosklerose, Nervenschmerzen, Arthritis, Ausschläge, Blasenentzündung, Ruhr, chronischer Durchfall, Impotenz, Gicht, Ischias, Migräne, vergrösserte Prostata, Gallensteine, Leberprobleme, Nierenkrankheiten und das Anfangsstadium der Tuberkulose. Tuberkulose im fortgeschrittenen Stadium sowie andere chronische Krankheiten benötigen mehr Zeit zur Heilung. Porter schrieb in der letzten Auflage seines Werks: "Zuckerkrankheit kann wahrhaftig in die Liste der Krankheiten aufgenommen werden, die durch die Milchdiät geheilt werden."

Sehr bemerkenswert ist laut Porter die Normalisierung von hohem oder tiefem Blutdruck. Milch hat einen grossen Einfluss auf das Herz. Sie baut das schwache Herz durch die Erneuerung des Bluts auf. Bei allen Herzkrankheiten riet er auch zur Diät mit Bettruhe. Sogar bei Invaliden mit schwerer Nierenerkrankung kann die Diät angewendet werden. Porter erklärt, dass ein Nierenkranker in den ersten Tagen der Diät die Nieren etwas spüren könnte, vermutlich aufgrund des starken Wachstums des Organs und der Zunahme von Kraft und Funktion. Nach Porter kam eine Patientin zu ihm, um sich zu stärken, weil ihr die Operation einer tuberkulösen

Niere bevorstand. Ein ausgewiesener Spezialist hatte die Diagnose erstellt und zur Operation geraten. Nach vier Wochen Milch und Ruhe war nach einer erneuten Untersuchung keine Spur von der Krankheit mehr zu finden. Die Frau brauchte keine Operation; sie wurde später schwanger und gebar ein gesundes Kind.

Porter sagt, dass, wenn ein Patient nach einer vierwöchigen Milchdiät beginnt, sich richtig zu ernähren, oftmals eine vollständige Heilung beobachtet werden kann.

Nach dem Verständnis der Befürworter im späten 20. Jahrhundert liegt das 'Geheimnis' der Heilung darin, dass gute rohe Milch eine Nahrung ist, die der Körper leicht in gutes Blut umwandeln kann. Bei einer Krankheit ist entweder zu wenig Blut vorhanden, oder das Blut weist eine anormale Qualität auf. Es können auch beide Faktoren gleichzeitig auftreten. Mit der Milchdiät ist es möglich, beides zu korrigieren. Entweder wird Blut gebildet oder die Blutzirkulation angeregt, was die Zellen und somit das Gewebe sowie die Organe heilt. Die Muskeln verfestigen sich, ähnlich wie bei einem Athleten, weil sie wie die Organe mit Blut versorgt werden.

So wie Milch den Blutdruck normalisieren kann, kann sie auch das Gewicht regulieren: Untergewichtige nehmen zu, Fettleibige verlieren überflüssige Pfunde. Da Milch einen harntreibenden Effekt hat, wird überschüssige Flüssigkeit ausgeschieden—viel Milch oder eine ausschliessliche Milchdiät können eine wunderbare Wirkung auf das Ödem haben.

Porter berichtet auch über den Arzt J. E. Crewe, der an der Mayo-Klinik in Minnesota tuberkulöse Patienten mit einer täglichen Dosis von drei bis neun Litern warmer frischer Rohmilch, die auf den Tag verteilt jede halbe Stunde verabreicht wurde, erfolgreich behandelte.

(Porter, *Milk Diet As a Remedy for Chronic Disease*)

Im Jahr 1923 verfasste der Praktiker Bernarr Macfadden (er wird als 'Vater der Körperkultur' in den USA bezeichnet) das Buch *The Miracle of Milk* (das Wunder der Milch). Auch er hatte grosse Erfahrung im Heilen mit Milch: "Milch ist weitgehend das beste Mittel aller Heilungen durch Ernährung. Ich kam persönlich in Kontakt mit Tausenden von Leuten, die mit der Milchdiät erstaunliche Resultate erzielt hatten. In meinem eigenen Leben bescherte sie mir grosse Vorteile, welche nicht mit Geld gemessen werden können. Im Leben jedes Menschen gibt es eine Zeit, in der die Milchdiät einen ausserordentlichen Wert haben kann. Ich bin überzeugt, dass eine richtig angepasste und eingehaltene Diät für jeden Patienten bei praktisch jeder funktionellen oder biologischen Störung einen grossen Wert haben und sich positiv auswirken kann. **Die beste Milch, ob für die Heilung oder den generellen Gebrauch, ist gute, saubere, naturbelassene Milch von der Kuh."**

Macfadden, Bernarr. *The Miracle of Milk: How to Use the Milk Diet Scientifically at Home.* Macfadden Book Company, New York, New York.

Die Mayo-Klinik unterstützt das Heilen mit Rohmilch

Der Arzt J. E. Crewe, einer der Gründer der Mayo Foundation (die vor der Mayo-Klinik entstand) in Rochester, Minnesota, publizierte im Jahr 1929 den Artikel *Raw Milk Cures Many Diseases* (Rohe Milch heilt viele Krankheiten). Hier ist ein Auszug von Crewes Erfahrung mit roher Milch:

"Während 15 Jahren wurde zertifizierte Milch für die Behandlung verschiedener Krankheiten gebraucht, und in den letzten 10 blieb ich dieser Behandlung im eigenen kleinen Sanatorium treu. Die erreichten Resultate waren immer ausgezeichnet.

Um Krankheit zu heilen, muss man das Ausscheiden verbessern, erst dann baut man mehr und besseres Blut sowie höhere Resistenz auf. Diese Methode dient jenen, die diese Ziele verfolgen."

Crewe: " . . . auch der angesehene Arzt William Osler bezeichnet die Milch als 'weisses Blut,' das dem Blut sehr ähnlich sei. Er hält sie für das geeignete Mittel zur Verbesserung und Erneuerung des Blutes."

Osler: "Blut ist die treibende Kraft des Metabolismus. Milch ist in der medizinischen Literatur anerkannt und erlaubt als eine vollwertige und geeignete Nahrung. Den Patienten wird Bettruhe verordnet, und sie erhalten in halbstündigem Rhythmus drei bis fünf Liter Milch mit sehr hohem Milchfettanteil pro Tag. Man bringt den Patienten durch Bäder und heisse Packungen zum Schwitzen, auch werden tägliche Einläufe angewendet."

(Sir William Osler (1849-1919) war Professor der Medizin an der Johns-Hopkins-Universität und der Oxford-Universität; er war ein hervorragender Arzt seiner Zeit. Sein Werk The Principles and Practice of Medicine (*Prinzipien und Praxis der Medizin*) wurde 1892 zum Standardwerk und war das medizinische Lehrbuch für englisch sprechende Medizinstudenten. Die Lehrmethode war verbunden mit einem klinischen Praktikum und der Forschung im Labor. Leider entwickelte sich die medizinische Lehre in eine andere Richtung, bei der die medizinische Lehre kaum mehr die Praxis mit einschliesst.)

Crewe: "Diese Behandlung (Milchdiät) wird in vielen chronischen Fällen angewendet, jedoch hauptsächlich bei Tuberkulose, Nerven-, Herz—und Nierenkrankheiten, hohem Blutdruck, Untergewicht, Müdigkeit etc. Auffallende Resultate gab es auch in Fällen mit Ödemen, die Resultate sind umso überraschender, weil auf die Einnahme von Medikamenten gänzlich verzichtet wurde. In einem Fall verlor der Patient 13 Kilogramm in sechs Tagen. Riesige Ödeme verschwanden im Unterleib und an den Beinen, was dem Patienten grosse Erleichterung brachte. Ein anderer Patient reduzierte mit vier Liter Milch pro Tag sein Gewicht von 325 Pfund (147,4 kg) auf 284 Pfund (128,8 kg) in nur zwei Wochen; sein Blutdruck konnte von 220 auf 170 gesenkt werden! Sehr zufriedenstellende Resultate wurden auch bei der Behandlung der Zuckerkrankheit erreicht."

Crewe sagte: "Wenn man kranken Personen eine bestimmte Diät verordnet, die einem Überschuss an Vitaminen und allen für das Wachstum und den Unterhalt nötigen Elementen aufweist, können sie sich ziemlich schnell ohne Medikamente und die komplizierten Waffen der modernen Medizin erholen. Die Behandlung von verschiedenen Krankheiten während 18 Jahren Praxis durch die praktisch ausschliessliche Anwendung der Milchdiät hat mich persönlich davon überzeugt, dass die Nahrung der wichtigste und einzige Faktor in der Ursache von Krankheit und der Resistenz gegen Krankheit ist.

Crewe, JR. Raw Milk Cures Many Diseases. *Certified Milk Magazine.* January, 1929, 3-6.

Zu der Zeit, in der diese historisch bedeutenden Werke verfasst wurden, waren die Kühe die meiste Zeit des Jahres auf Weiden. Die Milch von geweideten Tieren hat ausserordentliche Qualitäten die fehlen, wenn Tiere im Stall von unnatürlicher Nahrung wie

Körnern leben. Der Praktiker (s. oben) Macfadden schrieb: "Die beste Zeit für eine Milchdiät ist im Frühling und frühen Sommer. In dieser Jahreszeit fressen Kühe neues Gras, welches der Milch einen höheren Heilungswert geben kann. Vielleicht sind die Tiere auch gesünder im Frühling, weil sie wieder draussen sind und natürliches Futter fressen können."

Dr. Edward Howell

Edward Howell (1898-2000) arbeitete bis 1930 am Lindlahr-Sanatorium in Illinois; danach eröffnete er eine eigene Praxis für Ernährungsbehandlungen von chronisch Erkrankten.

In einem Abschnitt seines Buches *Raw Milk Diet* (Rohmilch-Diät) äussert er sich sehr kritisch zur Produktionsmethode von zertifizierter roher Milch: "In der Produktion von zertifizierter roher Industriemilch stehen Kühe den ganzen Tag in Ställen und fressen sich voll mit überflüssigem Trockenfutter mit milchproduzierten Zutaten. Die Kühe dürfen nicht auf frischen grünen Weiden Gras fressen. Sie dürfen nur eine oder zwei Stunden pro Tag draussen auf einer leeren Fläche etwas Bewegung haben. Das ist eine typische Milchfabrik, erstellt für eine Massenproduktion; eine derartig hergestellte Milch ist nicht vollwertig. **Die Massenproduktion führt zu Kühen mit anormal grossen Eutern. Bei den früheren Kühen mit kleineren Eutern und weniger Milchsekretion war der Metabolismus (Stoffwechsel) weniger belastet, und sie produzierten Milch von höherem gesundheitlichem Wert.**"

Howell bringt auch die schädlichen Effekte der Pasteurisation ans Licht: "Für diese Nachlässigkeit gibt es keine Entschuldigung für alle, die sich mit der Gesundheit des Menschen befassen. Die volle Auswirkung dieser Ungewissheit kann nur erkannt werden, wenn man den Vergleich macht zwischen dem positiven Gesundheitszustand, wie er von Dr. Charles Sanford Porter und seinen vielen Vorläufern bis zurück auf Hippokrates beschrieben wurde, und den negativen Eigenschaften unserer heutigen pasteurisierten Milch. Niemand schreibt über den Nutzen einer Diät mit pasteurisierter Milch, denn da sind keine heilenden Werte. Milch, die pasteurisiert wurde, wird sofort minderwertig und für die Therapie nutzlos, denn die Milchenzyme sind zerstört. Aus dem

Studium der Geschichte ergibt sich eine wichtige Einsicht zur Milch als Nahrung und Medizin: Entfernt man die Enzyme aus der Milch, verliert sie einige Werte, am meisten aber ihre heilende Wirkung. Der für die Gesundheit vorteilhafte Wert dieses Nahrungsmittels liegt im Inhalt aller Elemente, die von der Natur geschenkt worden sind. Der Ruf der rohen Milch als Mittel gegen chronische Krankheiten ging durch die Einführung der Pasteurisation verloren.

. . . eine Ernährung mit Vitaminen und Mineralien künstlich ins Gleichgewicht bringen zu wollen scheitert ohne Enzyme. Eine erhöhte Vitamineinnahme senkt das Sterblichkeitsrisiko bei schweren Krankheiten nicht; es gibt auch keinen Beweis dafür, dass—ausser in wenigen Fällen—isoliert eingenommene Vitaminpräparate mehr als einen kurzzeitigen Effekt haben."

Food Enzymes for Health & Longevity 2nd Edition Dr. Edward Howell (Effects of Raw or Pasteurized Milk, Kapitel 18, S. 125).

Unzerstörte Enzyme—lebende Milch—lebendes Säugetier

> In lebenden Zellen liegt die dynamische und treibende Kraft, die offensichtlich den Funken des Lebens entfacht, in den Enzymen.
>
> Dr. Laird, *Medical Record,* 1922

Aus Lebendigem entsteht Lebendiges, aus Totem entsteht nichts.

Nimm ein rohes Ei und brüte es aus: Durch die Wärme und die vielen Nährstoffe im Fett des Eigelbs entsteht neues Leben. Ein gekochtes Ei verfault!

Nimm einen rohen Apfel und vergrabe ihn: Es entsteht ein neuer Baum; ein gekochter Apfel verfault!

Rohmilch von mit Gras gefütterten Tieren enthält viele vorteilhafte Bakterien, die fähig sind, Krankheitserreger zu vernichten. Lass ein Glas mit frischer solcher Rohmilch für einige Tage oder Wochen bei Zimmertemperatur stehen und verfolge, wie sie sich mit Hilfe der Bakterien und Enzyme in ein neues, hochwertiges Produkt umwandelt: Dickmilch oder Sauermilch (bekannt in alten Zeiten), die viele vorteilhafte Bakterien enthält. Stelle aber gekochte Milch einige Tage bei Zimmertemperatur auf, und die Milch wird ungeniessbar! Die pasteurisierten Mikroorganismen sind aufgesprengt und schwimmen samt ihrem Kot in der Milch. Sie sind abgestorben und verfaulen, wie jeder tote Körper bei Zimmertemperatur verfault. Die Milch ist verdorben.

Aus medizinischen Lehrbüchern lernen wir, dass Enzyme winzige Teilchen oder Moleküle sind, die fast ganz oder ausschliesslich aus Eiweiss bestehen und in allen Zellen enthalten sind. Sie sind unentbehrlich zum Leben. Enzyme wirken als Katalysator für biochemische Reaktionen innerhalb und ausserhalb der Zellen. Jedes Enzym hat eine einzigartige Form, welche die Katalyse nur zusammen mit bestimmten Reaktionen ermöglicht. Ohne Enzyme gibt es kein Leben. **Wenn man die Enzyme zerstört, dann tötet man den Organismus.**
(1. Dorland's Illustrated Medical Dictionary. 28th Edition, WB Saunders Company, Philadelphia, Pennsylvania 1994, S. 562; 2. The Oxford Encyclopedia English Dictionary. Oxford University Press, New York, New York, 1991, S. 478.

Forscher haben über 5000 Enzyme entdeckt, die in drei bedeutende Gruppen unterteilt werden. Die grösste Gruppe ist jene des Metabolismus, die Stoffwechselenzyme, welche in allen körperlichen Prozessen eine Rolle spielen wie Atmen, Sprechen, Bewegen, Denken, Verhalten und dem Unterhalt des Immunsystems. Die zweite Gruppe sind die Verdauungsenzyme, von denen die meisten in der Bauchspeicheldrüse (Pankreas) und wenige in der Speicheldrüse gebildet werden. Die dritte Gruppe sind die Nahrungsenzyme, die in grossen Mengen bei einigen nicht erhitzten Esswaren vorkommen. Die Nahrungsenzyme lösen den Prozess der Verdauung im Mund aus, der im Magen fortgesetzt wird, sofern dort genügend Enzyme vorhanden sind.
1921 publizierte Professor Benjamin Moore von der Oxford-Universität die Studie *Biochemistry—A Study of the Origin, Reactions and Equilibria of Living Matter* (Studie zum Ursprung, zu den Reaktionen und zum Gleichgewicht von lebenden Substanzen).

Dr. Howells Interesse galt sein Leben lang der Gesundheitsförderung durch die Enzyme—die reichlich in bestimmten rohen und fermentierten Nahrungsmitteln vorkommen. Sein Pionierwerk *The Status of Food Enzymes in Digestion and Metabolism* von 1946 (Die Bedeutung der Nahrungsenzyme in der Verdauung und im Stoffwechsel) wurde 1980 neuaufgelegt unter dem Titel *Food Enzymes for Health and Longevity* (Nahrungsenzyme für Gesundheit und Langlebigkeit); die Neuauflage enthält eine Liste von über 400 Hinweisen aus der Originalausgabe. Diese Hinweise hat er in seiner Forschungsarbeit aus 700 wissenschaftlichen Dokumenten zusammengetragen. Auf dem Gebiet der natürlichen Nahrung und der Enzyme war Howell bis zu seinem Tod im Jahr 2000 ein weltweit anerkannter und führender Experte.

Lotus Press, Twin Lakes, Wisconsin, 1994, 78.

Für Howell waren Enzyme unentbehrliche Nährstoffe: "Enzyme sind Substanzen, die das Leben möglich machen. Sie sind für jede chemische Reaktion nötig, die im Körper abläuft. Keine Vitamine, Mineralien oder Hormone können ohne Enzyme ihre Wirkung entfalten. Enzyme sind viel mehr als Katalysatoren. Katalysatoren sind träge, inaktive Substanzen. Sie besitzen keine Lebensenergie, wie wir sie im Enzym finden." Howell erklärt seine Vorstellung anhand der Batterie einer Taschenlampe, in der Energie gespeichert ist: "Wenn eine Batterie 'tot' ist, verschwindet der Wert der Energie; ähnlich verhält es sich, wenn Enzyme durch Hitze zerstört werden: die Werte der Energie verschwinden, es bleibt nur die Hülle."

Weiter erklärt Howell: "Obschon Enzyme Eiweisse enthalten—und einige auch Vitamine—, wurde der Aktivitätsfaktor bei Enzymen nie synthetisiert.

Es besteht auch keine Kombination mit Aminosäuren oder anderen Substanzen, die dem Enzym Aktivität verleihen würden. Das Enzym enthält zwar Eiweisse, aber sie dienen nur als Träger für die Faktoren der Enzymaktivität. So können wir sagen, dass Enzyme aus Eiweissträgern bestehen und mit Energien geladen sind, genau so, wie eine Batterie aus Metall besteht und mit elektrischer Energie geladen ist.

Es scheint, als ob wir bei der Geburt eine bestimmte Menge an Enzymen erben. Dieser begrenzte Vorrat an aktiven Faktoren unserer Lebenskraft muss das ganze Leben lang anhalten. Je schneller wir unsere Enzyme aufbrauchen, desto schneller sind

keine mehr da. Experimente an verschiedenen Universitäten zeigen unabhängig von der Spezies auf: Je schneller der Stoffwechsel verläuft, desto kürzer ist das Leben. Mit anderen Worten: Man lebt, solange der Körper Faktoren für die Enzymaktivität hat und Enzyme herstellen kann. Wenn wir an den Punkt kommen, an dem keine Enzyme mehr produziert werden, hört das Leben auf."
Laird. *Medical Record,* 101:535-540, 1922

Eine feuchte Temperatur von 48 Grad Celsius tötet Enzyme, auch jene in Esswaren (dies ist die Temperatur, bei der Substanzen zu heiss für eine Berührung von Hand sind). Trocken—oder Ofenwärme tötet Enzyme bei 66 Grad Celsius ab. In gut durch gekochter Nahrung oder bei 100 Grad Celsius kommen keine Enzyme vor. Die Pasteurisation zerstört alle Enzyme in der Milch. In der Praxis gilt die völlige Zerstörung des Enzyms Phosphatase als Nachweis für eine erfolgreiche Pasteurisation.

Nicht jede rohe Nahrung ist reich an Enzymen. Obst und Gemüse wie Pfirsiche, Erbsen, Äpfel, und grüne Salate enthalten wenig davon. Tierische Nahrung ist im Allgemeinen viel enzymreicher als pflanzliche.
The Untold Story of Milk, Ron Schmid, ND (Naturarzt).

"Wären Enzyme in der Nahrung, die wir einnehmen, würden sie einen Teil bis sehr viel an Verdauungsarbeit übernehmen und verrichten. Wenn man aber viel gekochte, enzymfreie Nahrung isst, zwingt dies den Körper, die Enzyme für die Verdauung selber herzustellen. Dies vermindert die im Körper eh schon beschränkte Menge an Enzymen. Ich glaube, dass eine Ernährung, die nur aus gekochter Nahrung besteht, eine der bedeutendsten Ursachen für die vorzeitige Alterung und einen frühen Tod ist. Auch glaube ich, dass sie die Ursache für beinahe alle Stoffwechselkrankheiten ist."
Howell, *Enzyme Nutrition 1985.* Howell studierte Tausende von wissenschaftlichen Dokumenten, um seine Theorie zu unterstützen.

Die moderne Industrie verarbeitet Nahrungsmittel und fabriziert daraus neue enzymfreie Esswaren. Die Industrie hat keine Vorreiterrolle in Forschungen, welche die wichtigen Vorzüge einer enzymreichen Nahrung aufzeigen.

In der ersten Hälfte des 20. Jahrhunderts wurde viel Forschung zu den Enzymen betrieben. Besonders Edward Howell und Francis Pottenger Sr., beides berühmte Ärzte und Forscher, sammelten viel Wissen zur Rolle der Enzyme von rohen und fermentierten Nahrungsmitteln im menschlichen Stoffwechsel.

Pottengers Arbeit fand weitverbreiteten Eingang in der Berufsliteratur. Er schrieb unzählige Artikel für die wissenschaftliche Literatur, hauptsächlich in Medizin über chronische Krankheiten und Ernährung. Er war Präsident der Los Angeles County Medical Association, der American Therapeutic Society und der American Academy of Applied Nutrition. Er war auch einer der ersten in seinem Beruf, der die Gesundheitsgefahren durch die Luftverschmutzung im Los Angeles County erkannte. Während Pottenger viele, heute klassische Experimente selber durchführte, arbeitete Howell in der Enzymforschung.

Enzyme in der Milch und die Pasteurisation

Es ist hilfreich, die in der Pasteurisation angewandten Temperaturen zu kennen, um deren Effekte analysieren können. In den USA wird Milch auf 72 Grad Celsius erhitzt und für 15 Sekunden auf dieser Temperatur warm gehalten, damit sie pasteurisiert ist.

Cunningham, M., and Acker, D., *Animal Science and Industry.* Prentice-Hall, Upper Saddle River, New Jersey, 2001, S. 612.

Die Pasteurisationstemperatur in der Schweiz beträgt zwischen 72 und 75 Grad Celsius. Die Erwärmung dauert zwischen 15 und 30 Sekunden. (*Schweizer Milchproduzenten*)

Enzyme werden durch die Pasteurisation zum grössten Teil inaktiv. Im Folgenden sind die wichtigsten Enzyme in der Milch aufgeführt (Die Wortendung—ase zeigt an, dass es sich um ein Enzyme handelt.):

Galaktase: Laktose, der Zucker, der nur in der Milch vorkommt, wird während der Verdauung zu Glukose und Galaktase aufgespalten. Das Enzym Galaktase zerlegt sich dann zur Galaktose. Es ist völlig inaktiviert bei einer Hitze zwischen 73 bis 79 Grad Celsius. Die

Zerstörung aller Enzyme geschieht bei einer Wärme von etwa 47 Grad Celsius.

Lactoperoxidase: Dieses Enzym wird bei einer Temperatur von 70 Grad Celsius völlig inaktiv; dieses Eiweiss stammt vom Hämoglobin des Bluts einer Kuh ab. Es katalysiert zusammen mit Wasserstoffperoxid die Oxidation der biologischen Substanz in der Milch. Lactoperoxidase vernichtet krankheitserregende Bakterien in der Milch.
Indian Journal of Experimental Biology 1998,36: 808-810

Lactoferrin: Dieses Enzym hat viele Funktionen. Es vernichtet zahlreiche Krankheitserreger wie den TB-Bazillus oder Candida albicans, die Eisen bevorzugen, indem es sich mit Eisen verbindet und dessen Absorption erleichtert.

British Journal of Nutrition 2000;84(Suppl. 1):S11-S17:Zimecki and Kruzel. *Journal of Experimental and Therapeutic Oncology.* 2007;6(2):89-106; *Journal of Experimental Medicine.* 2002 Dec 02;196(11):1507-1513.

Gleichzeitig unterstützt es die Aufnahme vom Eisen aus der Milch und verhütet Blutarmut. Aus der Forschung geht hervor, dass Lactoferrin das Immunsystem stärkt und das Wachstum in Kindern fördert.
Clinical Infectectious Disease. 2008 June 15; 46(12):1881-1883.

Dieser vorteilhafte Bestandteil in roher Milch wird als Nahrungsergänzung verkauft und unterstützt das Abnehmen. Interessanterweise gestattet die FDA die Verwendung vom Lactoferrin als antimikrobischen Spray gegen die Verseuchung durch E. coli in der Fleischindustrie.
FDA News, August 22, 2004.

Die Aktivität vom Lactoferrin wird durch die Pasteurisierung zum grössten Teil reduziert; durch die Ultrahochpasteurisierung (Uperisation) wird Lactoferrin völlig inaktiviert.
Ford JE, Law BA, Marshall VM, Reiter B. Influence of the heat treatment of human milk on some of its protective constituents. *Journal of Pediatrics.* 1977;90(1):29-35.

Katalase: Dieses Enzym findet sich in beinahe allen tierischen Zellen; es katalysiert die Umwandlung von Wasserstoffperoxid zu Wasser und Sauerstoff, um die Zellen zu schützten. Eine Temperatur von 65,5 bis 70 Grad Celsius inaktiviert dieses Enzym.

Amylase: Die Pasteurisation inaktiviert Amylase, das stärkespaltende Enzym der Milch. Jedes Säugetier schüttet Amylase aus den Speicheldrüsen und der Bauchspeicheldrüse aus, aber wenn Milch getrunken wird, erspart dies den Drüsen die Ausschüttung.

Lipase: Lipase ist das fettspaltende Enzym, das aus der Bauchspeicheldrüse ausgeschüttet wird. Wenn es zusammen mit der geeigneten pH-Säure im Darm aktiv ist, spaltet es die individuellen Fettsäuren von den Triglycerid-Molekülen ab.

Laktase: Die Milch enthält Laktose, einen Zucker, der nur in der Milch vorkommt und etwa 15 Prozent süsser als Sukrose ist. Das Enzym Laktase spaltet Laktose in einfache Zucker, Galaktose und Glukose, auf. Rohe Milch enthält Laktase; sie wird auch von bestimmten Milchsäurebakterien produziert, die für die Fermentation von Milchprodukten wie Jogurt benötigt werden. Die Pasteurisation inaktiviert die Laktase in der Milch. Das Enzym ist auch im Darm aller normalen Kleinkinder vorhanden, seine Menge verringert sich jedoch im Alter von 3 oder 4 Jahren. Menschen, die pasteurisierte Milch nicht gut verdauen können, haben eine Laktoseunverträglichkeit; sie können aber rohe Milch ohne Problem verdauen. Dies liegt teilweise an der Laktase in roher Milch.

Laktose liefert Energie, unterstützt die Kalzium-Resorption, hemmt Fäulnisbakterien im Darm des Menschen, begünstigt Bifidus-Bakterien und wirkt in grösseren Mengen abführend.

(Wikipedia)

Phosphatase: Phosphatase ist unentbehrlich für die Spaltung des komplexen Phosphat-Esters zur Freisetzung von Phosphor sowie für die vollständige Aufnahme von Kalzium.

Roadhouse C, and Henderson J. The Market Milk Industry. McGraw-Hill, New York, New York 1950, S. 31-32.

Wir sehen also, dass pasteurisierte Milch meistens keine Enzymaktivität aufweist; die Enzyme sind stark geschädigt. In den USA gibt die Milchindustrie an, dass bei der Pasteurisation nur ein einziger Nährstoff, das Vitamin C, hohe Verluste erleidet. Die Pasteurisation zerstört 10 bis 50 Prozent des Vitamins C, bei anderen Vitaminen wie B6 oder B12 ist der Verlust geringer. Forschungen haben ergeben, dass physikalische und chemische Veränderungen beim Kalzium und anderen Mineralien einen Effekt auf deren Absorption haben.

Bei Krebskranken bewirken Enzymextrakte oftmals eine Besserung.

Gonzalez NJ and Isaacs LL. "Evaluation of Pancreatic Proteolytic Enzyme Treatment of Adenocarcinoma of the Pancreas, With Nutrition and Detoxification Support." *Nutrition and Cancer* 1999; 33(2):117-124.

Experimente an lebenden Tieren zeigten, dass Enzyme einen wesentlichen Anteil an der Verdauung haben. Es hat vielleicht viele Jahre gedauert, bis man gelernt hatte, in Zoos auf der ganzen Welt den Tieren nur rohe Nahrung zu verabreichen. Gekochte Nahrung beeinträchtigt die Fortpflanzung; die Tiere werden krank und sterben früh. Dies ist ein weiterer äusserst wichtiger Beweis dafür, dass Nahrungsenzyme nur in ungekochter Nahrung zu finden sind.

Viele Menschen sind sich der Wichtigkeit der Enzyme bewusst und schliessen etwas rohe Nahrung in ihre Ernährung ein. Sie glauben, dass etwas Obst und ein grüner Salat ausreichen würden. Es gibt auch Menschen, die täglich grössere Mengen Früchte und Gemüse essen, aber wenige verstehen die Rolle des rohen und fermentierten Eiweisses in den Fetten von gesunden Tieren.

Gemüse und Obst sind daher im Vergleich zu roher Milch, Butter, Käse, Fleisch und anderen tierischen Produkte eher schlechte Beispiele für Enzyme. Einige Gemüse und Früchte sind reicher an Enzymen als andere: Mango, Papaya, Bananen, Ananas und Avocados sind gute Quellen. Enzyme sind im Obst mehrheitlich für den Reifungsprozess verantwortlich. Leben ohne Enzyme ist nicht möglich.

Food Enzymes—Health & Longevity, Dr. Edward Howell

Dr. Francis Pottenger jun. und seine Studien

Thomas Hotchkiss kannte den Arzt Francis M. Pottenger jun. seit 1912. Thomas war damals 11 Jahre alt. Er hat seine persönlichen Erinnerungen zu Pottenger nach dessen Tod 1967 niedergeschrieben.

Hotchkiss, Thomas. *A Personal Memoir of Francis M. Pottenger, Jr., M.D.*, The Price-Pottenger Nutrition Foundation, 1975.

Der Vater von Francis Junior, Francis M. Pottenger sen., war aus Ohio; er zog mit seiner Frau, die an Tuberkulose litt, 1895 nach Monrovia in Kalifornien. Dort nahm er seine Arbeit als Mediziner auf, aber als sich der Zustand seiner Frau nicht verbesserte, brachte er sie wieder zurück nach Ohio, wo sie 1898 starb. Nach seiner Rückkehr nach Monrovia 1903 eröffneten er und seine zwei Brüder, Milton und Joseph, das Pottenger-Sanatorium, eine Klinik für Brustkrankheiten, mit dem Schwerpunkt auf der Behandlung der Tuberkulose. Überzeugt davon, dass gute Ernährung die Grundlage für jede erfolgreiche Behandlung von Krankheit sei, räumte Francis der Ernährung im Sanatorium höchste Priorität ein. Fast alle Nahrungsmittel wurden auf dem Grundstück angebaut. Um die beste Qualitätsmilch und deren Produkte zu beziehen, arbeitete Pottenger mit dem Landwirtschaftsdepartment der Vereinigten Staaten zusammen. Dank dieser Zusammenarbeit hatte er die erste Herde tuberkulosefreier Holsteinkühe. Die erfolgreichen Behandlungen der Tuberkulose-Patienten verhalfen dem Sanatorium zu internationaler Anerkennung; dieser tadellose Ruf blieb bis zur Schliessung des Sanatoriums 1956 bestehen. Pottenger sen. schrieb mehr als 200 Bücher und Artikel über die Behandlung von Brustkrankheiten; viele dieser Werke dienten in medizinischen Schulen im ganzen Land als Lehrmittel.

Im Jahr 1951 erhielt sein Sohn Francis Pottenger jun. eine für einen Doktor der Medizin eher ungewöhnliche Auszeichnung. Die Texas State Dental Association (Der zahnärztliche Verband des Staates Texas) ehrte ihn mit dem Preis für die Förderung der Wissenschaft in der Zahnheilkunde. Pottenger hatte etliche ausgezeichnete Artikel über die Wirkung der rohen und gekochten Nahrung, einschliesslich der pasteurisierten Milch, auf die Zahn—und Kopfstrukturen von Mensch und Tier verfasst. Die Artikel hatten einen bleibenden Einfluss auf die Arbeit der amerikanischen

Mediziner und Zahnärzte, die sich aktiv um die Auswirkung der Ernährung auf die menschliche Gesundheit kümmerten.

Im Jahr 1940 gründete Pottenger das Francis M. Pottenger Jr. Hospital in Monrovia zur Behandlung von Asthma und anderen Krankheiten des Atmungssystems. Ab 1945 arbeitete er als klinischer Assistenzprofessor für Experimentelle Medizin an der Universität von Südkalifornien.

Pottenger jun. leistete auch Freiwilligenarbeit im Medizinischen Dienst der Zivilverteidigung in der Umgebung seines Heims während des Zweiten Weltkriegs. Man befürchtete 1941 in den dunklen Tagen nach dem Angriff auf Pearl Harbour eine Invasion der Japaner an der Westküste der USA. Aus diesem Grund gab es ein Projekt, unter simulierten Katastrophenbedingungen das erste mobile Spital im Los Angeles County aufzubauen. Pottenger jun. leitete dieses Projekt.

1940 begann er mit der Arbeit, die später als *The Pottenger's Cat Study* (Die Katzenstudien von Pottenger) bekannt wurde und ihn berühmt machte. Leider kann man heute keinen Ruhm mit dem Nachweis des Werts roher Nahrung erlangen; so verblasste mit den Jahren auch Pottengers Ruf in der konventionellen Medizin—und Ernährungsbranche. Für all jene aber, die seine Arbeit und ihre Bedeutung verstehen, bleibt er ein Vorbild.

Als Teil seiner Therapie verabreichte Pottenger seinen Patienten Extrakte aus den Nebennieren von Kühen und Ochsen. Da es in den 1930er-Jahren noch keine Labors für die Feststellung des Hormongehalts von biologischen Extrakten gab, testete Pottenger seine Extrakte an Katzen. Er entfernte den Tieren die Nebennieren und verabreichte ihnen Dosen seines hergestellten Extrakts. Aufgrund der Beobachtungen ihrer Reaktionen war Pottenger in der Lage, den Hormongehalt jeder einzelnen Dosis zu bestimmen und damit eine einheitliche Stärke des Extrakts zu erreichen.

Obschon vorsichtig operiert wurde, und die Katzen danach eine Diät aus Rohmilch, Lebertran und Fleischresten aus der Küche des Sanatoriums bekamen, starben viele von ihnen nach der Operation.

Die Katzen, die nicht überlebten, hatten Anzeichen von Unterernährung: ein anormales Skelett, innere Störungen und Fortpflanzungsprobleme. Die Idee zu den Katzenstudien kam Pottenger, als die Katzenkolonie so stark anwuchs, dass Fleischreste direkt vom Fleischer bezogen werden mussten. Schon bald beobachtete Pottenger, dass Katzen, die rohes Fleisch erhielten, gesünder waren, als jene, die mit gekochten Fleischresten gefüttert wurden. Bei den Katzen, die rohes Fleisch assen, ging die Sterblichkeit nach der Operation zurück, die Fortpflanzung wurde besser, und ihr Nachwuchs war allgemein gesünder.

Pottenger stellte fest, dass die Katzen, die von gekochtem Fleisch lebten, ähnliche gesundheitliche Probleme wie seine Patienten hatten. Durch ein kontrolliertes Fütterungsexperiment hoffte er, verschiedene wichtige Krankheitsvarianten bei Katzen und Menschen isolieren zu können. Über zehn Jahre lang arbeitete er mit Hunderten von Katzen über mehrere Generationen. Seine Experimente unterlagen den strengsten wissenschaftlichen Standards. Alle Erhebungen wurden von einem Professor für Pathologie der Universität von Südkalifornien und einem Pathologen des Huntington Memorial Hospital in Pasadena, Kalifornien, überwacht.

Die moderne Wissenschaft schenkt dem ernährungsphysiologischen Wert der hitzeempfindlichen Nahrung grösstenteils keine Beachtung. Enzyme werden durch Wärme zerstört; sie sind nur in roher oder leicht gekochter Nahrung enthalten. Auf diesen Aspekt konzentrierte sich Pottenger, als er 1932 sein erstes Experiment startete. Er verglich die Wirkung von rohem und gekochtem Fleisch. In einer anderen Studie mit vier Gruppen von Katzen über mehr als zehn Jahre verglich Pottenger die Wirkung von Rohmilch und pasteurisierter Milch. Die Nahrung aller Katzen bestand zu einem Drittel aus Rohmilch; die restlichen zwei Drittel waren für jede Gruppe verschieden: Rohmilch, pasteurisierte Milch, Kondensmilch oder mit Zucker gesüsste Kondensmilch. Die 'Rohmilch-Gruppe' wuchs prächtig, hatte praktisch keine Krankheiten und pflanzte sich über Generationen erfolgreich fort. Die anderen drei Gruppen wurden krank und konnten sich schliesslich nicht mehr vermehren. Aufgrund von chronischen Krankheiten waren sie für Infektionen anfällig, und es manifestierten sich Stoffwechselkrankheiten im Skelett. Die schnellsten und schlimmsten Veränderungen zeigten sich bei den Tieren, die mit gesüsster Kondensmilch gefüttert worden waren!

In einem Artikel im *Certified Milk Magazine* von Juli 1938 erklärte Pottenger die Unübertrefflichkeit der frischen, 'lebenden' Gräser und Kräuter gegenüber dem 12 Stunden alten geschnittenen Gras. "Was geht vor?," schrieb er. "Wahrscheinlich wurden unstabile und schwankende (thermolabile) Substanzen, welcher Art auch immer, in der kurzen Zeit zwischen Schneiden und Füttern zerstört. Wie mein Hirte erklärte, . . . es ist verbrannt." Greift man in einen Sack mit geschnittenem Gras, kann man fühlen, dass die Temperatur im Sack um viele Grade höher als die Aussentemperatur ist. Es besteht wenig Zweifel, dass die von Pottenger erwähnten thermolabilen Substanzen, also jene Elemente, die durch Hitze zerstört werden, Nahrungsenzyme waren. Pottenger schreibt über die Wichtigkeit dieser Substanzen in der Rohmilch hinsichtlich der Gesundheit von Kindern:

"Obschon deren Zerstörung nicht den Tod verursachen, kann aber ein Mangel davon die normale Entwicklung eines Kindes behindern. Dies könnte sich in der mangelhaften Entwicklung des Skeletts oder in der Verminderung der Widerstandskraft manifestieren."

Pottenger, F.M., Jr. *Clinical Evidence of the Value of Raw Milk. Certified Milk,* Jul 1939;3:17-22.

Pottenger, F.M., Jr. *The Influence of Heat Labile Factors on Nutrition in Oral Development and Health.*

Zwei Jahre vor seinem Tod erhielt Pottenger 'The Distinguished Alumnus Award' (Ehrenpreis) des Otterbein College in Ohio. Der Vorsitzende des 'The Board of Trustees' pries Pottengers ausserordentliche Verdienste für die Medizin und die Öffentlichkeit.

Pottenger war sich der Wichtigkeit der Rohmilch so sicher, dass er einen Liter Rohmilch pro Tag für werdende und stillende Mütter empfahl.

Pottenger's Cats, A Study in Nutrition by Francis M. Pottenger, Jr., MD.

Die Küche unterm Mikroskop, bei Albert von Haller (Forscher ergründen Macht und Geheimnis in Nahrung S. 285, 286, 287.

Mehr Information und Kontaktadresse: The Price-Pottenger Nutrition Foundation, Health and Healing, 7890 Broadway, Lemon Grove, CA 91945, USA.

Primitive men are more intelligent in dietary matters then we are.
Ernest A. Hooton, Professor of Anthropology,
Harvard University, 1938

(Primitive Menschen sind in Ernährungsangelegenheiten intelligenter als wir.)

Dr. Weston A. Price

10 Jahre Studien der traditionellen Völker

> *"LIFE IN ALL ITS FULLNESS IS MOTHER NATURE OBEYED."*
> ~Weston A. Price

(Das Leben in seiner ganzen Vollkommenheit bedeutet, Mutter Natur zu gehorchen.)

Von allen Studien über die menschliche Ernährung und ihre Auswirkungen auf die Gesundheit war das Werk von Dr. Weston A. Price die wohl vollkommenste und hilfreichste Untersuchung. Er lieferte überzeugende Beweise für die natürlichen Gesetze der Ernährung, Immunität, Fortpflanzung und der anderen wichtigen gesundheitlichen Aspekte. Die traditionelle Rolle der Milch in den Kulturen muss berücksichtigt werden, um Prices Arbeit zu verstehen, denn sie ist die Grundlage aller Wissenschaft in der Ernährung.

Sein Buch *Nutrition and Physical Degeneration* (Ernährung und körperliche Verkümmerung) erschien 1939, ist mittlerweile ein Klassiker und bringt mehr Verständnis. Es offenbart die Exaktheit seiner Beobachtungen und die Wahrheit seiner Entschlüsse.

Ein Exemplar seines Buches (in Englisch) liegt im Lötschentaler Museum in Kippel (Kanton Wallis) auf.

Dr. Weston Price wurde im Jahr 1870 in Ontario, Kanada, geboren; er wuchs auf einem Bauernhof auf. Ab 1893 begann er als Zahnarzt zu praktizieren: Er wanderte in die Vereinigten Staaten aus, wo er in Cleveland, Ohio, eine Praxis eröffnete. Der angesehene

Gelehrte und Forscher verfasste Lehrbücher, die Standardwerke der amerikanischen Zahnheilkunde wurden. Er publizierte unzählige Artikel über Zahnheilkunde und Volksgesundheit in Fachzeitschriften und war Vorsitzender der American Dental Association. Price war ein Pionier: Er entwickelte Tests für Vitamin A und D. Er schrieb das Lehrbuch der Zahnheilkunde, das von der US-Marine während vieler Jahre verwendet wurde. Für Studenten der Anthropologie an der Harvard-Universität war sein Buch *Nutrition and Physical Degeneration* über viele Jahre Pflichtlektüre. Es enthält seine Aufzeichnungen aus den 1930—und 40er-Jahren über traditionelle Völker, die fernab von der Zivilisation lebten.

Schon früh in seiner Berufskarriere beobachtete Price, dass die Kinder seiner Patienten Probleme hatten, die bei ihren Eltern nicht vorkamen. Neben vermehrtem Zahnverfall waren dies schmälere Zahngewölbe, wodurch die Zähne krumm wuchsen und engstehend waren. Er nannte diesen Zustand „Zahndeformation" oder krumme Zähne und vermutete, dass eine veränderte Ernährungsweise dafür verantwortlich war.

Price beobachtete, dass der Zustand der Zähne im Generellen auch die körperliche Gesundheit widerspiegelte. Bei der Abwägung der möglichen Gründe dafür überlegte er, ob die Minderwertigkeit der modernen Nahrung dieses Problem verursachen könnte. Anthropologen hatten diesen Zusammenhang schon lange festgestellt und erwähnten die aussergewöhnlich schönen Zähne der Menschen in primitiven Kulturen. Während andere Zahnmediziner die Ursache in Bakterien und der weichen Nahrung suchten, entschloss sich Price, nach dem schützenden Ernährungsfaktor bei isoliert lebenden, primitiven Völkern zu suchen.

In seiner zehnjährigen Forschung besuchte er ein Dutzend Länder rund um den Globus und fand Volksgruppen oder Völker, die praktisch nicht unter Zahnverfall und Zahndeformation litten. Price beschrieb die ausgezeichnete Gesundheit dieser Völker detailliert. Ein Beispiel dafür ist das Gespräch mit Dr. Romig in Alaska: Romig erklärte, dass es nach 35 Jahren Beobachtung noch keinen einzigen krebskranken Patient unter den Einheimischen, die sich traditionell ernährten, gegeben hätte. Sobald die Eskimos die Nahrung des weissen Mannes assen und Tuberkulose entwickelten, sandte Romig die Erkrankten wieder in die traditionellen Dörfer zurück, wo sie gesund wurden.

Nur in jenen Kulturen, in denen es noch keine modernen Lebensmittel gab, fand Price Völker mit starker Immunität gegen Zahn—und Stoffwechselkrankheiten. Seine biochemischen Analysen der Nahrung dieser Völker zeigen auf, dass sie viele Nährstoffe enthält—der Vergleich mit der modernen Ernährung fällt da armselig aus!

Dr. Price fand die meisten wichtigen Nährstoffe in Tierfetten—Vitamin A, Vitamin D und ein drittes fettlösliches Vitamin, das er „X Factor" nannte.

Welch ein Paradox: Die Nahrung, die Price als wertvoll erachtete, ist jene, von der unsere Mediziner, Ernährungslehrer, die Nahrungsindustrie und die Medien abraten!

Price schilderte nicht nur die traditionell lebenden Völker und ihre Ernährung, sondern auch die Menschen, die in Städten wohnten und sich von moderner Nahrung wie Zucker, Weissmehl, Konserven, Kondensmilch und pflanzlichen Fetten ernährten.

Prices Forschungen sind einzigartig. Die Einheimischen waren wirklich noch echte Eingeborene, die ausschliesslich von ihrer eigenen Nahrung lebten. Er hielt seine Beobachtungen sehr detailliert schriftlich und fotografisch fest. Ausgedehnte Reisen konnten sich zu jener Zeit nur gut Betuchte leisten. Price dokumentierte das Alte und das Neue und brachte damit Aufklärung in einer sich schnell verändernden Welt.

Zusammen mit seiner Frau bereiste er alle Ecken der Welt: Sie waren in den Schweizer Tälern und Alpen, auf den Äusseren Hebriden, bei den Eskimos in Alaska, den Indianerstämmen im hohen Norden und im Westen Kanadas sowie in Zentral-Kanada, im Westen der USA und in Florida, in Melanesien und Polynesien im südlichen Pazifik, in Ost—und Zentral-Afrika, bei den Ureinwohner in Australien, den Malay-Stämmen auf den Inseln nördlich von Australien, den Maori in Neuseeland und den Nachkommen der Urbevölkerung in Peru. Wo es ihm möglich war, studierte er auch die Skelett—und Schädelreste der verstorbenen Vorfahren dieser Völker.

Seine Arbeit zeigt auf, dass praktisch alle Menschen in traditionellen Kulturen ein schön geformtes Gebiss mit idealer Wölbung und allen 32 Zähnen hatten, solange sie nicht die Nahrung des weissen Mannes übernommen hatten. Der Verzehr von raffinierter Nahrung wird ohne Ausnahme Zahnverfall und systemische Krankheiten hervorrufen. Die folgende Generation wird krumme und nicht mehr aufeinander passende Zähne haben.

Über 10 000 verschiedene Nahrungsmittel sammelte Price während seinen Studien über diese Völker und sandte sie zur Analyse nach Amerika in sein Labor. Er fand heraus, dass die traditionelle Kost mindestens viermal mehr Mineralien und zehnmal mehr fettlösliche Vitamine aus tierischen Fetten enthält als die tägliche Nahrung eines Amerikaners.

Die Qualität der Nahrung und ihr Wert für die Gesundheit entsprechen der Gesundheit des Tiers; sie wiederum ist abhängig vom Futter und dem Boden, auf dem dieses wächst, sowie der Haltung und der Umgebung der Tiere. Gesunde Tiere produzieren gesundes Fleisch, das war schon immer so und ist es noch heute.

Wiederkäuer wie Schafe, Ziegen und Kühe fressen von Natur aus Gras und wilde Kräuter; ganz besonders Ziegen gehen auf die Suche nach Naturfutter. Frischmilch, Butter, Käse und Fleisch von diesen Tieren sind daher von höchster Qualität, denn sie enthalten unübertreffliche Nährstoffe!

Price begann seine Studien 1931/32 im Lötschental in der Schweiz. Die Lötschentaler lebten noch von selbst angebauter, unverarbeiteter Nahrung. Der Weg ins Tal war schwierig und mühsam, da es noch keine Strasse gab. Talaufwärts fand Price die Dörfer, unberührt von der Industrie und Zivilisation.

Die Bewohner lebten wie ihre Vorväter sehr einfach. Die Familien hielten Ziegen oder Kühe, die im Sommer auf der Alm weideten. Für ihr Auskommen produzierten sie alles selber, ausser dem Salz, das ins Tal gebracht wurde. Tagtäglich wurde das berühmte Walliser Roggenbrot aus Sauerteig genossen. Milchprodukte sowie der nährstoffreiche Käse waren ein grosser Bestandteil der täglichen Kost. Nur am Sonntag wurde ein Stück Fleisch genossen. Sie bauten Gemüse an, pflückten Wildpflanzen wie den 'Guten Heinrich' (Chenopodium bonus-henricus) und hatten Obstbäume in ihren Gärten.

Dr. Price untersuchte die Zähne der Lötschentaler Kinder im Alter zwischen sieben und 16 Jahren. Jene, die einheimische Nahrung assen, hatten beinahe keine Karies. Im Durchschnitt fand er auf drei Kinder eines, das an einem Zahn Verfall aufwies. Alle Kinder hatten gerade Zähne und keine Zahndeformationen.

Etliche junge Erwachsene hatten während einer begrenzten Dauer Zahnverfall, der jedoch plötzlich wieder zurückging. Dies ist darauf zurückzuführen, dass sie für ein oder zwei Jahre das Lötschental verliessen und in eine Stadt zogen. Die meisten von ihnen hatten vor dem Aufenthalt in der Stadt keinen Zahnverfall; bei jenen, die zurück ins Tal kamen, setzte die Mineralisation der Zähne wieder ein.

Während dieser Zeit starben die meisten Menschen in der Schweiz an Tuberkulose. Kurz bevor Price seine Untersuchungen im Lötschental begann, gab das Schweizer Gesundheitsamt bekannt, dass nach einer Inspektion im Tal keine Tuberkulose festgestellt wurde. Prices sorgfältige Recherche und das Studium der Sterbestatistik/der Totenscheine zeigte zu seinem Erstaunen, dass bis zur Zeit seines Aufenthalts im Lötschental noch kein Talbewohner an Tuberkulose gestorben war. Das ist der Beweis von der Kraft der Natur und sagt viel über die Wirkung der traditionellen Kost zur Verhütung von Tuberkulose aus!

Price liess nach seiner Rückkehr in die USA während eines Jahres alle zwei Wochen Milchprodukte aus dem Lötschental in sein Labor senden. Er war ein Pionier in der Messung von fettlöslichen Vitaminen in der Nahrung und hatte sich mit vielen Publikationen zu diesem Thema Anerkennung verschafft. **Seine Untersuchungen der Lötschentaler Milchprodukte zeigten, dass diese einen höheren Gehalt an Mineralien und den fettlöslichen Vitaminen A und D aufwiesen als die industriell hergestellten Milchprodukte aus Europa und Nordamerika.**

Die Schweizer Bergbevölkerung, die Price studierte, verstand die Wichtigkeit des Essens für die Gesundheit. Ein Geistlicher erklärte Price, dass die Lötschentaler jeweils Gott danken würden für die lebenspendende Qualität der ersten Butter des Jahres, wenn die Kühe das frische Frühlingsgras in den Alpen wieder fressen können. Während einer kirchlichen Zeremonie wird in einer mit Frühlingsbutter gefüllten Schüssel ein Docht angezündet. Prices

Untersuchungen zeigten, dass diese Frühlingsbutter am meisten fettlösliche Vitamine enthält.

Die ausgezeichnete Gesundheit der einfach lebenden Bewohner des Lötschentals stand in scharfem Gegensatz zur Gesundheit der Menschen, die im Flachland der Schweiz lebten. In den sogenannt modernen Gebieten herrschten Krankheiten wie Zahnverfall, schmälere Kiefer mit engstehenden, krummen Zähnen, Tuberkulose-Epidemien und viele anderen chronischen Leiden vor. Die Menschen im Lötschental waren vor Krankheit geschützt durch ihre Nahrung, vor allem durch die Vollmilch, die Butter und den Käse, welche die allerwichtigsten Nährstoffen enthielten.

Nutrition and Physical Degeneration, Weston A. Price, D.D.S.

Die Küche unterm Mikroskop, bei Albert von Haller (Forscher ergründen Macht und Geheimnis der Nahrung S. 127,128, 129, Dr. Weston A. Price).

Mehr Information und Kontaktadresse: The Price-Pottenger Nutrition Foundation, Health and Healing, 7890 Broadway, Lemon Grove, CA 91945, USA.

4
Rohmilchgenuss, Tuberkulose und Anderes

Es herrscht allgemein der Glaube, dass Tuberkulose vom Genuss der Rohmilch herrühre. Der Arzt Ted Beals aus Michigan nennt dies ein Dogma. Ein Dogma gilt als wahr, es muss nicht bewiesen werden, und es 'darf' nicht bestritten oder angezweifelt werden.

(*Raw Milk from Pasture Fed Cows, the Ultimate Sacred Food*, Weston A. Price Conference 2009, Ted Beals, MD and Risk Manager.)

Dieses Kapitel erläutert das umfangreiche, heute noch ungeklärte Thema '(Frischmilch—oder) Rohmilchgenuss und Tuberkulose.'

Hans Hoppeler und sein Ratgeber 'Hoppelers Hausarzt'

"Milch und Käse sind sehr wertvolle Nahrungsmittel . . . " (. . .) "An und für sich gewinnt die Milch nicht durch das Kochen, sondern verliert eher etwas. Kerngesunde Menschen mögen wohl auch eine tuberkelbazillenhaltige Milch ohne Nachteil geniessen . . . "

Aus: *Hans Hoppeler, Dr. Hoppelers Hausarzt,* (D) 1923, Walter Loepthien-Klein, Luzern-Meiringen-Leipzig, S. 693.

Hans Hoppelers Ratgeber 'Der Hausarzt' wurde 1955 von Dr. Walter Dürr neu bearbeitet. Auf den Seiten 452, 586, 587 588 finden sich folgende Aussagen:

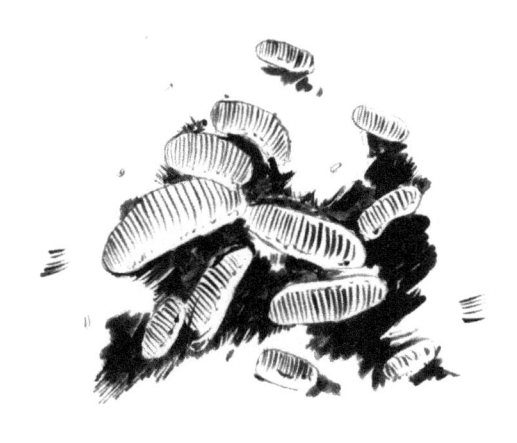

tuberculose bacilles

"Beim Einatmen dringen die winzig kleinen, stäbchenförmigen Tuberkelbazillen ins Lungengewebe. Dadurch entstehen kleine Knötchen, die durch ihr Gift kleine Schwellungen hervorrufen. Vom Verschmelzen mehrerer kleiner Knötchen entstehen grössere Knötchen. Nach einiger
Zeit zerfallen diese; die Trümmer werden durch Husten nach aussen befördert, und es bleiben kleinere oder grössere Hohlräume zurück. Eine von solchen Knötchen oder Hohlräumen durchsetzte Stelle in der Lunge nennt man einen Tuberkulösen Herd. Von diesem Zeitpunkt an ist nun Heilung sowie weiteres Fortschreiten der Krankheit möglich. Für Heilung bildet sich rings um den Herd ein straffes Bindegewebe, das von allen Seiten gleichsam einzäunt, die Bazillen schlussendlich völlig einkapselt. Sie sind gefangen, unschädlich gemacht und gehen endlich zugrunde. Man sagt, der Herd hat sich vernarbt. Der Arzt kann grössere Narben noch nach vielen Jahren bei der Untersuchung feststellen. Umfangreiche Statistiken **pathologischer Institute lehren uns, dass 90 bis 95 Prozent aller Leichen bei der Sektion solche Narben aufweisen,** dass also fast alle Menschen irgend einmal in ihrem Leben einen tuberkulösen

Herd in der Lunge hatten, jedoch von so geringer Ausdehnung, dass der betreffende Mensch nichts merkte, und der beginnende Krankheitsprozess im Keim erstickt wurde."

Hoppeler und Dürr zu den Ursachen der Tuberkulose: "Die Tuberkulose. Wer ist schuld daran?
Söhne und Töchter, welche heiraten, ohne völlig gesund zu sein.
Mütter, die von Ernährung, Pflege und Erziehung des Kindes nichts verstehen.
Väter, deren Verdienst ins Wirtshaus wandert, statt zum Bäcker und Milchmann.
Lehrer, die durch unsinnige Hausaufgaben dem Kinde Sonne und Bewegung rauben.
Wohlbeleibte Herren, deren Arbeiter dumpf wohnen und schmal essen müssen.
Halstuch, dickes Leibchen, heisse Zimmerluft und andere Verweichlichungsmittel.
Das geschlossene Fenster, das Stubenhocken, die Angst vor Regen und frischem Wind.
Das 'flotte feine Leben' mit Likör, Beefsteak und Havanna.
Der moderne Raubbau am Schlaf, an stiller Erholung und Sonntagsruhe.
... Alle diese Verheerungen kann aber der Tuberkelbazillus nur anrichten, wo er günstigen Nährboden findet, d.h. wo die natürlichen Abwehrkräfte des Körpers nicht ausreichen, ihn zu vernichten. Anders ausgedrückt: **Zur Erkrankung an Tuberkulose genügt die bazilläre Ansteckung allein nicht, es braucht auch noch eine besondere Disposition des betroffenen Organismus**. Demnach besteht der Kampf gegen die Tuberkulose in folgenden Faktoren:
... Erhöhen der körperlichen Widerstandskraft (Licht, Luft, Bewegung, genügend Schlaf, richtige Ernährung und Bekleidung, Abhärtung usf)."

Es ist interessant, mit welch starken Worten Hoppeler und Dürr die Ursachen für die Anfälligkeit gegen Tuberkulose schildern. Hätte man nicht die moderne Lebensweise angenommen wäre die Verhütung von Krankheit bei Mensch und Tier wohl wirklich nicht schwierig gewesen!

Weiter erklären Hoppeler und Dürr: "Dem Einatmen von Tuberkelbazillen können wir nie völlig entrinnen, deshalb ist zur Vermeidung von Tuberkulose der zweite Faktor, eine sorgfältige Gesundheitspflege, die Hauptsache! Zwar wissen wir wohl, dass oft auch die gewissenhafteste Gesundheitspflege den Ausbruch einer Tuberkulose nicht zu verhindern vermag, sei es wegen der Schwere der erblichen Belastung, sei es wegen beruflicher oder anderer Strapazen und Schädigungen, denen auszuweichen nicht möglich war. Sicher aber besteht die Tatsache, dass manche erbliche Belastung nie zur Auswirkung gelangen würde, wenn nicht allerlei Verstösse in der Lebensweise ihr zu Hilfe kämen . . .

Über das Heilen von Tuberkulose schreiben sie zur Sonnenbehandlung: " . . . wie sie vor allem von Dr. Rollier in Leysin eingeführt wurde, mit geradezu wunderbaren Erfolgen. Das Hochgebirge ermöglicht infolge seiner dünnen Luft die intensivste Bestrahlung und dadurch die besten Resultate. Aber auch im Tiefland und in mittlerer Höhenlage lassen sich durch konsequente Ausnützung jedes Sonnenstrahles gute Erfolge erzielen . . . "

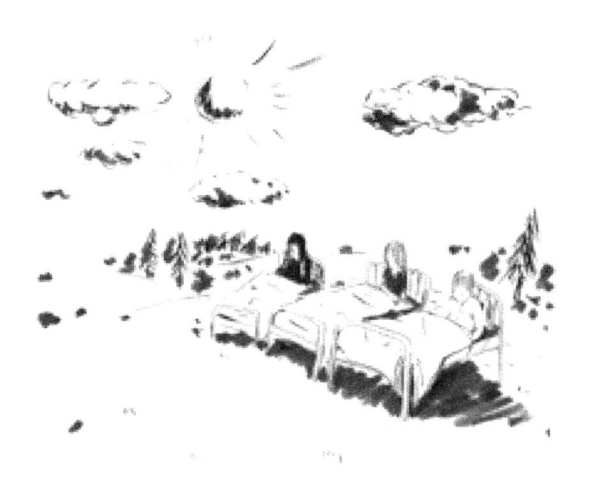

Viele Forscher bestätigen, dass mit *naturgerechter, mineralreicher Ernährung und einer lebendiger Darmflora* tuberkulöse Bakterien wieder ausgeschieden werden. Krankheit wird so verhütet.

Ist es nicht interessant, dass unbehandelte Milch und die Sonne gute Quellen für natürliches Vitamin D sind?

Im Kochbuch
'Das Meisterwerk der Küche'

von Frieda Nietlisbach, das 1930 in dritter Auflage erschien, wird erklärt, dass frische Rohmilch das wertvollste Nahrungsmittel sei, weil sie keine Reize auslöse. "Sie schont die Organe und bedingt dadurch eine lange Lebensdauer. Da Milch keine Harnsäure bildet, ist sie die sicherste Vorsichtsmassregel gegen Gicht, beeinflusst sehr günstig die Schilddrüse, Nieren und Leber. **Die beste rohe Milch bekommt man von Kühen, die stets auf der Weide sind.** Auf Nervöse wirkt eine Frühlingskur von roher Milch ganz ausgezeichnet."

Zur Buttermilch steht (S. 490): "Der Nährwert und die Bedeutung der Buttermilch für das Fördern und Erhalten der Gesundheit wird immer noch nicht genug gewürdigt. Bei Verdauungsstörungen der Kinder wirkt Buttermilch ungemein günstig durch Mangel an Fett und infolge des Vorhandenseins von Milchsäure. Beim Buttern scheidet sich nämlich ein phosphorsaures Salz—das Lecithin—aus und geht in die Buttermilch über, so dass diese daran um das Doppelte reicher ist als gewöhnliche Milch. Wenn das Lecithin in der Buttermilch seinen segensreichen Einfluss möglich kräftig ausüben soll, muss diese frisch genossen und nicht etwa vorher gekocht werden. Für Kinder die an Verdauungsstörungen leiden, kann es kein besseres Heilmittel geben als den Genuss von frischer Buttermilch, die zudem noch auf die Nervenzellen und auf die Knochenbildung günstig einwirkt."

Erfahrungen eines deutschen Arztes

In seinem Buch *Gestaltwandel des Krankheitsgeschehens, Abnahme der Infektionskrankheiten, Zunahme der Stoffwechselkrankheiten* von 1964 hält auch der deutsche Arzt Joseph Evers fest, dass Rohmilch ein aussergewöhnlich wertvolles Nahrungsmittel ist: "Milch, das einzige Nahrungsmittel, von dem der Mensch eine Zeitlang allein leben kann, im ersten Halbjahr seines Lebens. Die Milch muss alles enthalten, was zu seinem Aufbau—zum mindesten während dieser Zeit—notwendig ist. Daher kommt es denn auch, dass die Milch das jenige Nahrungsmittel ist, mit dem man am besten Fehler in der übrigen Ernährung wiedergutmachen kann, natürlich nur in **rohem** Zustande. Infolge ihres hohen Lecithin-Gehaltes, der 10mal so hoch ist wie derjenige an Cholesterin, ist die rohe Milch, ganz abgesehen von vielen anderen antisklerotischen Eigenschaften, das beste Mittel gegen Arteriosklerose. Ihr Reichtum an Methionin verhindert Leberverfettung. Das Milcheiweiss verfällt im Darm nicht der Fäulnis. Die verschiedenen wertvollen Mineralsalze sind gut für die Knochen—und Zahnbildung. An fettlöslichen Vitaminen enthält sie A, D, E und K; ausserdem die Vitamine C, B_1, B_2, und B_{12}. Welches Nahrungsmittel kann sich einer solchen Menge wertvollster Eigenschaften rühmen! Milch und Milchprodukte, wie Quark, Sahne und Butter, stehen bei weitem an der Spitze unserer Volksnahrungsmittel. Es sollte deshalb jeder Mensch, insbesondere der ältere Mensch, täglich wenigstens 1/2 Liter rohe Milch trinken, besser wäre 1 Liter.

Weiter weist er **auf die Wichtigkeit der natürlichen Fütterung der Tiere und speziell auf den Weidegang hin:** " . . . die natürliche Fütterung der Kühe ist von grosser Bedeutung. also sommertags Weidegang, wintertags Heu, Rüben, Haferstroh und Körnerfrüchte" (Hafer und Gerste). Er empfiehlt s. Mössners lesenswerte Arbeit, *Viehfutter—Milch—Kind*. Zur Silomilch als Säuglingsnahrung schreibt Mössner: "Silomilch lehne ich im Allgemeinen streng ab . . . Frische Silomilch ist im Aussehen, Geruch und Geschmack von anderer Milch nicht zu unterscheiden. Eine über 24 Stunden alte Silomilch schmeckt abscheulich und riecht oft wie Jauche."

Mössner: Viehfutter-Milch-Kind (Münch. med. Wschr. 1055, 39.

Hinsichtlich der Infektionsgefahr durch Milchgenuss beschuldigt Evers die Molkereimilch, also nicht jene aus dem Direktverkauf ab Hof! "Der Personenkreis würde verhältnismässig klein sein und die Infektionsquelle sofort entdeckt.—Als wir noch Trinkmilch aus nicht Tbc-freien Beständen bekamen, konnte ich anhand von vielen Untersuchungen führender Veterinär-Mediziner über den Tbc-Gehalt der im Handel befindlichen, pasteurisierten Molkereimilch und über den Tbc-Gehalt der Milch von vielen Millionen Kühen feststellen, dass **die Möglichkeit der Infektion mit Tbc-Bazillen durch den Genuss von Molkereimilch trotz ihrer Pasteurisierung ca. 88-mal grösser war als die Möglichkeit der Infektion durch den Genuss von Rohmilch direkt von der Kuh ohne Pasteurisierung!** So etwas hat man natürlich nirgendwo gelesen. Ursache: Vor dem Tbc-Tilgungsverfahren schied aufgrund der Untersuchungen an 11 Millionen Kühen in Deutschland von rund 1200 Milchkühe nur 1 Kuh Tbc-Bazillen mit der Milch aus. Im hiesigen westfälischen Raum waren es sogar von rund 1500 Milchkühen nur eine Kuh. Die Molkerei ist und bleibt nun aber ein Sammelbetrieb, bei dem eine einzige Kuh, ein einziger dreckiger Bauer oder eine sonstige Quelle die gesamte Milch von Tausenden von Kühen verseucht. **Und bei der üblichen Pasteurisierung (Kurzzeiterhitzung bei 71 bis 74° C) werden niemals sämtliche Bakterien abgetötet.** Das haben Probe-Untersuchungen immer wieder ergeben. Eine wirkliche Bakterienfreiheit können wir nur durch Kochen der Milch erzielen. Ist nicht genau dies der Grund, weshalb die Industrie zur Ultrapasteurisierung überging?"

In starken Worten erklärt Evers in seinem Buch: "Ferner ist das Tbc-Tilgungsverfahren so weit vorangetrieben, dass uns Ende 1959 schon 4-mal so viel Trinkmilch aus anerkannt Tbc-freien Ställen zur Verfügung stand, als getrunken wurde. Also wegen der Tbc-Gefahr brauchen wir keine Pasteurisierung der Trinkmilch mehr.—Ferner ist noch nicht eine einzige Krankheit, geschweige denn ein Todesfall an Bang, Galt, Maul—und Klauen-Seuche, Enteritis usw. infolge Rohmilch-Genusses bei Menschen festgestellt worden. (Natürlich sollen keine Cholera-, Typhus-, Pest-Bazillen darin sein, also Bazillen, die eine echte Epidemie beim Menschen auslösen können; das ist ja ganz klar.) Was bleibt dann noch von der Infektionsgefahr durch Rohmilchgenuss übrig? Gar nichts.

Trotzdem wird weiterhin pasteurisiert. **Eine Erkrankung durch Infektion infolge Rohmilchgenusses habe ich aber nicht ein einziges Mal erlebt!**

Übrigens werden nach den Untersuchungen von Rolle und Kalisch "bei gesunden Menschen und Tieren mit normalen Colikeimen die aufgenommenen Tuberkulosebakterien in kurzer Zeit wieder ausgeschieden."

Rolle u. Kalisch: Über das Vorkommen der Tuberkulosebakterien im Darmkanal unter Berücksichtigung der Fütterungstuberkulose (Zschr. Hyg. 138 (1953):1.

Evers: "Dasselbe scheint für fast alle Bakterien zu gelten. Also gesunde Darmverhältnisse sind wichtiger als alles Geschrei über die Infektionsgefahr. **Es ist deshalb unverantwortlich, unserem Volk die rohe Milch durch Milchmarktordnung und Pasteurisierungszwang vorzuenthalten.**"

Evers erläutert, wie schwierig es für seine Patienten ist, an rohe Milch zu kommen: "Kein Mensch kann heute bei uns an rohe Milch herankommen, wenn er nicht selbst eine Kuh oder Ziege im Stall stehen hat. Selbst der kleine Säugling bekommt nach dem Abstillen keine rohe Milch mehr, obwohl seine Gesundheit davon abhängt . . . Die Angelegenheit muss erst vom Ernährungsministerium genehmigt werden! Der Säugling ist inzwischen tot . . . . "

Evers schreibt von unzähligen Patienten und deren Kinder, denen er zu sauberer Rohmilch riet, ohne dass je jemand krank davon wurde.

Hinsichtlich des hohen Werts der rohen Milch weist Evers auch auf Forschungsergebnisse von F. Ihlow hin, die im Buch *Die Rohkost und ihre Bedeutung für Therapie und Gesundheits-Vorsorge* des Arztes Karl Kötschau erwähnt sind: "Danach ist es unglaublich, was alles in der Milch durch Erhitzen zerstört wird, und wie wichtig es ist, dass rohe, unpasteurisierte Milch ausreichend zur Verfügung steht."

(Karl Kötschau: *Die Rohkost und ihre Bedeutung für Therapie und Gesundheits-Vorsorge.* Dresden und Leipzig 1958. Verlag Theodor Steinkopff.)

Evers: "Natürlich können und wollen wir nicht unter unseren heutigen Verhältnissen die Molkereien abschaffen. Sie sind im Hinblick auf die heutigen städtischen Verhältnisse unbedingt

notwendig. Auch dienen sie dem Ausgleich zwischen den Zeiten der Milchschwemme sommertags und Milchknappheit wintertags. Ebenfalls ist die Verarbeitung der Milch zu Butter, Sahne und Käse Aufgabe der Molkereien. **Aber es lassen sich Wege finden, die rohe Milch nicht zu denaturieren und doch dem Wohl des Bauern, der Molkereien und des Verbrauchers zu dienen."**
Gestaltwandel des Krankheitsgeschehens, Dr. J. Evers, S. 122, 126, 128, 129.)

Was aus Evers Ausführungen deutlich wird: Es ist für unser eigenes Wohlbefinden und unsere Gesundheit überaus wichtig, Nahrung im natürlichsten Zustand zu konsumieren; jede ihrer Veränderungen richtet Schaden an.

> "No therapy or drug known to modern medical science can rebuild tissue that has been damaged by disease or trauma. Food alone can accomplish this feat. It is for this reason, that nutrition is an indispensable weapon against disease."
> ~*Dr. Bernard Jensen* (1908-2001)

(Keine Therapie und kein Medikament der modernen medizinischen Wissenschaft können Gewebe, das durch Krankheit oder Unfall verletzt wurde, wieder aufbauen. Nur die Nahrung kann dies vollbringen. Aus diesem Grund ist Nahrung eine unentbehrliche Waffe gegen Krankheit.)

Das goldene Buch der Gesundheit und Medizin

Ein Ausschnitt aus diesem Ratgeber zum Stichwort 'Tuberkulose:'
"Tuberkulose: Eine akut oder chronisch verlaufende Infektionskrankheit, die vor allem die Lungen befällt, aber auch viele andere Organe, die Schleimhäute und Knochen . . . Der Verlauf der Krankheit hängt wesentlich ab von der **Widerstandsfähigkeit und Abwehrbereitschaft** des Körpers. Die erste Berührung mit dem Erreger findet gewöhnlich im Kindesalter statt und führt zur Bildung des sog. Primärkomplexes in der Lunge. Diese Infektion verläuft zunächst unbemerkt. Die eingedrungenen

Bazillen werden vernichtet oder von einem entzündlichen Infiltrat eingemauert, das dann bindegewebig verhärtet oder verkalkt . . . "

(Das goldene Buch der Gesundheit und Medizin, 1974, Delphin Verlag, Stuttgart und Zürich. Dr. med. Ingrid Barley, Dr. med. R. Boehnke, Dr. med. Albert Braun, Dr. med. C. W. Frost, Dr. med. Hubert Göbel, Dr. med. Haas, Dr. med. Herbert Haltmeier, Dr. med. Henning Graf von Hardenberg, Dr. med. Rolf Heister, Dr. med. Arthur Horovitz, Dr. med. Alfred Josef, Dr. med. Eicke-Albrecht Noak, Marlies Rietmann, Dr. med. Rudolf Thiessen.)

Das Lexikon der Medizin

Hier lautet die Definition von Tuberkulose:

"Tuberkulose: Infektion durch das 1882 von Robert Koch entdeckte Bakterium (Mycobacterium Tuberculosis). Krankheit, die in jedem Organ vorkommt.—Dieser 'Bacillus Koch' übertrifft die anderen Erreger durch eine besondere Widerstandsfähigkeit gegen alle Austrocknungsmomente, daher bleibt er im Staub des Zimmers und der Strasse ansteckungsfähig (man infiziert sich also laufend, ohne vielleicht je mit offener Tuberkulose in Berührung zu kommen). Sie wird vorwiegend eingeatmet; dass sie gegessen und getrunken wird (Typus bovinus mit der Milch perlsüchtiger Kühe), ist nicht so häufig. Allerdings dienen auch kariöse (faule) Zähne als Tür. Stets treten am Orte des Eindringens kleine Entzündungen auf Lungenbläschen, deren Schicksal durch die Abwehrlage bestimmt wird. Ist diese nach einer Krankheit oder bei mangelhafter Ernährung oder nach einem verwirrenden Erlebnis schlecht, so vermögen die im Körper entwickelten Gegenkörper das Gleichgewicht nicht zu halten . . . In der Mehrzahl der Fälle aber gelingt es dem Körper, bereits der Erstinfektion Herr zu werden: es kommt an der Eintrittspforte des Erregers zu einer produktiven Tuberkulose, die ihn mit mehrfachem Gürtel weisser Blutzellen und gewucherten Bindegewebes einkreist, das Knötchen, von der Grösse eines Hirsekorns, das der Krankheit den Namen geliefert hat (erste Beobachtung durch den Holländer Silvius 1650, Name erst 1832 durch Schoenlein). Die Bakterien enthaltende Tuberkel kann im Laufe der Zeit so radikal verkalken, dass der Herd restlos verschwindet—die günstigste Form des Verlaufes."

Das Lexikon der Medizin, Lingen Verlag Köln, 1988. Nach den modernen medizinischen Erkenntnissen erstellt von Dr. med. Andrea Karrenberg, Dr. med. Sören Risse und Helmut Orzekowsky.

Volkskrankheiten—Behandlung und Verhütung

In diesem Werk steht über die Tuberkulose:
"Die Tuberkulose ist nicht erblich . . . Jeder, der die Schwindsucht bekommt, hat die Schuld sich selbst und seiner Umgebung, nicht aber seinen Vorfahren zuzuschreiben, da die Tuberkulose nicht erblich ist. Es ist wahr, dass jemand gewisse Schwächen ererben kann, die ihn für die Krankheit empfänglich machen; **er kann diese schwachen Seiten aber so entwickeln und kräftigen, dass sie seine starken Seiten werden.** Der Fehler liegt nicht so sehr in dem Erbe schwacher Lungen von schwindsüchtigen Eltern, als vielmehr darin, dass man den falschen Lebensgewohnheiten der Eltern folgte."

" . . . ausserhalb des Körpers können die Keime unter günstigen Bedingungen drei bis vier Monate leben. Sie sterben aber in wenigen Stunden, wenn sie unmittelbar dem Sonnenlicht ausgesetzt werden. Bei gewöhnlichem Tageslicht leben sie noch fünf bis sieben Tage. In einem gewöhnlichen Zimmer behalten sie, wenn auch geschwächt, ihre Ansteckungsfähigkeit zweieinhalb Monate."

Volkskrankheiten—Behandlung und Verhütung. Durchgesehen von Dr. med. Erich Meyer, Berlin-Zehlendorf, Advent-Verlag, Hamburg 53 Tsd., 1923, S. 36, 37.

Der Pathologe Thomas Dormandy schreibt über das Aufkommen der Tuberkulose:
"Als vor etwa hundert Jahren die Milchpasteurisation in den Vereinigten Staaten als Lösung gegen das 'Milchproblem' eingeführt wurde und Verbreitung fand, war die Tuberkulose ein grosser Killer in der modernen Welt. Zwar wurden charakteristische Wunden von TB schon bei den ägyptischen Mumien gefunden und auch von

Hippocrates im Jahr 400 v. Chr. geschildert; doch die Krankheit explodierte erst im 19. Jahrhundert, als die Industrie erstarkte und Armut herrschte. Überbevölkerte Städte und eine armselige Ernährung waren Faktoren, die zur Anfälligkeit der Menschen beitrugen."

Dormandy, Thomas. *The White Death* (Der Weisse Tod), New York University Press, New York, 2000.

> "London als überbevölkerte, schmutzige Stadt erwies sich im 19. Jahrhundert als optimales Milieu für die Ansteckung vieler Menschen mit Tuberkulose."
>
> Elliot T. Ryser PhD of Michigan University. Applied Diary Microbiology.

Seuchen: aussergewöhnliche Geschichten zu den tödlichsten Killern

Die Medizinhistorikerin Mary Dobson beschreibt in ihrem Buch *Disease* die meist gefürchteten Krankheiten der Menschheit. Zur Tuberkulose schreibt sie unter anderem, dass Robert Koch den Tuberkelbazillus als Ursache der Tuberkulose identifizierte. Louis Pasteur entdeckte 1882, dass das Erhitzen der Milch die Kinder vor Tuberkulose schützen kann. Diese Entdeckung wurde überall mit grosser Freude verbreitet; die Pasteurisation versprach die Lösung des Problems der Tuberkulose. Aber dies war eine Illusion: Die Krankheit wurde erst in den 1940er-Jahren durch Antibiotika unter Kontrolle gebracht; viele Menschen starben jedoch weiterhin an Tuberkulose.

(*Disease, The Extraordinary Stories Behind History's Deadliest Killers*, Mary Dobson, St. John's College, Cambridge 2007.)

1901 gab Koch bekannt, dass eine längere Reihe von Experimenten den Beweis erbracht hätte, dass die Tuberkelbazillen des Menschen und des Rindes weder identisch noch übertragbar seien: "Der Mensch ist immun gegen die Infektion durch Rinderbazillen," schrieb er. "Die Tuberkulose des Menschen unterscheidet sich von der Tuberkulose der Rinder und kann nicht auf das Vieh übertragen werden." Vier Jahre darauf erhielt Dr.

Koch den Nobelpreis für diese Erkenntnisse. Aber jene, die die Pasteurisation befürworteten, bestritten Kochs Ergebnisse. 1904 wurde in England die *Royal Commission* für Tuberkulose gegründet. Die Kommission erklärte, dass Kochs Ansichten falsch seien. Die Tuberkulose der Tiere und Menschen sei dieselbe Krankheit, und die verursachenden Erreger seien verschiedene Ausprägungen der gleichen Spezies. Die Aussagen der Kommission waren vage: " . . . es ist nicht möglich, dies gegenwärtig zu sagen." Kochs gegenteiliger Beweis wurde nicht beachtet, auch dann nicht, als die Verbreitung der Tuberkulose bei Kindern weiter stark anstieg!
    Thomson, James C., *Pasteurized Milk. A National Menace: A Plea for Cleanliness.* In *The Kingston Chronicle,* Edinburgh, 1943.

    Heute ist die Richtigkeit von Kochs Aussagen anerkannt. Die verschiedenen Arten der Tuberkulose entstehen durch verschiedene Spezies der Gattung Mycobacterium, einschliesslich der Tuberkulose beim Menschen, der Rinder-Tuberkulose und der Vogelgrippe. Die Tuberkulose des Menschen wird hauptsächlich über die Luft übertragen; sie kann durch die rohe Milch übertragen werden, wenn ein tuberkulöser Milchhändler in die Milch hustet oder die Kuh von Hand gemolken hat.
    Haynes, N. Bruce. *Keeping Livestock Healthy, a Veterinary Guide,* Storey Communications, Pownal, Vermont, 1985, S. 174-175. Elliot T. Ryser, Applied Diary Microbiology.
    In seiner Monografie von 1947 *Pasteurized Milk, A National Menace: A Plea for Cleanliness* (Pasteurisierte Milch: Eine nationale Bedrohung. Ein Plädoyer für Reinlichkeit) schildert der Historiker und Journalist James C. Thomson die Situation in England: **"Es wurde uns gesagt, dass rohe Milch die Ursache der Rinder-Tuberkulose bei Kindern sei und dass die Pasteurisation als Vorbeugung diene. Wäre dies wahr, würde die sogenannte Rinder-Tuberkulose auch in den Dörfern auftreten, in denen nur rohe Milch konsumiert wird, und sie würde in den Städten, wo die Milch pasteurisiert ist, nicht vorkommen. Der springende Punkt ist, dass die Situation gerade umgekehrt ist."**
    Thomson zitierte den Chemiker Henry E. Armstrong aus einem Beitrag im *Journal of the Royal Society of Arts* vom 19. September 1919: "Es kann sein, dass der Nährwert der Nahrung (durch die

Pasteurisation) so vermindert wird, dass daraus Effekte entstehen, die das System besonders empfänglich für eine Infektion durch Tuberkulose machen. In der sterilisierten Milch sind zudem die Laktobazillen abgetötet, was das Wachstum von Fäulnisbakterien sehr begünstigt. Sie ist dann eine der Hauptursachen für Durchfälle bei Kleinkindern."

Thomson wies darauf hin, dass, als damals (1943) in London 90 Prozent der Milch im pasteurisierten Zustand konsumiert wurde, eine starke Zunahme der Lungentuberkulose und der anderen Tuberkulose-Art verzeichnet wurde. Letztere nannte man üblicherweise Rinder-Tuberkulose, die historisch auf den Konsum von Rohmilch zurückgeführt wurde.

1933 machte William Savage, der von Dr. Elliot T. Ryser in seinem Buch *Applied Dairy Microbiology* als Autorität auf dem Gebiet der Tuberkulose bei Mensch und Rind zitiert wird, folgende Aussage im *British Medical Journal*: "Eine Kuh, die eine positive Reaktion auf den Tuberkulin-Test zeigt, aber keine klinischen Anzeichen einer Tuberkulose hat, ist für gewöhnlich ein gesundes Tier und eine gute Milchkuh. Kühe ohne klinische Anzeichen sind meistens bei bester Gesundheit, geben normale Milch und scheiden keine oder nur sehr selten Tuberkelbazillen aus."

(Savage, William. *Mitchell lecture on human tuberculosis of bovine origin. British Medical Journal,* 1933;2:905.)

Thomson berichtete von 4000 Bauern, die in der Hauptstadt des Staates Iowa gegen die Korruption protestierten, die aus den obligatorischen TB-Tests für Kühe entstanden war.

Im Jahr dieser Protestkundgebung wurde eine Farmerstochter aus Iowa, Marion E. Snydegaard, zum 'Gesündesten Mädchen in den Vereinigten Staaten' gekürt. Von 100 möglichen Punkten erzielte sie 99,7. In der Zwischenzeit ergab der Tuberkulin-Test, dass die sieben Kühe auf dem Hof der Snydegaards—deren Milch Marion täglich trank—tuberkulös waren. Marion war das Aufmacherthema in den Medien, aber es wurde nicht erwähnt, dass sie Milch von tuberkulösen Kühen trank!

Es war nicht die Pasteurisation, die die Verbreitung der Tuberkulose beim Menschen praktisch eindämmte, sondern die Einführung von modernen, geschlossenen Melkmaschinensystemen Anfang der 1920-Jahre.

(*The Untold Story of Milk*, Ron Schmid, ND, 2003, 2009/ NewTrends Publishing, Inc. Washington, DC.

Die Ansichten des Naturdoktors

Der Schweizer Heilpraktiker Dr. h.c. Alfred Vogel schreibt in seinem Standardwerk 'Der kleine Doktor' (zitiert aus der englischen Version *The Nature Doctor* von 1991): "Sei sicher, gesunde Milch zu bekommen, ob Kuh—oder Schafmilch." Er bedauert: *"Leider ist Milch nicht immer zu hundert Prozent sauber.* **Vielerorts sind Kühe an Tuberkulose erkrankt, und wenn man sieht, wie diese Tiere in Gefängnis-ähnlichen Ställen eingeschlossen sind, überrascht es nicht, dass sie krank werden."**

Er weist darauf hin, dass "gute und saubere Milch nur von Kühen kommen kann, die weiden dürfen und in natürlichen, gesunden Verhältnissen leben können. Hat man Milch von freilaufenden Tieren, hat man die beste Milch für kleine Kinder."

Auch Vogel hält fest, dass Milch schon immer als Heilmittel angesehen wurde, dessen Mineralien leicht aufgenommen werden können: "Milch ist eine vollkommene Nahrung und enthält alle lebenswichtigen Nährstoffe, die Leben erhalten. Saubere und echte Milch ist eine wertvolle Nahrung für heranwachsende Kinder, muss aber frei von Unreinheiten und Krankheitserregern sein, die sie enthalten kann, wenn Tiere in armseligen unhygienischen Bedingungen gehalten werden. **Die Qualität und biologischen Werte der Milch hängen von der Fütterung der Tiere ab.** Es gibt Bauern, die zu viel Kraftfutter geben oder viel künstlichen Dünger für ihre Felder brauchen. Die Milch von derartig gehaltenen Kühen ist nicht zu 100 Prozent sauber; der Verbraucher sollte sie kochen. **Aber es gibt auch Höfe, auf denen die Kühe weiden dürfen und wie in den Bergen freien Auslauf haben!** Die Milch solcher Kühe kann ohne besondere Sicherheitsvorkehrungen genossen werden. **Diese Milch, die gesundes Eiweiss und Fett enthält, kann ohne Risiko getrunken werden. Unbehandelte Milch ist lebenswichtig für gutes Wachstum und gute Gesundheit."**

Vogel sagt an mehreren Stellen in seinem Buch, dass Milch in der Schweiz zwar beliebt sei, aber viel zu wenig davon getrunken werde! (S. 102, 448, 449, 472, 473, 536, 537.)

Tuberkulose von Kühen?

Der Naturheilkundler Ron Schmid wirft in seinem 2003 erschienenen Buch *The Untold Story of Milk* (Die verschwiegene Geschichte der Milch) zwei Fragen zur möglichen Verbindung der Tuberkulose bei Kühen und Menschen auf. Erstens: In welchem Ausmass kann der Bazillus der Rinder-Tuberkulose direkt auf die Milch übergehen? Zweitens: Falls eine Ansteckung stattfindet, kann der Bazillus beim Menschen Tuberkulose hervorrufen? Die Antwort auf beiden Fragen lautet: Nur in ganz wenigen Fällen, wenn überhaupt! Er erklärt, dass Bazillen aufgrund einer Verletzung des Euters auf die Milch übertragen werden könnten, was aber nur geschieht, wenn sich die Krankheit beim Tier deutlich manifestiert hat. Der Erreger kann die Milch auch über den Mist einer tuberkulösen Kuh mit Lungenverletzungen verseuchen (Die Kuh schluckt ihren verschleimten Speichel, und die Bazillen gelangen so in ihren Kot; dieser kann die Milch verseuchen, wenn beim Melken die Hygiene vernachlässigt wird). **Eine derartige Verseuchung der Milch war üblich in Zeiten der Molkerei-Brennereien; man kann davon ausgehen, dass sie immer überall dort auftritt, wo Kühe in schlechten Verhältnissen gehalten werden.** Es ist historisch belegt, dass die Verbreitung der Tuberkulose über die Rohmilch nur dann statt gefunden hat, wenn tuberkulöse Melker oder Tierbetreuer in Kontakt mit der Milch kamen. Dies kann—oder aber auch nicht—Tuberkulose beim Menschen auslösen; die Beweise dafür sind widersprüchlich.

Wenn Tiere auf den Tuberkulin-Test reagieren, bedeutet dies nicht unbedingt, dass sie krank sind.

Diese Schlussfolgerungen sowie die Tatsache, dass heute nur sehr selten eine Milchkuh positiv auf Tuberkulose getestet wird, machen mehr als deutlich, dass das Risiko einer Ansteckung mit Tuberkulose über Rohmilch—schon gar nicht, wenn sie hygienisch einwandfrei behandelt wird—verschwindend gering ist.

Es ist wichtig anzumerken, dass sich in den Jahren nach Kochs und Pasteurs Entdeckung bedeutende konventionelle Möglichkeiten der Milchverarbeitung eröffneten.

Ein Drittel der Weltbevölkerung ist mit Tuberkulose infiziert

In einer Studie, die 1999 im *Journal of the American Medical Association* (282:677-686) erschienen ist, steht: *"Fast ein Drittel der Weltbevölkerung ist mit dem Bakterium infiziert, aus dem sich Tuberkulose entwickelt. 1997 betrug die Anzahl neu erkrankter Menschen 7,96 Millionen. Südostasien zählt zu den Regionen mit der höchsten Anzahl von Tuberkulösen."* Die Studie nennt Schätzungen, denen zufolge in den 212 Ländern, die von der Weltgesundheitsorganisation (WHO) überwacht werden, 1,86 Milliarden Menschen oder 32 Prozent der Weltbevölkerung Träger des Bazillus sind. Die Studie zeigt, dass sich die Menschen oftmals nicht bewusst sind, Träger von TB zu sein, weil der Körper natürlich reagiert und die Infektion heilen kann. Die Krankheit kann aber wieder aktiv werden, wenn das Immunsystem geschwächt oder die Person unterernährt ist.

Im *Merck Manual of Medical Information* und im *Consumer Drug Reference* (Referenzbücher für jedes hergestellte Medikament) lässt sich nachlesen, dass die Nebenwirkungen vieler Medikamente Tuberkulose hervorrufen können.

Wie man Tuberkulose ohne Medikamente erfolgreich behandeln kann

Zwei neuere Studien belegen die erfolgreiche Vorbeugung und Behandlung der Tuberkulose.

Die erste Studie zeigt auf, dass Vitamin D ein Schlüsselelement im Molekularmechanismus des Körpers zur Abwehr von Tuberkulose ist. Die weissen Blutzellen wandeln das Vitamin D in eine aktive Form um, mit deren Hilfe der Körper ein Eiweiss produziert, das die Tuberkulose-Bakterien abtötet.

In der zweiten Studie verglichen indonesische Wissenschaftler während neun Monaten den Effekt von Vitamin D und einem Placebo bei knapp siebzig tuberkulösen Patienten. Die tägliche Behandlung der tuberkulösen Patienten mit 10 000 Einheiten von Vitamin D (Zum Vergleich: In der konventionellen Medizin werden normalerweise täglich 400 Einheiten verschrieben.) brachte eine hundertprozentige Heilung.

(*Science,* February 23, 2006; *Acta Med Indones,* January-March 2006, 38(1):3-5; *Forbes.com,* February 23, 2006.)

An dieser Stelle muss die Wichtigkeit von Luft und Sonne für Mensch und Tier erwähnt werden! Hand in Hand damit geht die Stärkung des Immunsystems mit naturgerechter Nahrung. Ein gewichtiger Grund für ein schwaches Abwehrsystem liegt in der Ernährung: Die modernen Essgewohnheiten gehen oftmals schon auf unsere Gross—und Urgrosseltern zurück, sie verursachen Unterernährung, bringen den Körper aus dem Gleichgewicht und unterdrücken die natürliche Immunität, wodurch Mensch und Tier anfälliger für Krankheiten wie die Tuberkulose werden!

Das natürliche Vitamin D ist fettlöslich und kommt nur im Fettanteil der Milch von geweideten Tieren vor, also in der Vollmilch und ihren Produkten wie Vollfettkäse, Sahne, Jogurt, Quark und Kefir. Eingesperrte Tiere verfügen nicht über Vitamin D, weil sie nicht an der Sonne sind. (Aus diesem Grund wird in den USA synthetisches Vitamin D der Milch beigefügt). Natürlich geht man am besten im Sommer an die Sonne.

Mit TB-Bakterien verseuchte pasteurisierte Milch

Aus Forschungen in Grossbritannien geht hervor, dass etwa 10 Prozent der Milch mit einer Form des Tuberkelbazillus verseucht sind. Diese Verseuchung fand statt, nachdem die Milchindustrie den Milchproduzenten vorgeschrieben hatte, die Milch 10 bis 15 Sekunden länger der Blitzpasteurisation auszusetzen.

Das Bakterium, genannt mycobacterium avium paratuberculosis (MAP), ist nicht die Ursache der Tuberkulose bei Menschen, aber es gibt immer mehr Beweise für eine Verbindung zur

Crohn-Krankheit (Morbus Crohn), einer chronisch-entzündlichen Darmerkrankung.

In Grossbritannien leiden etwa 100 000 Menschen an Morbus Crohn; die Anzahl der Erkrankungen ist steigend.

Morbus Crohn verursacht Erbrechen, Durchfall und Gewichtsverlust. Manchmal müssen die geschädigten Darmabschnitte entfernt werden.

Professor John Hermon-Taylor, Leiter der Chirurgie an der St. George's Hospital Medical School in London, ist ein Experte auf diesem Gebiet. Er erklärt: "Da besteht kein Zweifel, was eine Verbindung angeht. Dieses Bakterium ist die Ursache für Morbus Crohn bei genetisch anfälligen Personen."

(*The Sunday Times of London*, August 6, 2000. Google-Recherche zu Professor Taylor und Morbus Crohn)

Schützt gesunde Rohmilch gegen Tuberkulose?

Aus der Geschichte ist deutlich ersichtlich, dass natürlich produzierte Rohmilch nie die Gefahr einer Ansteckung mit Tuberkulose barg.

Die neuzeitliche Stallhaltung ohne regelmässigen Weidegang und mit säureproduzierender Fütterung sowie, parallel dazu, die moderne, das Immunsystem schwächende Lebensweise des Menschen (Ernährung mit Zucker, Weissmehl, Konservennahrung, übermässigem Kaffeekonsum usw.) erhöhten die Anfälligkeit für Tuberkulose bei vielen Menschen. Es starben viel mehr Menschen an Tuberkulose als an jeder anderen Krankheit! (Schweizer Statistik für Krankheiten 1876-1991)

Die Erreger der Tuberkulose fühlen sich in einem sauren Medium (Umgebung) wohl und können sich dort schnell vermehren. Im ersten Teil dieses Buches ist die Arbeit von Dr. Price im Lötschental erwähnt. In diesen abgelegenen Tälern und Alpen, wo die Milch zur Heilung angepriesen wurde, war die Hygiene mit Wasser, Seife oder antibakteriellen Mitteln sicher kaum die Regel! Man kann sich gut vorstellen, wie für Tausende von Jahren gemolken wurde! Wie und warum konnte diese Milch ohne die heute übliche Hygiene, geniessbar oder sogar gesund sein? Warum gab es in primitiven, isolierten Gegenden auf der Welt keine grossen und wiederholten Ausbrüche von Tuberkulose? Warum brach die Krankheit ausgerechnet an jenen Orten und zu jener Zeit aus, in der Stallhaltung, modernes Düngen und Fütterung mit ausgelaugten Abfällen eingeführt wurden? Wo liegt die Wahrheit in dieser verschleierten Geschichte?

In der Begleitpublikation zur Ausstellung im Lötschentaler Museum im Kanton Wallis mit dem Titel *Heilen und Helfen, Mensch und Gesundheit im alpinen Raum* von Waltraut Bellwald (1993) steht, dass die traditionelle Selbstversorgung und Vorratshaltung wie das harte Walliser Brot aus steingemahlenem Roggen, das Trockenfleisch, die selbstgemachten Suppen und natürlich die Milchprodukte von den eigenen Tieren ersetzt wurden durch Teigwaren, Fertigsuppen, Schokolade, Weissbrot, Schachtelkäse, Zucker, Zuckertabletten und stark gezuckerten Kaffee! Dies waren genau die Speisen, denen Dr. Price eine zerstörerische Wirkung auf den Körper zuschrieb!

Bei schulpflichtigen Kindern war der Anstieg von Karies (und der damit verbundenen Krankheiten) in den 1950er-Jahren erschreckend; viele Zähne wurden deshalb gezogen! (Es ist erwähnt, dass sich die Situation in anderen abgelegenen Orten gut mit der Lage im Lötschental vergleichen lässt.)

Die zuvor erwähnten Experten jener Zeit hatten Kenntnis von den ausgezeichneten Werten der unbehandelten Milch. Sie kannten die Ursachen der Tuberkulose und tadelten die Vernachlässigung und falsche Fütterung der Tiere.

Siehe auch: Roos, Alfred: *Kulturzerfall und Zahnverderbnis. Eine neue Feldforschung im Hochtal Goms.* Bern, 1962.

Professor Kurt Wagener schreibt 1963: "Durch wissenschaftliche Untersuchungen war bewiesen, dass der notwendige Gesundheitsschutz für die Bevölkerung vor der Rindertuberkulose nicht durch Trinkmilchpasteurisierung gewährleistet werden konnte."

(Wagener, K., Die Tilgung der Rindertuberkulose in ihrer Bedeutung für Landwirtschaft und Veterinärmedizin, Dtsch. Tierärztl. Wschr. 1. 4., 1963, S. 174).

Untersuchungen von Prof. Dr. med. vet. Michael Rolle und Prof. Dr. med. vet. h. c. Johann Kalich zeigen, dass bei gesunden Menschen und Tieren, deren Dickdarm normale Coli-Keimen enthält, die aufgenommenen Tuberkulosebakterien in kurzer Zeit wieder ausgeschieden werden. Dies scheint für fast alle Bakterien zu gelten.

Rolle, M. und Kalich, J.: *Über das Vorkommen der Tuberkulosebakterien im Darmkanal unter Berücksichtigung der Fütterungstuberkulose (Zschr. Hyg. 138 (1953):1).*

Gesunde Darmbakterien sind unentbehrlich!

Das Verdecken durch die Pasteurisation

Hier Auszüge aus dem Buch *The Raw Truth About Milk. How Science Is Destroying Nature's Nearly Perfect Food And Why Raw Milk, Animal Protein And Animal Fat In Your Diet Can Save Your Life* (2007). (Die reine Wahrheit über die Milch. Wie die Wissenschaft die beinahe perfekte Nahrung zerstört, und weshalb Rohmilch, tierisches Eiweiss und Fett in der Ernährung dein Leben retten können. Früher publiziert als *The Milk Book*.) des Arztes William Campbell Douglass:

Douglass erklärt, dass die Milch in den USA während über zweihundert Jahren ein reines Produkt war. Er sagt jedoch auch, dass sie sicher manchmal verunreinigt war. **Aber dies war auch bei allem Anderen der Fall,** gibt er zu bedenken. Douglass schildert die Fütterung der Kühe im 19. Jahrhundert mit Abfall. Der Beauftragte des Gesundheitsdepartments des Staates New York, Dr. Herman E. Hillaboe, berichtete, dass Kühe in einer Umgebung aus Mist, Sumpf, Dreck und Staub gemolken wurden und dass dadurch die Milch, die das Volk trank, voller Krankheitserreger war. Dieselben Kessel, die auf den Höfen gebraucht wurden, um den Schweinen den 'slop' zu verfüttern, wurden auch benutzt, um dem Verbraucher die Milch abzugeben.

Douglass hält nicht viel von der Pasteurisation, die im Jahr 1895 anfing. Er schreibt, dass damit die unglückselige Entwicklung ihren Anfang nahm, der Sauberkeit in der Milchwirtschaft keine Beachtung zu schenken. Mit dem Erhitzen der Milch wurde die

Sauberkeit nicht mehr als wichtig erachtet. Die Bakterien in der Milch wurden einfach abgekocht, um die Keime zu zerstören, und die Milch wurde in dieser verfälschten Form verkauft! Milch ist ja seit damals unerhitzt im Handel; es ist also die Pasteurisation, die verhinderte, dass die Tuberkulose bei Kühen in den USA bis 1941 nicht gänzlich ausgerottet werden konnte. Hätten der United States Public Health Service (Behörde des US-Gesundheitsministerium) und die American Medical Association (amerikanische Ärztevereinigung) ihre Verantwortung wahrgenommen und die Bemühungen der Medizinischen Milch-Kommissionen für saubere Milch unterstützt, hätte die Tuberkulose bei amerikanischen Kühen Jahrzente früher eliminiert werden können.

Dr. Henry Coit, der Vater der zertifizierten Milch, erkannte klar, dass die Milch nur dann von bester Qualität ist, wenn sie direkt von der Kuh kommt und nicht wie bei der Pasteurisation erhitzt wird. Er plädierte dafür, dass ein Produkt naturbelassen sein und aus einer sauberen Umgebung kommen müsse, um optimal und nahrhaft zu sein.

Die Zertifizierung der Rohmilch durch medizinische Experten verminderte die milchbedingten Krankheitsprobleme rasch. **Sie hat den Beweis erbracht, dass die Behandlung der Milch durch Hitze wie bei der Pasteurisation völlig unnötig war.**

Douglass zitiert Carl W. Hall und G. Malcolm Trout, die in ihrem Buch *Milk Pasteurization* einräumen, dass "es aufgrund des tiefsitzenden Misstrauens gegenüber der Pasteurisation verwundert, dass dieser Prozess überhaupt erfolgreich eingeführt wurde." Die Pasteurisationsfanatiker waren jedoch entschlossen, Rohmilch vom Speisezettel zu entfernen. Sie zelebrierten die Pasteurisation wie eine Religion. Obschon die Medizinische Milchkommission zweifelsfrei bewiesen hatte, dass saubere und nicht erhitzte Milch, die Lösung des Milchproblems war, setzten sie ihren Propagandakrieg unerbittlich fort.

Douglass erwähnt, dass das Aufkochen oder Erhitzen der Milch keine Wirkung auf das Vorkommen der durch Milch verursachten Tuberkulose hat: "Man kann die Milch einer tuberkulösen Kuh gefahrlos trinken. Die Membrane der Blutzellen wirken als Barriere, die den Transport der Tuberkelbakterien in die Milch verhindern. Es waren tuberkulöse Melker, die die Milch durch ihren Husten verseuchten."

In den späten 1930er-Jahren wurde die Milchverarbeitung um den Klärungsprozess erweitert. Die Klärung beseitigt Schmutz, Mist, Eiter und andere Fremdstoffe, die aufgrund nachlässiger Herstellungsmethoden in die Milch gelangt sind.

Douglass zitiert Hall und Trout: "Das Zentrifugieren der Milch traf bei Beamten anfangs auf Skepsis: Sie hegten den Verdacht, dass dieser Prozess der Säuberung von verunreinigter Milch dienen würde."

Aber sie halten fest: "Forschungen zeigten, dass die Klärung bei homogenisierter Milch notwendig ist, um Ablagerungen von Leukozyten auch in keimfreier Milch zu verhüten."

Da der Durchschnittsleser wohl kaum weiss, was Leukozyten sind, erklärt Douglass: Leukozyten sind Eiter—ja richtig, einfach Eiter! Mit der Homogenisierung entwickelte sich eine ganz unerwünschte Situation. Die Leukozyten lagerten sich als gräuliche ölartige Rückstände auf dem Boden der Flasche ab. Milch mit Eiterrückständen kann nicht verkauft werden. Da fast alle Milch homogenisiert wurde, musste etwas gegen diese Rückstände unternommen werden: Der Klärungsprozess wurde eingeführt. Der Bodensatz, der durch die Klärung beseitigt wird, wird in der Milchindustrie Schleim genannt—was den Tatsachen entspricht. Ein anderer Prozess, 'vacuration' genannt, befreit verunreinigte Milch von unerwünschten Gerüchen.

Ein Grund für die Ansammlung von Eiter und anderen Schleimrückständen in der Milch ist die gegenwärtige Art des Transports zu den Verarbeitungszentren. Auch wenn die Milch täglich von den Bauernhöfen geholt wird: Sie wird in einem Tank zwischengelagert und nur dreimal in der Woche abgefüllt.

Sie kann also vier bis fünf Tage alt sein, wenn sie abgefüllt ist. (Das Datum auf der Verpackung ist vom Zeitpunkt der Abfüllung und nicht vom Zeitpunkt des Melkens an gerechnet.)

Eine detaillierte Untersuchung zur Hitzebehandlung der Milch offenbart, dass nicht nur eine einmalige Erhitzung stattfindet. Die Milch wird während der verschiedenen Verarbeitungsprozesse mehrfach erwärmt. In der Klärung kann die Milch bis auf 135 Grad Fahrenheit (57,2 Grad Celsius) erhitzt werden. Im Filterungsprozess wird sie auf etwa 100 Grad Fahrenheit (37,7 Grad Celsius) erwärmt. Im Bactofugationsprozess (Methode zur

Entfernung von Bakterien) wird sie auf 170 Grad Fahrenheit (76,6 Grad Celsius) erhitzt.

An dieser Stelle möchte ich hinsichtlich der Tuberkulose Erlebnisse aus meiner Jugend erzählen. In den 1960-Jahren wurde meinem Bruder ein Jahr lang der Eintritt in den Kindergarten verwehrt, weil er an einem schrecklichen, starken und hartnäckigem Husten litt. Unser Hausarzt führte viele Röntgenuntersuchungen durch und schrieb viele Rezepte, die keine Heilung brachten! Der zähe Husten hielt während einer langen Zeit an—eine schreckliche Erfahrung für ein junges Kind und seine Familie. Ich war damals ungefähr sieben Jahre alt: Dieser Husten klingt heute noch in meinen Ohren nach! Auch vergesse ich nie, wie meine Mutter jeden Tag pflichtgetreu für uns drei Kinder die Milch auf dem Küchenherd erhitzte. Wer vergisst schon den Geruch von gesottener Milch, die übergelaufen ist?

Mein Bruder war damals wohl der schwächste von uns dreien; viel Sonnenschein und saubere gesunde Frischmilch von geweideten Tieren hätten ihm sicher gut getan!

Erst 1977, als er Röntgenaufnahmen für seine Auswanderung nach Amerika machen lassen musste, wurden die Spuren seiner Krankheit entdeckt: Tuberkulose! Wie viele Menschen tranken erhitzte Milch und starben trotzdem an Tuberkulose?

Als Kind litt mein Bruder—ebenso wie meine Tochter, als ich ihr nach dem Abstillen pasteurisierte Milch gab—auch an schmerzhafter Verstopfung. Dies ist ein allgemein bekanntes Phänomen, wenn man sterile, bakterien—und enzymfreie Milch konsumiert.

Heute weiss ich, dass die natürlich vorkommenden Enzyme in der Milch notwendig sind, um die schwer verdaulichen Komponenten wie Milchzucker und Milchfette abzubauen. Die erleichterte Verdauung und Assimilation hätten bei meinem Bruder sicher auch schnell die jahrelange chronische Verstopfung sowie die unzähligen, schmerzhaften Mittelohrentzündungen beseitigt. Diese Krankheiten hätten ihm leicht das Leben kosten können!

Laut dem *Journal of the American Medical Association* vom 26. Juli 2000 284(4):483-5 standen medizinische Fehler und Fehldiagnosen an dritter Stelle der Todesursachen!

Heute stehen medizinische Fehler an erster Stelle der Sterblichkeitsstatistik!

(Death by Medicine. Authored in two parts by Gary Null PhD, Carolyn Dean MD, ND, Martin Feldman MD, Debora Rasio MD, and Dorothy Smith PhD, Dezember 2003.

Milch, das bestprogrammierte Lebensmittel

Der Landwirt Edgar Bläsi aus Härkingen im Kanton Solothurn galt als Schweizer Viehzuchtpionier und Milchwerber. Er wurde in seinem Engagement liebevoll von seiner Frau Agi unterstützt.

"Während fünfzig Jahren habe ich für gesunde Kuhmilch in der Schweiz und anderen Ländern geworben!," erklärte mir Edgar Bläsi im Januar 2008. "Milch ist das bestprogrammierte Lebensmittel überhaupt; sie ist vollkommen für eine gesunde Ernährung des jungen wie des alten Menschen."

Im Folgenden sind einige von Edgar Bläsis Aussagen über Milch zusammengetragen: "Milch besteht nicht nur aus Wasser, Zucker und Aromen, sondern aus rund hundert für die Gesundheit wichtigen Bestandteilen. Ich erinnere nicht nur an die unersetzlichen tierischen Fettsäuren und die Vielfalt an Eiweissen, sondern auch an die vielen Vitamine, Mineralstoffe und bis heute oft sehr stark unterschätzten Enzyme. Hätte die chemische Industrie ein ähnliches Produkt in der Hand, würde es ein Vielfaches der Milch kosten, mannigfaltig beworben werden und kaum Absatzprobleme kennen, weil die Produktion dem Absatz angepasst würde . . . .

Bläsi zitiert etliche Ärzte und Professoren in seinem Buch *Milch stärkt das Immunsystem* (Edgar Bläsi, Biografie, 2. Auflage, Herbst 2007) wie den Altersforscher Professor Dr. Dieter Platt von der Universität Erlangen-Nürnberg: Ein halber Liter Milch täglich stärkt das Immunsystem, besonders bei älteren Menschen. Bereits nach zwei Wochen nimmt die Aktivität bestimmter weisser Blutkörperchen (Monozyten) deutlich zu, die Abwehranlage verbessert sich. "Wer Milch—und Milchprodukte auf dem täglichen Speiseplan hat, lebt gesünder," sagte die Staatssekretärin Marianne Deml wörtlich bei der Präsentation dieses Forschungsergebnisses. Die Ergebnisse wurden in verschiedenen deutschen Zeitschriften publiziert.

Weitere Zitate von Bläsi:
Milchkonsum senkt den Serumcholesterinspiegel (bereits im 2. *Schweizer Ernährungsbericht* 1984, von Professor Dieter Platt) . . .

(Bläsi) Dritter *Schweizerischer Ernährungsbericht* 1991
Vitamin D: Versorgung der Schweizer Bevölkerung

- Vitamin D ist notwendig zur optimalen Kalziumaufnahme durch den Darm.
- Ungenügende Vitamin-D-Zufuhr durch unrichtige (fettarme) Nahrungsmittelaufnahme.
- Empfohlene Vitamin-D-Menge pro Tag und Kopf = 11 µg.
- Durchschnittliche errechnete Menge in der Schweiz pro Tag und Kopf nur=µ,2 µg.
- Das sind nur 20 Prozent der empfohlenen Menge.
- Besonders osteoporosegefährdet (Knochenschwund) sind: Junge figurbewusste Mädchen und Frauen.
- weil durch die ungenügende Vitamin-D-Zufuhr der Aufbau einer maximal möglichen Knochenmasse gefährdet ist.
- Hauptsächliches Vorkommen von Vitamin D:
  Vollmilch, Butter, Fleisch, Eier, Leber, Fisch.

(Bläsi) Professor Ph. Jaeger, Direktor der Medizinischen Poliklinik Bern und Präsident der Gesellschaft für Innere Medizin, empfiehlt: 800 bis 1000 mg Kalzium pro Tag über Milch und Milchprodukte (Hartkäse) zu konsumieren!

(Bläsi) Milch gegen Krebs: In Finnland trinkt man zu den Mahlzeiten Milch wie andernorts etwa Wein oder Cola. Nun zeigt eine über 20 Jahre an 4000 Frauen durchgeführte finnische Studie, dass der regelmässige Konsum von Milch und Milchprodukten das Brustkrebsrisiko um fast 60 Prozent senken kann. (Quelle: Optima 3.95)

(Bläsi) Milch und Milchprodukte sind unsere wichtigsten Kalziumquellen!
Zitat von Professor Dr. med P. Burckhardt, CHUV Lausanne, Vorsitzender des Ausschusses nationaler Gesellschaften der

europäischen Stiftung gegen Osteoporose und Knochenkrankheiten: "Langzeitstudien bei älteren Personen haben gezeigt, dass die Einnahme von relativ hohen Mengen an Milchprodukten mit einer wesentlich niedrigeren Rate von Schenkelhalsfrakturen einhergeht!"

Weitere Zitate aus Bläsis Buch: Professor Dr. med. Felix Gutzwiller, Institut für Sozial—und Präventivmedizin der Universität Zürich: "Ich trinke jeden Tag Milch. Wer Milch in seinem Speiseplan hat, ernährt sich im Allgemeinen gesünder."

Zitat von Dr. med. Miroslav Stransky, Mitglied der Schweizerischen Ernährungskommission: "Zum biologischen Leistungspotential der Milch gibt es keine vergleichbaren Werte."

Bläsi warnt in seinem Buch, dass "Osteoporose eine weitverbreitete, langsam fortschreitende Krankheit ist mit einer enormen volkswirtschaftlichen Bedeutung. Die Osteoporose stellt ein sozialmedizinisches Problem von steigender Aktualität dar." (Bläsi: Information des OSTEOPOROSE-ZENTRUM, ETH Zürich, Sozialer Aspekt und Volkswirtschaftliche Kosten).

Bläsi erwähnt eine Studie über: *Mehr Milch—weniger Herzattacken* (Feed stuffs, April 1991):

Eine medizinische Studie am Llandough Hospital in Grossbritannien wirft ein neues Licht auf die gesundheitsfördernden Eigenschaften der Milchprodukte. Eine Studie über 10 Jahre an 4,200 Männern im mittleren Alter, welche besonders herzinfarktgefährdet sind, zeigt, dass Männer, welche täglich **einen halben Liter Milch trinken** 8 mal weniger gefährdet sind einen Herzinfarkt zu erleiden als solche, die keine Milch trinken.

Frau Dr. Ann Fehilly, eine Ernährungsspezialistin im Forschungsteam, sagte: "Wir konnten keinen Unterschied feststellen, ob es Vollmilch oder entrahmte Milch war." Die Studie zeigt, dass fast 10 Prozent der Männer die nie Milch tranken Herzinfarkte erlitten, im Vergleich zu 6,3 Prozent derjenigen, welche **täglich 2,5 dl Milch** tranken. Jene, welche über einen **halben Liter Milch täglich** tranken, erlitten nur in 1,2 Prozenten der Fälle Herzinfarkte.

Dr. Peter Elwood, welcher das Projekt leitete, berichtete, dass Butter einen weiteren überraschenden, wenn auch nicht so dramatischen Effekt wie der Milchkonsum aufweist. Es zeigt sich, dass Herzattacken bei Männern im mittleren Alter und regelmässigen Butterkonsum nur halb so viel auftraten, wie bei jenen Männern, die durch die "Gehirnwäsche" der Margarineindustrie in den letzten Jahren auf den Butterkonsum verzichteten und auf Margarine wechselten . . .

Die Studie, welche durch das United Kingdom Medical Research Council ins Leben gerufen wurde, wird fortgesetzt. Bis jetzt konnte kein Zusammenhang zwischen dem Konsum von Milchfett und zunehmendem Herzinfarktrisiko und Herzkrankheiten festgestellt werden. Im Gegenteil, Dr. Elwood sagt, dass auch die im Volk verbreitete Meinung, dass der Konsum von tierischem Fett schlecht für das Herz sei, durch die Studie nicht erhärtet werden konnte.

Gemäss Dr. Elwood wird der Zusammenhang zwischen dem Konsum von gesättigten Fetten und Herzkrankheiten dadurch erhärtet, dass in Gebieten in welchen sich die Menschen fettreich ernähren ein erhöhter Anteil von Herzkrankheiten festgestellt wurde. Er sagt weiter, dass es aber **hundert andere Gründe dafür gibt** und es sehr tendenziös sei allein das Fett dafür verantwortlich zu machen und insbesondere das Milchfett. Ist doch das Milchfett ein natürlicher und vollwertiger Bestandteil in der menschlichen Ernährung.

Bläsi erklärt im Juni 2009, einem seiner letzten Leserbriefe in der Zeitschrift *Schweizer Bauer*, dass der jährliche Trinkmilchkonsum in der Schweiz seit 1950 von 180 Litern pro Person auf mickrige 75 Liter im Jahr 2008 gesunken ist. Er sagt, dass laut Professor J. Somogyi von der Universität Zürich „ . . . es kein Wunder ist, wenn die Gesundheitskosten weiter steigen. 15 Prozent des Gesamtaufwandes für das Gesundheitswesen oder über fünf Milliarden Franken jährlich werden durch ernährungsbedingte Krankheiten verursacht. Osteoporose (Knochenschwund) allein verursacht über 400 Millionen Franken Gesundheitskosten. Fehlernährung ist eine Zeitbombe. Die Chance einer aktiven Gesundheitsführung und damit Leistungserhaltung durch das Lebenselixier 'Milch' darf sich kein Zivilisationsmensch entgehen lassen. **Zum nationalen Wachstum kann nur ein gesundes Volk beitragen.**"

Bis ins hohe Alter—Bläsi wurde 1927 geboren—schrieb er Leserbriefe. Aufgeregt zeigte er mir im Sommer 2009 seinen Artikel im *Schweizer Bauer* über den gesundheitlichen Wert der Milch, den er in der Hoffnung verfasst hatte, die Bauern und das Milchtrinken zu fördern!

Edgar Bläsi verstarb im April 2010.

5
Die neuzeitliche amerikanische Ernährung

Die Modetorheit der Fettreduktion

Weltweit macht die Nahrungsmittelindustrie (unterstützt von konventionellen Ärzten) viel Werbung. Überall hat sich die Industrie eingenistet und bewährte Ernährungstraditionen zum Teil schon völlig vernichtet.

Man kann sich nur wundern über die modernen Ideen: "**Butterverbot, um Tausenden von Menschen das Leben zu retten!**," fordert Shyam Kolvekar, leitender Herzchirurg und Berater am University College im London Hospital. "**Butter sollte verboten werden, um die Gesundheit der Nation zu schützen!**" Kolvekar erklärt, dass nur radikale Massnahmen die wachsende Anzahl von betroffenen jungen Erwachsenen vor Herzkrankheiten und verstopften Arterien retten können. Er warnt vor Nahrung, die viele gesättigte Fette enthält, und rät unter anderem, Magermilch zu trinken. "Das Ersetzen der Butter durch eine gesunde Streichmasse würde die gesättigten Fette um acht Gramm reduzieren. Dies kann Tausenden das Leben retten und wird sie vor Herzkrankheit schützen—dem grössten Killer in England."

Kolvekars Aussagen wurden von der PR-Agentur KTB veröffentlicht, die für Unilever, den Hersteller der Flora-Margarine, tätig ist!

(Artikel von Sean Poulter vom 19. Januar 2010 auf *www.dailymail.co.uk/health/article-1244048/Ban-butter-save-thousands-lives-says-heart-surgeon.ht*)

Mit einem geschlossenen Auftreten gelang es der Medizin, der Pharmabranche und den Medien, Butterfett zum Sündenbock zu machen und ihm die Gefahr einer Erhöhung des Cholesterinspiegels unterzuschieben. Die Milchwirtschaft nahm ohne Gegenwehr hin, dass ihr wichtigstes Produkt, die Butter, zu Unrecht als lebensbedrohend dargestellt wurde. Die Auswirkungen auf die Landwirtschaft waren verheerend: In den USA sank der jährliche Butterkonsum von 6,2 Kilogramm pro Kopf im Jahr 1937 auf 3,3 Kilogramm pro Kopf im Jahr 1956. Weltweit mussten und müssen heute noch Milliarden für Butterstützungsaktionen aufgebracht werden, anstatt dass man nur ein Millionstel dieser Gelder für die Wissenschaft bereitstellen würde, um die gesundheitsfördernde Rolle der Butter unter den übrigen Nahrungsfetten klarzustellen.
(Hartl: Milchabsatzförderung im Zeichen des Weltmilchtages und des Internationalen Milchwirtschaftskongresses 1959 (Österreichische Milchwirtschaft Juni 1959, 11/12), Joseph Evers MD.)

Seit Anbeginn brauchten die Menschen tierische Fette zum Überleben. Ohne Tiere wäre die Fortpflanzung überaus schwierig gewesen, speziell während Hungersnöten, Kriegszeiten oder in Zeiten von wetterbedingten Ernteeinbussen. Jedes noch so kleine Stück Fleisch mit Fett war kostbar und wurde sparsam verwendet für die Ernährung der Familie. Alle Stücke vom Tier wurden verwertet, von der Schnauze bis zum Schwanz, aber auch die Eingeweide und das Blut!
Im historischen Dorfmuseum von Konolfingen bei Bern erklärte man mir im Sommer 2006, dass Fett vor etwa hundert Jahren teurer als das Fleisch selber war!
Wegen der Propaganda isst man heute in den Vereinigten Staaten nur noch selten 'vollfett'.

Mit dem Wachsen der Industrie (Parallel zur Zunahme der industriell hergestellten Nahrung) fand eine Verlagerung von Infektionskrankheiten zu Stoffwechselkrankheiten statt.

Um das Jahr 1950 waren Herzkrankheiten mit über 30 Prozent aller Sterbefälle die hauptsächlichste Todesursache in den Vereinigten Staaten; die grösste Zunahme verzeichneten die Herzinfarkte. 1910 gab es noch kaum Herzinfarkte, im Jahr 1930 verursachten sie nicht mehr als 3000 Tote. 1960 starben mindestens 500 000 Personen an Herzinfarkt.

In den frühen Jahren des letzten Jahrhunderts zeichnete das US-Landwirtschaftsministerium den Verbrauch an Fett auf. Es wurden Veränderungen festgestellt: Der Butterverbrauch war rückläufig, während der Konsum von Ölen, besonders der gehärteten, die ähnlich wie Butter aussehen, stark im Steigen begriffen war. Margarine füllte die Lücke.

(Dr. M. Enig, Trans Fatty Acids in the Food Supply: A Comprehensive Report Covering 60 Years of Research, 2nd Edition, 1995, Enig Associates, Inc., Silver Spring, MD, S. 4-8.)

Im Jahr 1956 strahlten die drei wichtigsten Fernsehstationen der USA CBS, ABC und NBC eine Benefizveranstaltung der American Heart Association (AHA, amerikanische Herzorganisation) aus. Es fand eine Diskussion statt, an der auch die Ärzte Irvin Page und Jeremiah Stamler sowie der Wissenschaftler Dr. Ancel Keys teilnahmen. Sie präsentierten ihre Anti-Fett-These als Ursache für die grassierenden Herzkrankheiten und propagierten eine neue Ernährung mit Maisöl, Margarine, Huhn und die neuzeitigen kalten Frühstücksflocken aus der Schachtel, die die Butter, das Schweinefett, das Rindfleisch und die Eier ersetzen sollten. Ihre Kampagne stiess jedoch auf Widerstand: Der Arzt Dudley White widersprach seine Kollegen von der AHA. Er hielt fest, dass es im Jahr 1900 keine Herzinfarkte gegeben hätte, als der Konsum von Eiern dreimal höher als 1956 gewesen war und das Maisöl noch nicht existierte! Als er unter Druck kam, die neue Diät zu unterstützen, antwortete er: **"Es ist so: Ich praktiziere seit 1921 und habe bis 1928 keinen Patienten mit dieser Krankheit gehabt. In den Tagen vor 1920 ass man Butter und Schweinefett. Ich denke, die Ernährungsweise aus jener Zeit, in der niemand je von Maisöl gehört hatte, würde uns gut tun!"**

(Dr. Paul Dudley White, ein Harvard-Absolvent und brillanter Kardiologe, war der Arzt von Präsident Eisenhower und schrieb das 1943 publizierte Lehrbuch *Heart Disease*.)

Aber die Anti-Fett-Kampagne hatte bereits derart an Aufschwung gewonnen, dass Dr. Dudley Whites nationaler Aufruf und seine Warnung wirkungslos verhallten. Auch die in der Fachpresse publizierten Studien, die das Gegenteil der Kampagne aufzeigten, hatten keine Wirkung.

Der Direktor des New Yorker Ernährungsamtes Dr. Norman Jolliffe gründete 1957 einen Anti-Herzinfarkt-Klub: Die Mitglieder waren Geschäftsherren im Alter zwischen 40 und 59 Jahren. Sie unterzogen sich der neuen Diät: Maisöl und Margarine anstatt Butter; verarbeitete Frühstücksgetreideflocken anstatt Eiern; Huhn und Fisch anstatt Rindfleisch. Die Klub-Mitglieder wurden mit einer Gruppe anderer Männer im gleichen Alter verglichen, die Eier zum Frühstück und dreimal Fleisch im Tag assen. Jolliffe, der Diabetiker, übergewichtig und an den Rollstuhl gefesselt war, war überzeugt, dass diese Ernährungsweise Leben retten könnte, auch sein eigenes.

Im gleichen Jahr lancierte die Lebensmittelindustrie Werbekampagnen für ihre neuen Produkte, die fettarm oder aus pflanzlichen Ölen hergestellt waren! Die Werbeslogans versprachen: "Die Möglichkeit, das Leben zu verlängern! Kochöl für das Herz!" Wesson pries sein Kochöl als 'cholesterinsenkend' an. Die Werbung für das Öl von *Mazola* versicherte den Verbrauchern: "Die Wissenschaft erachtet Maisöl als wichtig für die Gesundheit!" Medizinische Zeitschriften empfahlen "*Fleischmann*s ungesalzene Margarine für Patienten mit hohem Blutdruck!"

Die American Medical Association war zunächst gegen die Vermarktung der Anti-Fett-These und warnte, dass "die Anti-Fett-/Anti-Cholesterin-Mode nicht nur eine Torheit und sinnlos ist . . ., sondern auch eine gewisse Gefahr darstellt." Aber die Amerikanische Heart Association liess sich nicht von ihrem Vorhaben abbringen und publizierte 1961 die ersten Ernährungsrichtlinien für das Volk. Die Autoren Irving Page, Ancel Keys, Jeremiah Stamler und Frederick Stare (Leiter des Fachbereichs Ernährung an der Harvard-Universität) forderten, die gesättigten Fette durch ungesättigte zu ersetzen, obschon Keys, Stare und Page in früheren Publikationen festgestellt hatten, dass die Zunahme der koronaren Herzkrankheiten mit dem steigenden Konsum von pflanzlichen Ölen einhergeht. Keys erwähnt in einem

Artikel aus dem Jahr 1956, dass "**der zunehmende Verbrauch von gehärteten Pflanzenölen die zugrundeliegende Ursache des starken Anstiegs der koronaren Herzkrankheiten sein könnte.**"

(A. Keys, *Diet and Development of Coronary Heart Disease,* J Chron Dis, Oct 1956, 4(4):364-380.)

Stamler tritt 1966 wieder in Erscheinung—als Autor von *Your Heart Has Nine Lives* (Dein Herz hat neun Leben), einem kleinen Selbsthilfe-Ratgeber, in dem der Ersatz von Butter und anderen sogenannt arterienverstopfenden gesättigten Fetten durch pflanzliche Öle befürwortet wird. Gesponsert wurde dieser Ratgeber von Mazola, einem Hersteller von Maisöl und Margarine.

Stamler fand nicht, dass der Mangel an Beweisen die Amerikaner davon abhalten sollte, ihre Essgewohnheiten zu ändern: "Es gibt genügend Anhaltspunkte, um einige Gewohnheiten bereits abzulegen, bevor der endgültige Beweis vorliegt . . ., der Nachweis, dass Männer mittleren Alters durch die Senkung des Cholesterinspiegels viel weniger Herzinfarkte haben werden . . ., wird durch die laufenden Studien erbracht werden." (Es gab jedoch keine Studien!).

Stamlers Version der Diät forderte den Ersatz der Naturprodukte: Magermilch und Magerkäse anstatt Sahne, Butter oder Vollmilchkäse; weniger Eier und das Wegschneiden des Fetts bei rotem Fleisch. "Herzkrankheit ist eine Krankheit der reichen Länder, sie trifft reiche Leute, die üppig essen . . ., dies schliesst auch die harten Fette wie die Butter ein."

Im gleichen Jahr, 1966, wurden die Resultate von Dr. Jolliffes Anti-Herzinfarkt-Klub im *Journal of the American Medical Association* publiziert. Die Gruppe, die die Diät mit Maisöl, Margarine, Fisch, Huhn und kalt verzehrten Frühstücksflocken befolgte, hatten einen Cholesterinspiegel von 220; die Gruppe, die Fleisch und Kartoffeln ass, wies einen Wert von 250 auf. Die Verfasser der Studie waren jedoch gezwungen, anzumerken (in kleinem Druck am Ende des Dokuments), dass acht Mitglieder aus der Jolliffe-Gruppe an Herzinfarkt gestorben waren, jedoch niemand aus der Gruppe, die dreimal täglich Fleisch gegessen hatte. Dr. Jolliffe lebte zum Zeitpunkt der Publikation der Ergebnisse des Anti-Herzinfarkt-Klubs nicht mehr: Er war 1961 an einer Thrombose verstorben—in der Todesanzeige stand als Todesursache 'Komplikationen aus dem Diabetes.'

Dr. Irving Page starb an einem Herzinfarkt!

Professor Dr. Herbert Heckers vom Zentrum für Innere Medizin an der Universität Giessen sagte: **"Gäbe es eine Vorschrift, Margarine ähnlich wie ein Medikament zu testen, hätte sie heute keine Chance, eine Zulassung zu erhalten!"**

Dr. Mary Enig ist eine international anerkannte Expertin auf dem Gebiet der Fettanalyse. Sie ist die Autorin von *Know Your Fats, The Complete Primer for Understanding the Nutrition of Fats, Oils and Cholesterol* (Kenne deine Fette—Das Abc zur Ernährung mit Fetten, Ölen und Cholesterin, www.bethesdapress.com), *Eat Fat Lose Fat* (Iss Fett, verliere Fett) und *the Healthy Alternative to Trans Fats* (Gesunde Alternative zu Trans-Fetten). Sie weist auf einen Report im *Journal of American Oil Chemists* hin, in dem steht, dass in den letzten hundert Jahren der Verbrauch von modernen, ungesättigten Pflanzenölen stark zugenommen und der Konsum tierischer Fette stark abgenommen haben.

(R. L. Rizek, et al., *Fat in Today's Food Supply—Level of Use and Sources,* J Am Oil Chem Soc, 1974, 51:244.)

Wenn der Konsum von tierischen Fetten stark abnimmt, kann es tatsächlich möglich sein, dass Fett die Ursache von Herzkrankheit ist?

Mary Enig spricht von einem relevanten Zusammenhang zwischen der Häufigkeit von Brustkrebs, Dickdarmkrebs und der fettreduzierten Ernährung in Amerika.

Die Probleme betreffen viele Organe des Körpers, von den Lungen bis zu den Fortpflanzungsorganen (bei beiden Organarten gibt es eine erschreckende Zunahme von Krebs in den USA). Ungesättigte Fette sind giftig für die Leber, stören die Abwehr, unterdrücken geistiges und physisches Wachstum bei Säuglingen, beschleunigen die Alterung und vieles mehr.

(E. R. Pinckney, and C. Pinckney, *The Cholesterol Controversy*, 1973, Sherbourne Press, Los Angeles, S. 127-131.)

Mary Enig erklärt, dass die Giftigkeit der Pflanzenöle durch Erhitzen erhöht wird. Eine Studie sagt aus, dass sich die mehrfach ungesättigten Öle im Darm zu einem Lack(zu Ablagerungen) umwandeln. Ein Chirurg stellte fest, dass sich bei Frauen mit hohem Pflanzenölkonsum viel mehr Falten bilden als bei Frauen, die herkömmliche Fette einnahmen. Eine Studie in der medizinischen Zeitschrift *Lancet* zeigte, dass **fast drei Viertel des Fetts, das**

sich in den Arterien ablagert, von mehrfach ungesättigten Fetten stammt. Die Arterien verstopfenden Fette sind nicht die tierischen Fette, sondern die modernen Pflanzenfette!

(C. V. Felton, et al., *Dietary Polyunsaturated Fatty Acids and Composition of Human Aortic Plaques, Lancet,* 1994, 344:1195.)

The Oiling of America, by Mary G. Enig, PhD, and Sally Fallon, President of the Weston A. Price Foundation.)

(*Know Your Fats*: *The Complete Primer for Understanding the Nutrition of Fats, Oils, and Cholesterol*, by Mary G. Enig, PhD, Director Nutritional Sciences Division, Enig Associates, Inc., Silver Spring, MD. 2000.)

(Mary Enig hat mit ihren unzähligen wissenschaftlichen Arbeiten als erste die Gefahren der modernen Fette ans Licht gebracht.)

(*The Cholesterol Myths: Exposing the Fallacy that Saturated Fat and Cholesterol Cause Heart Disease,* by Uffe Ravnskow, MD, PhD, 2000, 2002.)

Die American Academy of Pediatrics (Akademie der amerikanischen Kinderärzte) empfehlen schon lange, dass man Kleinkindern ab dem Alter von zwei Jahren nur noch fettarme Milchprodukte und mageres Fleisch geben soll! Die Richtlinien dieser 'Experten' empfehlen sehr geringe Mengen von gesättigten Fetten. Dr. Robert Eckel von der University of Colorado, ehemaliger Präsident der American Heart Association, erklärt: "Gesättigte Fette sind immer ein Feind für die Arterien, in jedem Alter."

Dr. Mary Enig weist auf eine Studie über die Gefahren der fettarmen Ernährung hin und erklärt: "Der angebliche Grund einer fettreduzierten Ernährung für Kinder bezieht sich auf die Verhütung zukünftiger Fettleibigkeit und Herzkrankheit. Jedoch zeigen **Studien, dass Kinder, die auf einer fettarmen Diät sind, Zeichen von Herzkrankheit entwickeln.** Kinder, die normalerweise eine leichte Form von LDL-Cholesterin produzierten, begannen eine gefährliche Form von LDL zu produzieren.

Dreon, MD et al., *American Journal of Clinical Nutrition,* 2000 71:1611-1616.)

Forscher in Schweden erfassten Erkrankungen und Todesfälle bei einer Gruppe von mehr als 1700 Männern auf dem Land. Die

Männer füllten einen Fragebogen zu ihrer Ernährung aus und wurden während zwölf Jahren beobachtet. Während der Studie mussten 138 Probanden ins Krankenhaus oder starben an einer koronaren Herzkrankheit. Der tägliche Verzehr von Obst und Gemüse führte nur bei gleichzeitigem hohen Konsum von Milchfetten zu einem geringeren Risiko für eine koronare Herzkrankheit. Der gleichzeitige Konsum von fettarmen Milchprodukten erhöhte dagegen das Risiko. Der Verzehr von Vollkornbrot und Fisch zweimal pro Woche hatte keinen Einfluss auf das Resultat.
International Journal of Environmental Research Public Health 2009; 6:2626-2638.

Inzwischen hat eine grosse europäische Studie belegt, dass tierische Fette von Fleisch, Eiern und **Milchprodukten das Krebsrisiko bei Frauen nicht erhöhen.**
(*American Journal of Clinical Nutrition,* 2009 Sept;90:602-612.)

Gesundheitsbeamte in den USA rätseln über Meldungen von scheinbar gesunden jungen Personen, die an Grippe sterben. Ein Fall betraf ein sechsjähriges Mädchen. Das Kind war kaum krank, ging regelmässig zum Arzt und verfügte über alle Impfungen. Einen Tag, als das Mädchen Halsweh und 39,4 Grad Fieber hatte (der Arzt hatte Tylenol-Tabletten und Hühnerbrühe verschrieben), musste sie wegen Erstickungsanfällen in die Notaufnahme. Zwei Wochen danach hatte sich ihre Krankheit verschlimmert: Sie hatte eine doppelte Lungenentzündung und eine Staphylokokken-Infektion, ihr Gehirn war nicht mehr mit Sauerstoff versorgt. Sie wurde vom Beatmungsgerät abgetrennt.

Ein Achtzehnjähriger starb innerhalb zwei Wochen. Nach einem leichten Fieber entwickelte er eine schwere Staphylokokken-Infektion, und beide Beine mussten amputiert werden. Danach versagten seine Organe. Laut Beth Bell, der stellvertretenden Direktorin des National Center for Immunization and Respiratory Disease (Nationales Zentrum für Impfungen und Atemwegkrankheiten), sind schon viele Kinder ohne eine ursächliche medizinische Krankheit gestorben; sie verstarben an den Folgen der sekundären bakteriellen Infektionen. Forscher sind ratlos, weshalb gesunde junge Leute an der Grippe sterben.

(*Washington Post,* November 11, 2009)

Sterile Lebensmittel, tote Darmflora, fettreduzierte Produkte und sonstige falsche Esswaren, ein Defizit an Vitamin A und D, Impfungen über Impfungen, die das Immunsystem zerstören, das Unterdrücken vom Fieber, Antibiotika für die kleinsten Krankheiten und dann der endgültige Schlag: die Ansteckung mit dem tödlichen Staphylococcus aureus im Krankenhaus! Solch tragische Ereignisse werden so lange geschehen, bis die moderne Medizin die Keimtheorie verwirft und die Gesetze von Mutter Natur erkennt.
(Wise Traditions, Winter 2009, Volume 10, No 4, S19.)

Die pharmazeutische Industrie in Amerika scheint entschlossen, heranwachsenden Kindern, speziell jenen mit 'vererbtem' chronisch hohem Cholesterin (familial hypercholesterolemia), Cholesterin senkende Medikamente zu verschreiben.(!)
(www.americanheart.org. March 21, 2007)

Eine Gruppe von Sachverständigen (US Preventive Services Task Force) warnt: Aufgrund ihrer Prüfung von kontrollierten klinischen Studien anhand aller verfügbaren Dokumentation erklärt sie, dass die Beweise zu mangelhaft seien, um solche Cholesterinuntersuchungen bei Säuglingen, Kindern, Jugendlichen oder jungen Erwachsenen bis zu 20 Jahren durchzuführen. Die Beweise würden entweder fehlen oder seien ungenügend und widersprüchlich.
(www.ahrq.gov/clinic/cps3dix.htm)

Mit ernsthafter Besorgnis warnt die Gruppe auch vor den Nebenwirkungen eines tiefen Cholesterinspiegels. Die Experten wiesen nach, dass dies das Wachstum bremse, ernährungsspezifischen Zwergwuchs verursache und dass die Pubertät bei Kindern mit fettreduzierter Ernährung behindert werde. Sie halten fest, dass eine ungenügende Fetteinnahme mit einem Mangel an Kalzium, Zink, Magnesium, Phosphor, Vitamin E, Vitamin B12, Thiamin, Niacin und Riboflavin verbunden ist. Weiter wird erwähnt, dass Cholesterin senkende Medikamente Nebenwirkungen wie Leberschäden, Darm—und Magenprobleme auslösen sowie die Aufnahme der Vitamine und Mineralien vermindern können.
(Laboratory Investigation, January 25, 2007)

Leider bekam dieser Bericht kaum Publizität. Er hat vermutlich wenig dazu beigetragen, die Anti-Cholesterin-Kampagne zu stoppen, während unwissende Eltern ihre Kinder weiterhin mit fettarmen Lebensmitteln ernähren!
(Wise Traditions Herbst 2007 S.55)
Mehr zu den schädlichen Folgen der fettreduzierten Ernährung: westonaprice.org/knowyourfats/diet_children.html. Mary Enig, Ph.D.

Millionen von Erwachsenen nehmen bereits Statine (Cholesterinsenker); nun zielt die Pharmaindustrie mit einem neuen Produkt auf die Kinder: Kautabletten, die das Cholesterin senken! Pfizer Inc. gab im Sommer 2010 bekannt, dass die Europäische Kommission die kaubare Form von Lipitor bei Kindern ab dem Alter von zehn Jahren gestattet! Ein in der Zeitschrift *Pediatrics* publizierter Bericht ruft zu Cholesterinuntersuchungen für alle Kinder auf!
(Pediatrics, July 12, 2010)

Für Personen, die sich von Fast Food ernähren, wird die gleichzeitige kostenloses Abgabe von Statinen vorgeschlagen, so dass sie weiterhin Junkfood essen können. " . . . Eine Statin-Therapie kann das kardiovaskuläre Risiko von schädlichen Esswaren neutralisieren, und in Restaurants mit ungesunder Nahrung könnte die Routinezugänglichkeit von diesem Medikament (routinemässige Abgabe eines solchen Medikaments) ein modernes Mittel gegen das kardiovaskuläre Risiko sein."
American Journal of Cardiology 2010;106:587-592
(WISE TRADITIONS, Herbst 2010)
Dies ist ein schönes Beispiel für eine unbewiesene Theorie der "junk science" (schlechte Wissenschaft)!

Die Meta-Analyse (kombinierte Ergebnisse ähnlicher Studien) von 21 Studien an fast 350 000 Menschen bewies, dass der Verzehr von gesättigten Fetten in keiner Verbindung zu kardiovaskulären Krankheiten oder Schlaganfällen steht.
(American Journal of Clinical Nutrition, January 13, 2010)

Eine australische Studie beobachtete Erwachsene über eine Zeitspanne von 15 Jahren. Die Ergebnisse zeigten: Personen, die

keine Milchprodukte oder nur Magermilchprodukte zu sich nahmen, hatten ein mehr als dreifach höheres Risiko, einen Schlaganfall zu erleiden oder an einer kardiovaskulären Krankheit zu sterben, als jene Personen, die hauptsächlich Vollfettmilchprodukte konsumierten.
(*European Journal of Clinical Nutrition*, April 7, 2010)

Eine Studie aus Japan (The Japan Collaborative Cohort Study for Evaluation of Cancer Risk) zeigt, dass zwischen gesättigten Fetten und der Sterberate nach Schlaganfällen kein Zusammenhang besteht.
(*American Journal of Clinical Nutrition,* August 4, 2010)

In frühen Zeiten, in denen industriell hergestellte flüssige Öle noch nicht erfunden worden waren, wurden nur gesättigte tierische Fette in der Küche verwendet: Butter, Schweineschmalz, Talg von Kühen, Schafen und anderen Tieren. Diese Fette wurden oftmals selber 'ausgelassen' (geschmolzen). Jedes alte Kochbuch empfiehlt diese traditionellen Naturfette! Würden die Pflanzenöle noch wie in den alten Tagen hergestellt, das heisst, vorsichtig kalt ausgepresst und ohne Chemikalien, könnten sie wertvoll sein. Aber leider sind moderne Öle und Pflanzenmargarine hochraffiniert durch Pressung, Extraktion mit Hexan (Leichtbenzin), Entschleimung, Entsäuerung, Bleichen, Filtration, Dämpfen und Deodorisierung und mithilfe von synthetischen Vitaminen. Dieser Prozess macht das fabrizierte Öl sehr anfällig für Ranzigkeit und für die krebsfördernden freien Radikale.

Historisch gesehen erweist sich der Konsum von tierischen Fetten als problemlos hinsichtlich Herzkrankheiten, Fortpflanzung, Übergewicht oder irgendwelcher Stoffwechselkrankheiten. Oftmals gab es früher Familien mit zehn bis zwanzig Kindern. Heute gibt es in jeder Region der USA eine Fortpflanzungsklinik. Ein Zeitungsartikel aus der Schweiz deutet auf die gleichen ernsten Probleme hin:

Jedes fünfte Schweizer Paar hat Schwierigkeiten, ein Kind zu bekommen ist der Titel eines längeren Artikel im Migros-Magazin vom 3. Januar 2007: Nachwuchs aus dem Reagenzglas: Das Geschäft mit den künstlich gezeugten Babys boomt. Auch in der Schweiz mit 20 Zentren! Die durchgeführten

Eingriffe haben sich zwischen 1993 und 2004 von 1262 auf 5617 Eingriffe fast vervierfacht. Im 2003 wurden in der Schweiz tausend Retortenbabys geboren. In den Jahren 2002 bis 2004 liessen sich in der Schweiz im Durchschnitt 3600 Frauen pro Jahr mit einer Methode der künstlichen Befruchtung behandeln.
(BFSk Statistik der medizinisch unterstützten Fortpflanzung. / FIV-NAT-Statistik der Schweizerischen Gesellschaft für Reproduktionsmedizin. Oktober 2006)

Warum gibt es heute diese zunehmende Unfruchtbarkeit, da praktisch alle Nahrung überall auf der Welt im Supermarkt eingekauft werden kann? In den USA sind Schätzungen zufolge gegen 25 Prozent der Bevölkerung unfruchtbar. Auch wird angenommen, dass die heutigen Eltern ihre Kinder überleben werden.

Noch mehr Grund zur Beunruhigung liefert eine andere Studie: Das Risiko für Unfruchtbarkeit erwies sich als um 27 Prozent geringer bei Frauen, die mindestens eine Portion Vollfettmilchprodukte pro Tag einnahmen, als bei Frauen, die nur eine Portion Vollfettmilchprodukte oder weniger pro Woche einnahmen. Frauen, die zwei oder mehr Portionen fettarme Milchprodukte pro Tag einnahmen, erhöhten das Risiko der mit der Ovulation verbundenen Unfruchtbarkeit bis zu 85 Prozent.

(Chavarro J. E., Rich-Edwards J. W., Rosner B., et al. *A prospective study of dairy foods intake and anovulatory infertility*)

(Human Reproduction, pp. 1-8, 2007; doi10.1093/humrep/dem019. European Society of Human Reproduction & Embryology (ESHRE))

In Kapitel 3 wurden Dr. Francis Pottengers über zehn Jahre dauernde Katzenexperimente beschrieben. Die Krankheiten der Katzen waren vom Futter abhängig. Jede neue Generation von Katzen wies zusätzliche Stoffwechselkrankheiten auf; bei der vierten Generation versagte die Befruchtung endgültig. Seit der Veränderung unserer Lebensmittel ist es gut möglich, dass wir jetzt in dieser dritten oder sogar vierten Generation sein könnten. Muss man sich da noch wundern, warum so viele Ehepaare nicht mehr natürlich Kinder zeugen können? Wie kann Leben entstehen, wenn es dem Körper an Bausteinen mangelt?

Eines der besten Beispiele für diese Stoffwechselkrankheiten ist die Studie von Dr. Weston A. Price zu den traditionellen Völkern

(s. Kapitel 3). Zu seinem eigenen Erstaunen fand er nirgendwo Vegetarier. Obschon die Nahrung dieser Völker sehr einfach war, übertrafen die Nährstoffe bei weitem alle Werte industrialisierter Esswaren!

Was Price immer und immer wieder feststellte: Die Lebensmittel dieser Völker enthielten in vollkommener Weise alle Nährstoffe und speziell die fettlöslichen Vitamine A und D tierischen Ursprungs.

Es ist schade, dass die falsche moderne Lehre der Industrie: „Fett macht dick und hat negative Effekte auf den Cholesterinspiegel" schon lange in der westeuropäischen Zivilisation verankert ist.

Interessanterweise fand Dr. Price die Vitamine A und D mit dem X-Faktor im tierischen Vollfett von Vollmilch, Sahne, Vollfettquark, Vollmilchjogurt sowie von allen Vollfettkäsen und Fleisch. **Wie kann der Körper fettlösliche Vitamine aus wenig fetter oder sogar fettloser Nahrung aufnehmen, wenn diese Vitamine nur im Fett löslich sind?**

Die Industrie täuscht uns auch im Glauben, dass bei Magermilch nur die Sahne entnommen wird. Leider ist das in den USA nicht so, aber wer weiss das schon, und wie steht es mit importierten Milchprodukten?

In Amerika wird Milch mit verschiedenem Fettgehalt verkauft: Vollmilch mit 3,5 Prozent Fettgehalt, fettreduzierte Milch mit 2 Prozent oder 1 Prozent Fettgehalt und die fettlose Milch. Da Magermilch (2%, 1%, fettlos) sehr dünn und dem Wasser ähnlich ist, mischt die Industrie Milchpulver dazu. Das verleiht der Milch eine kräftigere Farbe und mehr Konsistenz.

(Code of Federal Regulations Title 21/Volume 6/CH1/S Ch E part 501)

Jedoch verursacht die mechanische Sprühtrocknung in der Produktion des Milchpulvers Probleme. Während dieses Prozesses entwickeln sich schädliche Stoffe wie Mononatriumglutamat und Nitrate; zudem kann es zu einer Oxidation kommen, was die Anfälligkeit für Ranzigkeit und somit gegenüber den freien Radikalen erhöht! Magermilch wird mit der Entstehung von Prostatakrebs in Verbindung gebracht.

Reuters, 2. Januar, 2008;

American Journal of Epidemiology 2007 166((11):1259-1269; *American Journal of Epidemiology* 2007 166(11):1270-1279)

Der Arzt George Mann (Framingham-Projekt) war sehr verärgert über die Herzdiät-Studie und nannte sie unehrlich! Seine unabhängigen Studien der Massai-Stämme in Afrika, deren Ernährung sehr reich an gesättigten Fetten und Cholesterin ist und bei denen praktisch keine Herzkrankheiten auftreten, zeigten ihm, dass die Anti-Fett-These " . . . **die Gesundheitsablenkung (der medizinische Irrtum) des Jahrhunderts und der grösste Schwindel in der Geschichte der Medizin ist.** Die Forscher wissen, dass wenn sie eine Erklärung zu ihren Entdeckungen abgeben müssen und sich gegen diesen falschen Herzdiät-Glaubenssatz äussern, dies für ihre Finanzierung tödlich sein kann. Die Forscher müssen sich nach den Bedingungen richten: sonst werden ihnen die Forschungsgelder gestrichen! Ich könnte eine Reihe von Wissenschaftlern nennen, die mir gesagt haben: 'Ich glaube, du hast recht damit, dass die Herzdiät-Hypothese falsch ist, aber ich kann mich dir nicht anschliessen, weil ich sonst meine Vorteile und Finanzen in Gefahr bringe.' Für mich **scheiden solch heuchlerische Antworten die Forscher von den Arbeitern und die Männer von den Knaben."**

(Mann, G. V., et al., "Atherosclerosis in the Masai," *Am J Epidemiol,* 1972, 95:26-37. *Coronary Heart Disease. The Dietary Sense and Nonsense,* George V. Mann, ed, 1993, Veritas Society, London, p. 1)

Fred Kummerow von der Universität in Illinois arbeitete an etlichen Studien, die bewiesen, dass moderne Transfette das Risiko für Herzkrankheiten erhöhen und **Nahrung auf der Basis von modernem Pflanzenöl unser Leben nicht unterstützen kann.**

(F. A. Kummerow, *Nutritional Effects of Isomeric Fats: Their Possible Influence on Cell Metabolism or Cell Structure, Dietary Fats and Health,* (E. G. Perkins and W. J. Visek, eds), *American Oil Chemists' Society,* Champaign, IL, 1983, pp 391-402; F. A. Kummerow, *"Nutritional Aspects of Isomeric Fats, Lipids in Modern Nutrition,* M. Horisberger and U. Bracco, eds, 1987, Nestle Nutrition, Vevey/Raven *Press, New York)*

Am 30. April 1996 erhielt der Forscher David Kritchevsky den Forschungspreis der American Oil Chemists' Society in Anerkennung seiner wissenschaftlichen Arbeit zu Krebs und Arteriosklerose sowie zur Wichtigkeit des Cholesterins für den Metabolismus. Er war Mitautor von über 370 Forschungsdokumentationen, von denen eine einen Monat nach seiner Auszeichnung im *American Journal of Clinical Nutrition* publiziert wurde.

(AIN/ASCN Task Force on Trans Fatty Acids, Position Paper on *Trans* Fatty Acids, *American Journal Clinical Nutrition,* 1996, 63:663-670)

Es ist interessant, erschreckend und einfach unerhört, wie uns die Pharmazeutik und die Lebensmittelindustrie heute solche Angst einjagen:

Die jahrtausendealten gesättigten Fette sind plötzlich ungesund, und die modernen Öle in durchsichtigen Plastikflaschen, die erst vor hundert Jahren aufkamen und bereits durch ihre Verarbeitung ranzig sind, dürfen als gesund bezeichnet werden!

Professor Lapiccirella, Leiter der Herzabteilung der Universität Florenz, wurde von der Weltgesundheitsorganisation beauftragt, genaue klinische Untersuchungen mit Elektrokardiogrammen bei 203 Angehörigen der Nomadenvölker in Somaliland durchzuführen. Er stellte fest, dass **täglich fünf bis zehn Liter Kamelmilch mit einem Fettgehalt von 7 Prozent getrunken wurden und es dort überhaupt keine Herz—und Kreislauferkrankungen sowie nur sehr geringe Cholesterinwerte gab.** Der Gehalt an Milchfett entspricht dabei einer Buttermenge (Butter ist ja nichts anderes als geschlagenes Milchfett) von über einem Pfund täglich!

Weltgesundheitsorganisation, EB, Fettgehalt und Arteriosklerose (Ärztl. Praxis, 29. Juni 1963).

Dr. Uffe Ravnskow schrieb ein interessantes Buch über das Cholesterin-Ammenmärchen: *The Cholesterol Myths, EXPOSING THE FALLACY THAT SATURATED FAT AND CHOLESTEROL CAUSE HEART DISEASE* (DAS AUFDECKEN DES IRRTUMS, DASS GESÄTTIGTE FETTE UND CHOLESTERIN HERZKRANKHEITEN VERURSACHEN):

Unwahrheit 1: Vollfettnahrung ist die Ursache von Herzkrankheiten.
Unwahrheit 2: Hohes Cholesterin ist die Ursache von Herzkrankheiten.

Unwahrheit 3: Vollfettnahrung erhöht das Cholesterin im Blut.
Unwahrheit 4: Cholesterin blockiert die Arterien.
Unwahrheit 5: Tierische Studien beweisen die Herzdiät-Hypothese.
Unwahrheit 6: Cholesterin senken wird das Leben verlängern.
Unwahrheit 7: Mehrfach ungesättigte Öle sind gesund.
Unwahrheit 8: Die Cholesterin-Kampagne beruht auf fundierter Wissenschaft.
Unwahrheit 9: Alle Forscher unterstützen die Herzdiät-Hypothese.

(UFFE RAVNSKOW, MD, PhD, Published 2000/02, NewTrends Publishing, Inc., Washington, DC)

Die Fanatiker der Fettreduktion müssen jetzt nicht mehr lange warten—ja, vielleicht gibt es sie bereits: die neu gezüchteten Kühe, deren Milch weniger als 1 Prozent Fett enthält! Russell Snell, der wissenschaftliche Direktor der Biotech-Firma ViaLactia in Auckland (Neuseeland), erklärte, dass die erste Herde schon 2011 auf den Markt kommen könnte! Die Butter aus der Milch dieser Kühe ist wie Margarine auch gekühlt streichbar.

(Jonathan Leake, Science Editor, *timesonline.co.uk/science/article,* May 27, 2007)

In der Zeitschrift *Lancet* wurde am 4. August 2001 eine Studie aus Hawaii publiziert: Sie ist Teil des *The Honolulu Heart Program* (Honolulu-Herz-Programm) und trägt den Titel Cholesterol and all-cause mortality in elderly people (Cholesterin und Gesamtmortalität bei älteren Personen). In der Zusammenfassung der Studie steht: **"Wir können unsere Resultate nicht erklären. Diese Daten werfen Zweifel auf, ob es wissenschaftlich gerechtfertigt sei, das Cholesterin bei älteren Personen auf sehr geringe Werte zu senken."**

Zum Hintergrund der Studie wird festgehalten: "Es herrscht die generelle Überzeugung, die Cholesterin-Konzentrationen gering zu halten, um das Risiko von Herzkrankheiten zu verringern. Studien zur Beziehung zwischen Serum-Cholesterin und der Gesamtmortalität bei älteren Personen zeigen jedoch **gegenteilige Resultate." Zum Ergebnis steht: "Nur die Gruppe mit tiefem Cholesterin wies eine bedeutende**

Verbindung zu Todesfällen auf." Folgende Methode wurde für die Erhebung angewandt: Die Konzentration von Lipiden (Fette) und von Serum-Cholesterin wurde bei 3572 japanischen und amerikanischen Männern (im Alter von 71 bis 93 Jahren) über eine Zeitspanne von zwanzig Jahren gemessen.
(*Lancet,* 4/8/2001, Vol. 358 Issue 9279, p. 351)

Eine andere Studie wurde im *Journal der American Geriatrics Society* im Februar 2005 publiziert. Ihr Titel lautete: Das Verhältnis zwischen (Plasma-)Fetten und der Gesamtmortalität bei normalen älteren Menschen. Teilnehmer waren 2277 Personen in Manhattan, New York. Das Resultat war: **Die normalen älteren Personen mit dem tiefsten Cholesterinwert hatten ein etwa zweimal höheres Sterberisiko als die Personen mit dem höchsten Cholesterinwert.**
Schlussfolgerung: Tiefes Cholesterin erhöht bei normalen älteren Menschen die Sterbewahrscheinlichkeit.
(*Journal of the American Geriatrics Society,* 53:219-226, 2005)

Im *American Journal of Epidemiology* wurde eine Studie der 'School of Hygiene and Public Health' der Johns-Hopkins-Universität publiziert; ihr Titel war: *Association of Serum Cholesterol and History of School Suspension among School-age Children and Adolescents in the United States* (Zusammenhang zwischen Cholesterin und Schulausschluss (wegen Aggressivität) bei Kindern und Jugendlichen im Schulalter in den USA). Das Ergebnis der Studie besagt: **Es besteht ein Zusammenhang zwischen einem tiefen Cholesterin-Gesamtwert und dem Schulausschluss; ein tiefer Cholesterin-Gesamtwert ist ein Risikofaktor für Aggressivität oder andere biologische Prozesse, die zu Aggressivität führen.**
(*Am J Epidemiol* 2005;161:691-699)

Internationales Netzwerk der Cholesterin-Skeptiker

Das Internationale Netzwerk der Cholesterin-Skeptiker (The International Network of Cholesterol Skeptics, THINCS) ist eine wachsende Gruppe von Forschern, Akademikern, Ärzten und wissenschaftlichen Autoren aus verschiedenen Ländern. Die Mitglieder dieser Gruppe haben verschiedene Ansichten zur Ursache von Arteriosklerose und kardiovaskulären Krankheiten. Sie sind nicht immer der gleichen Meinung, was in der Wissenschaft üblich ist. **"Worin wir uns aber alle einig sind, ist, dass tierische Fette und ein hoher Cholesterinwert keine Rolle spielen. Auf unserer Internetplattform wollen wir weitere Fachleute und die Öffentlichkeit darüber informieren, dass sich die Antifett-These nicht auf wissenschaftliche Beweise stützt, sondern dass es vielmehr eine riesige Anzahl wissenschaftlicher Studien gibt, die bereits seit vielen Jahren genau das Gegenteil belegen.**

Die Universität von Kalifornien in San Diego sucht interessierte Personen, die an Nebenwirkungen, verursacht von Cholesterinmedikamenten, leiden. E-Mail: *statinstudy@ucsd.edu* oder für den Fragebogen: *http://www.statineffects.com*

> *"The great tragedy of science—the slaying of a beautiful hypothesis by an ugly fact."*
> ~ Thomas Huxley

Die grosse Tragödie der Wissenschaft—die Vernichtung einer schönen Hypothese durch eine hässliche Tatsache.

> *"The growth of knowledge depends entirely on disagreement."*
> ~Karl R. Popper

Wissen wächst nur aus verschiedenen Meinungen heraus.

Der Arzt Malcolm Kendrick weist auf eine Studie der Weltgesundheitsorganisation (WHO) hin, die die Ursachen für Unterschiede in der Mortalität bei kardiovaskulären Krankheiten in beinahe allen europäischen Ländern untersucht (Monica-Studie). Die Tabelle zeigt deutlich, dass tiefes Cholesterin (Aborigines in Australien) zu einer hohen Sterberate und hohes Cholesterin (mit der Schweiz an der Spitze) zu einer tiefen Sterberate führen.

Aufgrund dieser Studie erklärt Kendrick, dass Cholesterin keinen Einfluss auf die Entstehung von Herzkrankheiten hat.

(zu Kendrick und der Tabelle: Google-Recherche mit den Stichworten 'Dr. Malcolm Kendrick, Cholesterol and Heart Disease,' siehe youtube)

Eine neue Studie zeigt, dass Cholesterinmedikamente die Funktion des Herzmuskels beeinträchtigen. Diese Medikamente (Statine) schwächen den Muskel, tragen zum Abbau der Muskelfasern bei, die dann in die Blutbahn gelangen. Die Studie hält fest, dass "bei der Kontrollgruppe eine erheblich bessere Funktion als bei der 'Statine-Gruppe' festgestellt wurde."
(Clinical Cardiology Dezember 2009: 32(12):684-9)

Cholesterin, der beste Freund des Körpers

Cholesterin ist die Reparatursubstanz des Körpers. Narben enthalten viel Cholesterin. Wenn sich Arterienreizungen oder Narben entwickeln, ist es das Cholesterin, das die Schadstelle repariert.

Zusammen mit gesättigten Fetten verleiht es den Zellmembranen die nötige Steifheit und Stabilität. Wenn zu viele ungesättigte Fette eingenommen werden, erschlaffen die Zellwände.

Cholesterin ist unentbehrlich. Es unterstützt alle Hormone, es ist ein Schutz gegen Herzkrankheit und Krebs und ist notwendig für die Entstehung der Sexualhormone wie Androgene, Testosteron, Östrogen und Progesteron. Cholesterin ist eine Vorstufe von Vitamin D und den Gallensalzen. Galle ist lebenswichtig in der Verdauung und der Assimilation von Fetten aus der Nahrung.

Forschungen zeigen, dass Cholesterin gegen Oxidation wirkt. Nun könnte man fragen: Warum steigt das Cholesterin an mit dem Alter? Als Antioxidans schützt uns das Cholesterin gegen die Schädlichkeit der freien Radikale, die zu Herzkrankheit und Krebs führen.

Das Cholesterin wird für die ordnungsgemässe Funktion der Serotonin-Rezeptoren im Gehirn gebraucht. Serotonin ist das natürliche Körperhormon für das Wohlgefühl. **Zu tiefes Cholesterin wird in Zusammenhang mit Aggressivität und gewalttätigem Verhalten, Depressionen und Selbstmord gebracht.**

Die Muttermilch ist besonders reich an Cholesterin und enthält ein spezielles Enzym, das dem Säugling hilft, den Nährwert des Cholesterins zu nutzen. Säuglinge und Kinder brauchen cholesterinreiche Nahrung während des Wachstums, damit sich Gehirn und Nervensystem optimal entwickeln können.

Cholesterin in der Nahrung spielt eine wichtige Rolle für die Erhaltung der Darmwände. Aus diesem Grund kann eine vegetarische und fettarme Ernährung zu einem undichten Darm und anderen Darmerkrankungen führen.

Männer mit einem Cholesterinwert von mehr als 350mg/dl haben nur ein wenig erhöhtes Risiko für Herzkrankheiten. Bei Frauen besteht kein grösseres Risiko für Herzkrankheiten, nicht einmal bei Werten bis zu 1000 mg/dl. Die Wahrheit ist: Todesfälle sind bei Frauen mit tiefem Cholesterin häufiger als bei Frauen mit hohem Cholesterin.

Cholesterinmessungen sind sehr ungenau. Sie können je nach Art des Tests, je nach Tageszeit, dem Zeitpunkt der letzten Mahlzeit und dem Stresszustand der Person variieren. Tests für HDL (Lipoproteine hoher Dichte) und LDL (Lipoproteine niederer Dichte) sind besonders mit Ungenauigkeit behaftet.

(*Wise Traditions* Spring 2001, What causes Heart Disease S16)
http://www.westonaprice.org/cardiovascular-disease/what-causes-heart-disease

Amerikanische Schulmilch—ein Betrug?

> *"People are fed by the food industry, which pays no attention to health, and are healed by the health industry, which pays no attention to food."*
> ~Wendell Berry

Die Menschen konsumieren Produkte der Nahrungsmittelindustrie, die der Gesundheit keine Aufmerksamkeit schenkt, und lassen sich von der Gesundheitsindustrie heilen, die der Nahrung keine Aufmerksamkeit schenkt.

Die meisten Kinder in Amerika sind auf das Schul-Lunch-Programm angewiesen. Man würde meinen, dass es mindestens in der Schule gesunde Nahrung für Kinder geben sollte. Aber leider kommt das Essen direkt von der Industrie.

Im Folgenden ist die Zusammensetzung der 'Gesundheitsmilch' aufgelistet, die vom *Food and Nutrition Service* (Agentur des US-Landwirtschaftsministeriums) empfohlen und an der öffentlichen Schule von Prince William County im US-Bundesstaat Virginia (PWCS.edu) abgegeben wird:

1 % Schokoladenmilch:
Magermilch, Fruktose-Maissirup, Maispulver, Kakao (verarbeitet mit Alkalisalz), Carrageen, künstlichem Geschmack, Vitamin-A-Palmitate, Vitamin D3 (ein genetisch verändertes Produkt).

1 % Erdbeermilch:
Magermilch, Fruktose-Maissirup, Wasser, Maispulver, fettlose Milch, Schotte (Molke), konzentriertes Molkeeiweiss, Salz, Carrageen, Guargummi, natürlicher und künstlicher Geschmack, FD&C rot #40, Vitamin-A-Palmitate und Vitamin D3 (ein genetisch verändertes Produkt).

Eine 'hochwertige' Kindernahrung, die von der Gesundheitsbehörde gestattet ist!

Säuglingsmilch—ein Betrug?

Biologisch angebaute Nahrung gibt Zuflucht vor Giften, Kunststoffen und chemischer Verarbeitung.

Durch Korruption im US-Landwirtschaftsministerium fanden fragwürdige 'Nährstoffe' (DHA/ARA-Öle aus Algen und Pilzen)—produziert von Martek Biosciences Corporation—illegal ihren Weg in biologisch angebaute Nahrungsmittel und in die Babynahrung. Diese Öle können bei Kindern schwere Krankheiten hervorrufen.

The Cornucopia Institute, April 15. 2011/Report: Replacing Mother—Imitating Human Breast Milk in the Laboratory/Novel Oils in Infant Formula and Organic Foods: Safe and Valuable Functional Food or Risky Marketing Gimmick? FDA to Investigate

Infant Formula Health Claims. *www.cornucopia.org* (Monday April 14, 2008)

Nahrungsbetrug in anderen Ländern?

Sahne ist nicht gleich Sahne!
"LEBENSMITTELRECHT: Das Cassis-de-Dijon-Prinzip führt zu **minderwertigen** Produkten—**Nur billiger dank weniger Inhalt (!),** Sahne mit weniger Sahne. Schmelzkäse mit weniger Käse . . .," heisst es in der Zeitschrift *Schweizer Bauer*! Das Eidgenössische Bundesamt für 'Gesundheit' bewilligte 21 neue Lebensmittel aus dem EU-und EWR-Raum. Die Bewilligungen betrafen vor allem Milch—und Fleischprodukte . . .

(Schweizer Bauer, 15. Januar 2011)

Gleich neben diesem Artikel steht: **"DIOXIN-SKANDAL—Billige Eier haben ihren Preis"(!),** und **"Fettlieferant wegen Dioxin in Konkurs."**

Zur Milch gibt es ein Beispiel aus China (Babymilch-Skandal), an dem Milch aus Neuseeland mitbeteiligt war. **Gift in Säuglingsnahrung mit Milchpulver verletzte und tötete Kleinkinder!** Sanlu, eine chinesische Firma, an welcher der neuseeländische Milchkonzern Fonterra eine Minderheitsbeteiligung hatte, war verantwortlich für Schädigungen und Todesfälle bei Säuglingen.

September 13, 2008 <voanews.com/english/2008-09-13-voa26.cfm>

Auch in den USA wurde das Gift Melamin in Säuglingsnahrung gefunden.

(Mehr dazu: über eine Google-Recherche mit den Stichworten Melamine, China, FDA)

6
Geschützt durch Pasteurisation?

Ist ein Mensch durch das Erhitzen der Milch wirklich vor Krankheitserregern geschützt? Nach Meinung der bereits zitierten Ärzte ist die Antwort ja und nein. Unter gewissen Umständen ist es immer besser, die Milch zu erhitzen. Von der Industrie aus gesehen ist das vollkommene Abtöten von allem Lebendigen in der Milch der Beweis für eine 'gute' Pasteurisation.

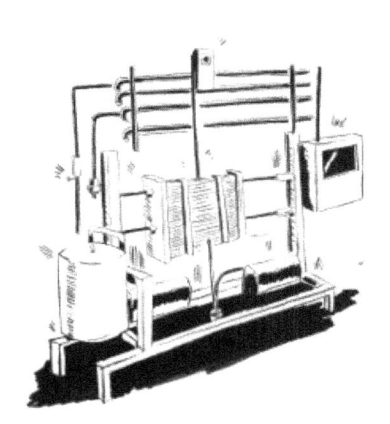

Zweierlei Milch

Die Statistik des amerikanischen Center Of Disease Control (CDC, Zentrum für die Kontrolle von Krankheiten) zeigt, dass über 10 000 Ausbrüche von Krankheiten verschiedener Ursachen auftraten, mit 200 000 erkrankten Einzelpersonen zwischen 1998 bis 2005. Davon waren nur 45 auf Rohmilch zurückzuführen (Leider fehlt die wichtige Information, ob die Milch konventionell oder biologisch hergestellt war!), dies ist nicht mal 1 Prozent, sondern lediglich 0,45 Prozent!

(WAPF Conference 2008, Rechtsanwältin und Bäuerin Judith McGeary, Executive Director of Farm and Ranch Freedom Alliance (FARFA) Austin, Texas.)

Heute kaufen die meisten Verbraucher ihre Milch, ohne den Bauern, seinen Betrieb oder seine Arbeitsweise zu kennen. Der heutige Konsument wird kaum je herausfinden, woher die Milch kommt. In Amerika stammt die Milch noch aus inländischer Produktion. Aber wer sorgt sich schon um die Gesundheit der Kuh angesichts der schändlichen Haltung und Fütterung, welche die Grossindustrie zum Zweck einer billigen Milchproduktion betreibt?

Vor ein paar Jahren zeigten Bauernkinder an einer Bauernausstellung in meiner Umgebung mit Stolz das heutige Futter ihrer Kühe. Ich kannte einen der Bauern und fragte ihn, ob seine Tiere wirklich mit *diesem* Futter gefüttert werden? *"Natürlich,"* antwortete er lachend, *"was meinst du denn?"* Vielleicht hätte ich ihn fragen sollen: Was meinst denn du?

Da brauchen wir uns gewiss nicht zu wundern, weshalb Kühe Antibiotika zum Leben benötigen! **Wie kann ein Tier gesund sein, wenn es mit süssem Plunder gefüttert wird: alte Donuts, altes Weissbrot und Kuchen, Schokolade, M+M's, Nebenprodukte der Hershey-Schokolade und Mars-Riegel, Holzspäne, Hühnermist, ja sogar Abfälle von geschlachteten kranken Artgenossen(!), Körner und Soja, Schalen von Zitrusfrüchten, Kakaoschalen, Pommes Chips, genetisch veränderte Maissilage und die Nebenprodukte der Ethanolproduktion!**

In der Ausgabe der Zeitung *The Daily News Record,* herausgegeben in Harrisonburg, Virginia, *www.dnronline.com*, vom 26. Juni 2010 hiess es, dass die Bierbrauerei in Elkten keinen Abfall verschwendet! Die Bauernhöfe der Umgebung werden mit 45 000 bis 50 000 Pfund Abfall aus der Bierproduktion beliefert!

The New York Times, July 5, 2010.

Natürlich kann Milch billiger produziert werden mit solchem Futter! Die Kuh gibt viel Milch, und man kann dreimal oder öfter am Tag melken! Diese Tiere fressen weder Gras noch Heu, sie sehen keinen Sonnenschein! Liegt es an der modernen Nahrung und dem Stress im überfüllten Stall, dass die Wiederkäuer an Übersäuerung leiden? Ist diese Übersäuerung das ideale Milieu für Krankheitserreger?

Müssen wir uns noch wundern, dass Kühe in Amerika durchschnittlich nur zweieinhalb bis dreieinhalb Jahre leben, und dies unter der ständigen Verabreichung von Antibiotika? Ist Milch heute gesünder als im 19. Jahrhundert? Warum kostet ein Liter Wasser in Amerika je nach Ort bis zu viermal mehr als ein Liter Milch!?

Jene, die die Milchpreise der Kleinbauern drücken, können die Milch billiger produzieren. Aber eine solche Milch ist kaum gesund! Die Zusammensetzung der billigen Milch ist ganz anders als jene der Frischmilch. Milchunverträglichkeit oder Milchallergien verzeichnen heute eine explosionsartige Zunahme; dies kommt überhaupt nicht von ungefähr! Die meisten Menschen, die der Rohmilch von geweideten Kühen eine Chance geben, können wieder Milch trinken.

Kein Ersatz für saubere Rohmilch

Hier ein Beitrag aus der Ausgabe der britischen Monatszeitschrift *Armchair Science* von April 1938:

"Für Kinder gibt es als Nahrung keinen Ersatz für saubere Rohmilch. Es ist der Wissenschaft bis heute noch nicht gelungen, pasteurisierte Milch von gleicher essenzieller Qualität herzustellen, wie sie eine richtige Grundnahrung für Kinder haben sollte.

Leider gibt es viele stark übertriebene, verdrehte Aussagen über unsere Milch. Wenn wir der Propaganda zur Pasteurisation glauben würden, wäre Rohmilch so gut, oder eben so schlecht, wie Rattengift—obschon unser Landwirtschaftsminister kürzlich sagte, *'dass die Menschheit lange, bevor wir je vom Pasteur hörten, existierte.'*

Über den Prozess der Pasteurisation fand eine Debatte im House of Commons (Unterhaus des britischen Parlaments) statt, und es wurde der Vorschlag gemacht, dass keine Rohmilch zum Verbrauch durch Menschen verkauft werden soll. Dies würde die Anschaffung von teuren Maschinen für die Produzenten bedeuten. Da besteht kaum ein Zweifel, dass viele kleine Höfe schliessen müssten und das Geschäft auf ein paar wenige Grossproduzenten übergehen würde.

Wenn wir gezwungen sind, pasteurisierte Milch zu trinken, sollten wir wenigstens verstehen, was Pasteurisation bedeutet. Es geht dabei um zwei Vorgänge: die Zerstörung gewisser Krankheitserreger und das Verhindern des Sauerwerdens. Dies wird dadurch erreicht, dass die Milch während mindestens einer halben Stunde auf eine Temperatur von 63 bis 66 Grad Celsius erwärmt wird; danach wird die Temperatur auf höchstens 12 Grad Celsius reduziert.

Es ist zweifelsohne von Vorteil, gefährliche Keime zu vernichten, aber die Pasteurisierung bewirkt mehr—sie tötet auch die unschädlichen, nützlichen Keime ab, und die hohen Temperaturen zerstören Nährstoffe.

Hinsichtlich der Verhütung des Sauerwerdens muss erwähnt werden, dass Sauermilch weit verbreitet ist. **Sie wird Kranken verabreicht, da sie leicht verdaulich ist, eine abführende Wirkung hat und recht angenehm schmeckt.**

Nach der Pasteurisierung sind die Milchsäurebakterien jedoch abgetötet. Die Milch wird danach nicht mehr sauer, sie zersetzt sich rasch, und unerwünschte Keime vermehren sich sehr schnell.

Dass die Pasteurisation derart starken Zuspruch findet, liegt am weit verbreiteten Glauben—der von den Befürwortern der Pasteurisation gestärkt wird—, dass Tuberkulose bei Kindern durch schädliche Keime in der Rohmilch verursacht werde. Forscher haben Tausende von Milchproben untersucht, und es wurden Experimente an Hunderten von Tieren durchgeführt, um dem Problem der krankheitserregenden Milch auf die Spur zu kommen. Der einzige—ausschlaggebende—Aspekt, der dabei nicht beachtet wurde: Die Rohmilch muss sauber sein. Wenn die Sauberkeit garantiert werden kann, sollte keine andere Nahrung für Kinder erlaubt sein.

Unreine Milch ist wie jede andere verunreinigte Nahrung—ein eindeutiges Risiko. Aber Milch mit dem Zertifikat 'Grade A' (erste Qualität) aus kontrollierter Produktion ist die Antwort auf die Pasteurisationsbesessenheit.

Kürzlich wurde ein Artikel zur Verbreitung der Tuberkulose über die Milch publiziert: Bei 70 Kindern (einer speziellen Organisation), die während einer Zeitspanne von fünf Jahren zwei Tassen Rohmilch pro Tag tranken, kam nur ein Fall von Tuberkulose vor. In den fünf Jahren davor, in denen die Kinder pasteurisierte Milch getrunken hatten, waren 14 Fälle aufgetreten. (*The Lancet*, p. 1142, May 8, 1937)

Die Pasteurisierung zerstört nicht nur teilweise das Vitamin C in der Rohmilch und begünstigt die Vermehrung schädlicher Bakterien, sondern sie wandelt auch den Milchzucker (Laktose) in Beta-Laktose um. Beta-Laktose löst sich schneller auf und wird daher rascher absorbiert—mit dem Effekt, dass das Kind bald wieder Hunger verspürt.

Der wohl schwerwiegendste Nachteil der Pasteurisation ist, dass sie den grössten Teil des Kalziums in der Rohmilch unlöslich macht. Dies führt oft zu Rachitis (Knochenkrankheit), schlechten Zähnen und Nervenproblemen. Eine ausreichende Zufuhr an Kalzium ist lebenswichtig für Kinder; die ungenügende Versorgung mit Kalzium führt auch zu einem Verlust von Phosphor, was den Aufbau der Knochen und des Gehirns erheblich behindert.

Die Pasteurisation zerstört 20 Prozent des Iods in der Milch, verursacht Verstopfung und entzieht der Milch die lebenswichtigsten Qualitäten.

Angesichts dieser Faktoren, die unbestreitbar sind: Was haben die Befürworter der Pasteurisation zu sagen? Anstatt der kostspieligen erzwungenen Anlagen, um Milch in etwas umzuwandeln, das sie nicht sein sollte, sollten Gesetze erlassen werden, die garantieren, dass die Rohmilch eine nährstoffreiche, gesundheitsfördernde Nahrung ist. Der Bauer muss saubere Rohmilch produzieren—das ist die Milch, die rein ist und all ihre unveränderten Bestandteile enthält.

Magazine Digest, Juni 1938, *Armchair Science 1938, British Medical Journal,* London, 1938

Auswirkungen der Pasteurisation

Studien haben ergeben, dass die Pasteurisation die blut—und wachstumsfördernden Bestandteile der Milch beeinflusst. Rohmilch von speziell gefütterten Kühen verursacht keine Blutarmut, nur die konventionelle Milch . . .
Krauss, W. E., Erb, J. H. and Washburn, R. G., Studies on the nutritive value of milk II. The effect of pasteurization on some of the nutritive properties of milk, Ohio Agricultural Experiment Station Bulletin 518, p. 11, January, 1933.

Die gleiche Menge an Agar in Kuh—oder Muttermilch unterstützte das Wachstum von B. diphtheriae Staph. aureus, B. coli, B. prodigiosus, B. pyocyaneus, B. anthracis, streptococci und nicht identifizierter wilder Hefe nicht. Die Hemmstoffe für das Bakterienwachstum in der Muttermilch wurden bei einer Erhitzung auf 56 Grad Celsius (Temperatur der Pasteurisation: zwischen 60 und 70 Grad Celsius) während 30 Minuten inaktiviert, jedoch nicht bei wiederholtem Einfrieren und Auftauen. Die Hemmstoffe in der Kuhmilch wurden bei einer Erhitzung auf 80 Grad Celsius während sieben Minuten nicht inaktiviert; bei einer Temperatur von 85 Grad Celsius während sieben Minuten wurden sie jedoch zerstört. Es wurden keine Versuche durchgeführt, um die natürlichen Antiseptika zu identifizieren.
Dold, H., Wizaman, E., and Kleiner, C., Z. Hyt. Inf., 'Antiseptic in milk,' *The Drug and Cosmetic Industry*, 43,1:109, July, 1938

Pasteurisation und Skorbut

Es wurde die Frage aufgeworfen, ob pasteurisierte Milch eine Rolle in der Entstehung von Skorbut spielt. Gibt man einer Gruppe von Säuglingen während sechs Monaten pasteurisierte Milch, kommen Fälle von Skorbut vor. Diese können geheilt werden, wenn Rohmilch verabreicht wird. Diese Ergebnisse machen deutlich, dass die pasteurisierte Milch ein verursachender Faktor ist.
Die Erfahrung, die H. Newmann in Berlin gemacht hat und die er und andere aufgeschrieben haben (Newmann, H. Deutsch. Klin., 7:341, 1904), ist in diesem Zusammenhang höchst aufschlussreich

und überzeugend. 1901 nahm eine grosse Molkerei in Berlin eine Pasteurisationsanlage in Betrieb, in der die Milch auf 60 Grad Celsius erhitzt wurde. Nach einigen Monaten wurden Fälle von Skorbut bei Säuglingen in der ganzen Stadt gemeldet. Neumann hält dazu fest:

"Heubner, Sassel und ich hatten von 1896 bis 1900 nur 32 Skorbutfälle. Die Anzahl Fälle stieg ab 1901 plötzlich an, so dass die gleichen Beobachter—und viele andere—1901 und 1902 83 Fälle behandelten.

Es fand eine Untersuchung zur Ursache statt, und die Pasteurisation wurde eingestellt. Als Resultat davon gingen die Fälle ebenso so schnell zurück, wie sie aufgetreten waren."

Hess, A. F., "Infantile Scurvy, V. A study of pathogenesis," *Am. J Dis. Child.*, November, 1917) Mehr dazu: über eine Google-Recherche <Newmann, H. Deutsch. scurvey, berlin, 1904

Obschon pasteurisierte Milch als Schutz gegen Infektionen empfohlen wird, sollten wir erkennen, dass sie **keine vollkommene Nahrung ist.** Es sollten gleichzeitig Orangensaft oder Kartoffelwasser als Antiskorbut-Mittel eingenommen werden; sonst entwickeln Säuglinge Skorbut. Diese Form von Skorbut manifestiert sich erst nach einigen Monaten. Ein Säugling, der nur pasteurisierte Milch trinkt, muss viel früher vor Skorbut geschützt werden, als heute üblich ist; vielleicht sogar bereits nach seinem ersten Lebensmonat.

Hess, A. F., "Infantile Scurvy. III. Influence on growth (length and weight)," *Am. J. Dis. Child.*, August, 1916.

Ein höchst auffallendes klinisches Merkmal bei Säuglingsskorbut ist die daraus resultierende markante Anfälligkeit für Infektionen: häufige Grippefälle, das weitverbreitete Vorkommen von Nasen-Diphtherie, die Furunkulose der Haut, die Gefahr einer Lungenentzündung bei fortgeschrittenen Fällen . . .

Hess, A. F., "Infantile Scurvy. III. Influence on growth (length and weight)," *Am. J. Dis. Schild.*, November, 1917

Pasteurisation und Zahngesundheit

In einem Artikel der britischen Medizin-Zeitschrift *The Lancet* (Seite 1142) vom 8. Mai 1937 wird geschildert, dass Kinder, die Rohmilch trinken, viel weniger Zahnverfall haben als jene, die pasteurisierte Milch trinken.

Die Ärztin Evelyn Sprawson vom London Hospital hielt fest, dass in Einrichtungen, in denen Kinder Rohmilch bekommen (anstatt pasteurisierter Milch), die Zöglinge tadellose Zähne und keinen Zahnverfall hatten. Ob dies der Tatsache zugeschrieben werden kann, dass die Milch nicht erhitzt wurde, oder allenfalls einen anderen, noch nicht erkannten Grund hat, lässt sich noch nicht sagen. Das Ergebnis ist jedoch derart erstaunlich und aussergewöhnlich, dass es sicherlich Gegenstand weiterer Untersuchungen sein wird.
Harris, L. J., Vitamins in Theory and Practice, p. 224, *Cambridge, University Press,* 1935

Pasteurisation und Wachstum

Fisher und Bartlett weisen aufgrund einer statistischen Aufbereitung von Daten darauf hin, dass die Reaktion hinsichtlich der Körpergrösse bei Rohmilch erheblich besser war als bei pasteurisierter Milch.
Krauss, W. E., Erb, J. H. and Washburn, R. G., Studies on the nutritive value of milk, II. The effect of pasteurization on some of the nutritive properties of milk, *Ohio Agricultural Experiment Station Bulletin* 518, p. 8, January 1933

Daniels and Loughlin beobachteten, dass junge Ratten, die über eine lange Zeit erhitzte Milch, Kondens-, Trocken—und pasteurisierte Milch einnahmen, ein anormales Wachstum hatten.
Daniels, A, L., and Loughlin, R., *Journal of Biological Chemistry*, 44.381, 1920, as abstracted by Holmes and Pigott, Factors that influence the anti-rachitic value of milk in infant feeding, Oil & Soap, 12.9:202-207, September, 1935

Verfügbares Kalzium in pasteurisierter Milch

Kramer, Latzke und Shaw (Kramer, Martha M., Latzke, F., and Shaw, M. M.) führten einen Vergleich von Roh-, Past-, Kondens—und getrockneter Milch als Quelle für Kalzium und Phosphor für den Mensch (*Journal of Biological Chemistry,* 79:283-295, 1928) durch. Der Vergleich zeigte bei Erwachsenen weniger günstige Kalziumwerte mit pasteurisierter Milch als mit Frischmilch. Sie machten zudem die Beobachtung, dass die Milch von Kühen, die fünf Monate im Stall weilten, weniger günstige Kalziumwerte aufwies als frische Milch (Herdenmilch einer Universitätsmolkerei).

Krauss, W. E., Erb, J. H., and Washburn, R. G., 'Studies on the nutritive value of milk, II. The effect of pasteurization on some of the nutritive properties of milk,' *Ohio Agricultural Experiment Station Bulletin* 518, page 8, January, 1933.

Meerschweinchen, die mit Rohmilch gefüttert wurden, der Magermilchpulver, Kupfer, Eisensalze, Karotin und Orangensaft zugesetzt worden war, wuchsen gut und zeigten keine Anomalien bei der Autopsie. Wurde pasteurisierte Vollmilch verabreicht, traten Mangelerscheinungen auf—als erste eine Gelenksteifheit. Wurde anstatt Vollmilch Magermilch gefüttert, verschärften sich die Mängel; die Tiere waren vor ihrem Tod stark ausgemergelt und geschwächt. Die Autopsie zeigte, dass die Muskeln eine starke Atrophie (Muskelschwund) aufwiesen und dünne, eng beieinanderliegende Linien von Kalziumablagerungen entlang der Fasern verliefen. Kalziumablagerungen kamen auch an anderen Orten im Körper vor. **Mit roher Sahne konnte die Gelenksteifheit geheilt werden.**
Annual Review of Biochemistry, Vol. 18, p. 435, 1944

In der Zeitschrift *The Lancet* vom 8. Mai 1937 (Seite 1142) ist erwähnt, dass Pernio (Kältepocken) praktisch nicht vorkommt (höhere Kalziumwerte der Rohmilch oder verbesserte Aufnahme von Kalzium), wenn Rohmilch für die Ernährung von Kindern verwendet wird.

Die Pasteurisation zerstört die Vitamine A, B-Komplex und C

Schmidt-Nielsen und Schmidt-Nielson (Kgl. Norske Videnskab. Selsk. Forhandl., 1:126-128, abstracted in Biological Abstracts, 4:94, 1930) halten Folgendes fest: Wenn pasteurisierte Milch (auf 63 Grad Celsius erhitzt) ausgewachsenen Ratten verfüttert wurde, starben sie entweder vorzeitig, oder ihre Nachkommen hatten eine verringerte Vitalität. Das wurde auf die Zerstörung des Vitamins A in der Milch zurückgeführt.

(Krauss, W. E., Erb, J. H. and Washburn, R. G. Studies on the nutritive value of Milk, II. The effect of pasteurization on some of the nutritive properties of milk, *Ohio Agricultural Experiment Station Bulletin* 518, p. 9, January, 1933)

Die Pasteurisation zerstört etwa 38 Prozent des B-Komplexes gemäss Dutcher und seinem Team.

(Lewis, L. R., The relation of the vitamins to obstetrics, *American Journal of Obstetrics and Gynecology*, 29.5:759. May, 1935)

Die Forscher Mattick und Golding berichteten in ihrem Beitrag 'Relativer Wert von Rohmilch und erhitzter Milch in der Ernährung,' publiziert in *The Lancet* (220:662-667), von Versuchen, die zeigten, dass die Pasteurisation einige Nährstoffe der Milch zerstört, so auch teilweise das Vitamin B1. Sie fanden auch heraus, dass Rohmilch einen viel höheren Ernährungswert als sterilisierte Milch hat.

(Krauss, W. E., Erb, J. H. and Washburn, R. G., Studies on the nutritive value of milk, II. The effect of pasteurization on some of the nutritive properties of milk, *Ohio Agricultural Experiment Station Bulletin* 518, p. 7, January, 1933)

Zwei mit Rohmilch gefütterte Ratten (7.5 cc.) entwickelten eine milde Form von Polyneuritis (Entzündung mehrerer Nerven) zum Ende der Tests hin; wohingegen drei der mit pasteurisierter Milch gefütterten Ratten die Polyneuritis bereits früh entwickelten, und die Krankheit sich zum Ende der Tests hin verschlimmerte. Keine der Rohmilch gefütterten Ratten (10.0 cc.) entwickelten

Polyneuritis; bei der Fütterung mit pasteurisierter Milch waren jedoch drei Ratten sehr stark befallen.
(Ibid, p. 23)
Mittels Standardmethoden wurden die Vitamine A, B, G, und D erhoben und festgestellt, dass mindestens 25 Prozent des Vitamins B in der ursprünglichen Rohmilch zerstört wurden.
(Ibid, p. 30)
" . . . Beweise zeigten, dass die Pasteurisation der Milch 20 bis 50 Prozent des Vitamins C zerstört."
Jordan, E. O., A Textbook of General Bacteriology, Twelfth Edition, Revised, p. 691, W. B. Saunders Co., 1938

In den letzten paar Jahren wurde eine zunehmende Anzahl von Patienten mit Skorbut im Kinderspital in Oregon behandelt. Die prophylaktische Menge Vitamin C (15 mg täglich) ist in Muttermilch mit 300 cc. enthalten. Skorbut tritt bei gestillten Kindern selten auf. Das Vitamin C in Kuhmilch wird durch die Pasteurisation oder Verdunstung zum grössten Teil zerstört.
(Overstreet, R. M., *Northwest Medicine*, June, 1938, as abstracted by *Clinical Medicine and Surgery*, The Increase of Scurvy, 42, 12:598, December, 1938)

„Von den verschiedenen Molkereien in der Stadt Madison (Wisconsin) wurden Proben von konventioneller zertifizierter Guernsey—und konventioneller zertifizierter Vitamin-D-Milch genommen. Diese Milchproben lagen nur wenig unter dem Durchschnitt von Frischmilch, was darauf hindeutet, dass konventionelle zertifizierte Rohmilch, wie sie dem Verbraucher geliefert wird, nur wenig von ihrer antiskorbutischen Eigenschaft verliert. Es wurden auch Proben von konventioneller pasteurisierter Milch gesammelt und analysiert. Im Durchschnitt enthielten sie nur etwa halb so viel Ascorbinsäure wie Frischmilch.
Es wurde festgestellt, dass die konventionelle Rohmilch eine nur wenig schwächere antiskorbutische Eigenschaft aufweist als frische Rohmilch und dass pasteurisierte Milch im Durchschnitt nur halb so viel dieser Eigenschaft hat. Die Veränderungen der Mineralien und die Homogenisierung haben offensichtlich einen zerstörenden Effekt auf die Ascorbinsäure."

(Woessner, Warren W., Evehjem, C. A., and Schuette, Henry A., The determination of ascorbic acid in commercial milks, *Journal of Nutrition*, 18,6:619-626, December, 1939. Reprint No. 7, *Lee Foundation for Nutritional Research*, Milwaukee, Wisconsin, Publication Date: 12/11/39)

Die Pasteurisation beschädigt die Milch

Dr. Robert Irons PhD., führt mit den CDC (Centers for Disease Control), einer Behörde des US-Gesundheitsministeriums, einen Kampf wegen des Beweises wissenschaftlicher Daten.

Auf der Website realmilk.com schreibt Robert Irons:
"Die Befürworter der Rohmilch wissen, dass amerikanische Regierungs-Webseiten und—Berichte viele systematische Abweichungen und Fehler enthalten! Kürzlich schrieb ich den CDC, um sie auf einen schwerwiegenden Fehler auf ihrer Webseite hinzuweisen. Meine Bemerkungen betrafen die Milch ganz allgemein, unabhängig von ihrer Art, weil die Pasteurisation den Nährwert jeglicher Milch auf die gleiche Art und Weise vermindert. **So wie ein Kalb nicht gedeihen kann, wenn es pasteurisierte Kuhmilch bekommt, so kann ein menschliches Baby nicht mit pasteurisierter Milch heranwachsen."**

Der Brief an die CDC
Im zweiten Absatz des Abschnitts "Pasteurization, Key to Safe Dairy Products" (Pasteurisation, Lösung für sichere Milchprodukte) auf der Webseite der CDC steht die Behauptung: "Die Pasteurisation schädigt den Nährwert der Milch und des Käses nicht." (*http://www.cdc.gov/healthypets/cheesespotlight/cheese_spotlight.htm*)
Diese Behauptung ist falsch, irreführend und entspricht nicht den Fakten. Viele Nährstoffe und das Immunsystem stärkende Komponenten werden durch hohe Hitze und die Temperaturen während der Pasteurisierung zerstört. Das Vitamin A wird abgebaut, Proteine und Enzyme werden verändert und Immunglobuline zerstört.

Vitamin A

Vitamin A ist ein wichtiger fettlöslicher Nährstoff. In einem Fachartikel, der im Januar 2000 publiziert wurde, steht im Abstract: "Vitamin A ist sehr empfindlich gegenüber der chemischen Zersetzung, verursacht durch Sauerstoff, Licht, Hitze und andere Stressfaktoren . . . "

Runge FE and Heger R., Use of microcalorimetry in monitoring stability studies. *J Agric Food Chem.* 2000 Jan; 48(1)47-55.

Salmonellen

Ein weiterer Irrtum auf der CDC-Webseite betrifft die Salmonellen. Hier lautet der offizielle Rat: "Fleisch und Eier müssen völlig durch gekocht sein vor dem Verzehr. Es sollten keine Lebensmittel, die rohe Eier enthalten, und keine Rohmilch gegessen und getrunken werden." (*http://www.cdc.gov/ncidod/dbmd/diseaseinfo/salmonellosis_g.htm*)

Auf der gleichen Seite der Homepage lesen wir jedoch: "Muttermilch ist die sicherste Nahrung für Säuglinge. Das Stillen verhütet Salmonellose und viele andere gesundheitlichen Probleme."

Im ersten Beispiel warnen die CDC davor, keine nicht pasteurisierte Milch zu trinken, und etwas weiter—im selben Abschnitt—heisst es, dass nicht pasteurisierte Milch (Muttermilch) die sicherste Nahrung für Säuglinge sei und dass das Stillen viele Probleme, unter anderem auch Salmonellose, verhüte. Dies ist höchst irreführend für den Durchschnittsbürger.

Die falsche Aussage muss entfernt werden

Diese Studien beziehen sich auf alle Arten von Milch, nicht nur auf die Muttermilch. Die Amerikaner wenden sich an die CDC, um sachlich korrekte Informationen zu erhalten, die nicht irreführend sind.

Die angegebenen Referenzen beweisen, dass die Pasteurisation für die Nährstoffe in der Milch schädlich ist. Deshalb ist die CDC verpflichtet, die folgende falsche Behauptung von ihrer Homepage, aus ihren Empfehlungen und allem anderen Material zu entfernen: "Die Pasteurisation schädigt den Nährwert der Milch und des Käses nicht."

(Dr. Robert Irons earned his PhD in Nutritional Immunology from the University of Missouri-Columbia. His graduate work examined the effects of omega-3 polyunsaturated fatty acids from fish oil on primary and secondary immune responses to infectious disease. He received postdoc training at the National Institutes of Health/National Cancer Institute with a dual role in the extramural Nutritional Sciences Research Group; and the intramural Laboratory of Cancer Prevention, where he conducted research on the cancer protective effects of selenium against colon cancer in mice. He has published in peer-reviewed journals such as the Journal of Nutrition, Journal of Infectious Disease, and Biochemical Journal. He has served as research consultant to the Adele Davis Foundation and the Price-Pottenger Nutrition Foundation.)

Das Wachstum bei Frühgeborenen

Frühgeborene Säuglinge, die unbehandelte Muttermilch tranken, wuchsen schneller als jene, die gesammelte, pasteurisierte Muttermilch tranken . . .
J Pediatr Gastroenterol Nutr. 1986 Mar-Apr;5(2):248-53.

Forscher machten die pasteurisierte Milch für die langsame Gewichtszunahme verantwortlich, da die Pasteurisation das hitzeempfindliche Enzym Lipase zerstört.
Stein H et al., Gesammelte pasteurisierte Muttermilch und unbehandelte Muttermilch in der Ernährung von stark untergewichtigen Säuglingen (randomisierte kontrollierte Studie) in *J Pediatr Gastroenterol Nutr.* 1986 Mar-Apr;5(2):242-7

Zerstörung der Enzyme

In einer 1977 publizierten Studie steht: "Muttermilch wurde einer Hitzebehandlung verschiedener Stufen ausgesetzt und auf ihren Gehalt an Immunglobulinen, Laktoferrin, Lysozyme, Vitamin B_{12}, folatbindenden Proteinen und Laktoperoxidase untersucht. Bei der Erhitzung auf 100 Grad Celsius wurde eine fortschreitende Zerstörung von fast 100 Prozent festgestellt."

Ford JE et al., Influence of the heat treatment of human milk on some of its protective constituents. *J Pediatr. 1977 Jan;90(1):29-35.*

Rohe Milch ist auch eine geschmacksvolle, ausgezeichnete Quelle für Glutathione.
Wise Tradition, Vol 11, No 4, S 70, Chris Masterjohn, *Cholesterol-And-Health.com*

Mit vollem Recht und mit bewunderungswürdigem Mut schrieb Regierungsdirektor Dr. BRÜGGEMANN vom Bundesinnenministerium: "Keine chemische Formel erschöpft die komplexe Einheit der Milch mit ihren rund 50 verschiedenen chemischen Substanzen, und kein zerstörtes Vitamin der Milch kann durch Vitamine anderer Nahrungsmittel oder gar solche synthetischer Natur gleichwertig ersetzt werden. Eines dem anderen gleichzusetzen ist doch nur einem ganz abstrakten und mechanisierten Denkvermögen gegeben . . . Um bei der Milch zu bleiben, die in ganz besonderer Weise unserer Verantwortung anvertraut ist, sei festgestellt, dass ihr physiologischer Nutzwert sich aus der unveränderten biologischen Wertigkeit und unbeeinträchtigten Verdaulichkeit zusammensetzt. **Jede Bearbeitung, auch die schonendste Erhitzung, ist eine Denaturierung.**"

(WEGENER: Der Stand der Milchhygiene aus der Sicht des Tierarztes *Dtsch. Tierärztl. Wschr.* 1957, 22)

7
Eine Kampagne für echte Milch

vollfett, von Weidekühen, unbehandelt

> Die Weston A. Price Foundation hat auf ihrer Website die folgenden Informationen über rohe Milch und Rohmilch-Produkte publiziert:
>
> 1. Ist das Trinken von Rohmilch ungefährlich?
> 2. Enthält echte Milch mehr Nährstoffe?
> 3. Hat echte Milch von Weidekühen einen höheren Nährwert?
> 4. Ist echte Milch besser für die Bauern?
>
> Mit Dank und Anerkennung:
> Lee Dexter, Präsidentin von White Egret Farms, Texas
> Ron Hull, PhD
> Jill Nienhiser
> Chris Masterjohn
> Ted Beals, MD

Für weitere Informationen:
www.westonaprice.org, *www.realmilk.com*
Deutsche Übersetzung: *www.westonaprice.org/translations.html*

"Das Trinken von Rohmilch oder der Verzehr von Rohmilch-Produkten sind ein Spiel mit der Gesundheit, gleich dem Russischen Roulette."

(John F. Sheehan, Director, US Food and Drug Administration, Division of Dairy and Egg Safety. *FDA Consumer,* Sept/Oct 2004)

Rohmilch schützt auf einzigartige Weise

Stellen wir uns folgende Situation vor: Ein Kalb wird in eine unhygienische Umwelt hinein geboren und saugt dann an den ungewaschenen Zitzen seiner Mutter. Wie kann dieses Kalb überleben?

Die Rohmilch, wie sie die Natur hervorbringt, besitzt mehrere bioaktive Komponenten, die krankheitserregende Bakterien vermindern und auch eliminieren können.

Vorbeugende Systeme in der Rohmilch:

Laktoperoxidase:
Sie benötigt kleine Mengen von H_2O_2 und freien Radikalen, um krankheitserregende Bakterien zu finden und zu zerstören.[1]

Laktoperoxidase findet sich in den Sekretionen aller Säugetiere—Muttermilch, Tränen ect.[1,2]

Die Menge an Laktoperoxidase ist in Ziegenmilch **10-mal höher** als in Muttermilch.[3]

Andere Länder prüfen die Verwendung von Laktoperoxidase anstatt der Pasteurisation, um konventionelle Milch sicher zu machen.[1,2,4,5]

1. *Indian J Exp Biology 1998;36:808-810.*
2. *British J of Nutrition 2000;84(Suppl. 1.):S19-S25.*
3. *J Dairy Sci 1991;74:783-787*
4. *Life Sciences, 2000;66(25):2433-2439*
5. *Trends in Food Science & Technology 16(2005)137-154*

Vorbeugende Systeme in der Rohmilch:

Laktoferrin: kommt reichlich in Rohmilch vor; seine Wirkung wird durch die Pasteurisation stark reduziert.

Laktoferrin entnimmt den Krankheitserregern das Eisen und trägt es durch die Darmwand ins Blut; regt das Immunsystem an[1].

Laktoferrin tötet eine Vielfalt von Krankheitserregern und Viren ab, nicht aber die unschädlichen Bakterien.[2]

Bei Mäusen, die auf Anfälligkeit für Tuberkulose gezüchtet wurden, zeigte sich nach der Behandlung mit Laktoferrin eine deutliche Verminderung der TB-Organismen.[3]

Mäuse, denen Candida albicans (ein Organismus, der günstig auf Eisen reagiert) injiziert wurde, hatten eine verlängerte Lebenszeit durch die Behandlung mit Laktoferrin.[4]

Laktoferrin kann das viszerale Fettgewebe um bis zu 40 Prozent reduzieren.[5] Es hat viele weitere Gesundheitsvorteile und wird auch als Nahrungsergänzung verkauft.

Von der FDA (Food and Drug Administration, US-amerikanische Lebensmittelüberwachungs—und Arzneimittelzulassungsbehörde) zugelassen als Anti-Mikroben-Spray gegen die Verseuchung durch E. coli O157:H7 in der Fleischindustrie![6]

1. *British J Nutrition* (2000);84(Suppl. 1):S11-S17) *JACN 2001 20(5):389S-395S.*
2. Zimecki and Kruzel. *J Exp Ther Oncol.* 2007;6(2):89-106; *International Dairy Journal* 2006 16:1252-1261
3. *J Experimental Med,* 2002 DEC 02:196(11):1507-1513
4. *Infection and Immunity,* 2001 JUN;69(6):3883-3890
5. *MSN-Mainichi Daily News,* 2007 APR 11.
6. *FDA News,* August 22, 2004

Vorbeugende Systeme in der Rohmilch:

Andere bioaktive Komponenten I—Komponenten im Blut

Leukozyten (weisse Blutzellen): fressen alle körperfremden Bakterien, Hefen und Pilze (Phagozytose). Sie werden bei einer Temperatur von 56 Grad Celsius sowie beim Abpumpen der Milch zerstört. Sie produzieren H_2O_2 zur Aktivierung des Laktoperoxidase-Systems. Sie produzieren anaerobes CO_2 und blockieren damit alle aeroben Mikroben. Sie sind die Grundlage der Immunität.

B-Lymphozyten: töten körperfremde Bakterien und aktivieren andere Prozesse des Immunsystems.[1,2]

Makrophagen (Fresszellen): fressen körperfremdes Eiweiss (Protein) und Bakterien.[2]

Neutrophile: töten infizierte Zellen; mobilisieren andere Prozesse des Immunsystems.[1]

T-Lymphozyten: vermehren sich, wenn schädliche Bakterien vorhanden sind; produzieren Komponenten, die das Immunsystem stärken.[1]

Immunglobuline (IgM, IgA, IgG1, IgG2): übertragen über die Milch die Immunität von der Kuh auf das Kalb oder auf den Menschen, speziell über das Kolostrum (Erstmilch); schaffen eine 'passive Immunisierung.'[2]

Antikörper: verbinden sich mit körperfremden Mikroben und leiten eine Immunreaktion ein.

1. *Scientific American,* December 1995.
2. *British J of Nutrition,* 2000:84(Suppl. 1):S3-S10, S75-S80, S81-S89, S135-S136.

Vorbeugende Systeme in der Rohmilch:

Andere bioaktive Komponenten II—Fette und Kohlenhydrate

Polysaccharide: fördern das Wachstum bevorzugter Bakterien im Darm, schützen die Darmwand.

Oligosaccharide: schützen andere Komponenten vor der zerstörenden Wirkung der Magensäure und Enzyme; verbinden sich mit Bakterien und verhüten dadurch deren Anhocken an die Darmschleimhaut; zu anderen Funktionen sind Nachforschungen im Gang.[1,2]

Mittelkettige Fettsäuren: spalten die Zellwände krankheitserregender Bakterien; die Ziegenmilch enthält eine derart grosse Anzahl davon, dass der Test für das Vorhandensein von Antibiotika geändert werden musste. Sie können Verletzungen des Darms vermindern und die Leber schützen.[3]

Phospholipide und Sphingolipide: verbinden sich mit der Darmwand, verhüten die Absorption von Krankheitserregern und Giftstoffen.[3] Sphingolipide sind wichtige Komponenten der Zellmembranen, sie schützen die Zellen gegen Gifte, unterstützen die Verdauung und schützen gegen Krebs.

1. *British J Nutrition*, 2000:84(Suppl. 1):S3-S10.
2. *Scientific American,* December 1995.
3. *International Dairy Journal* 2006 16:1374-1382 and 1362-1373
4. Sphingolipids and Cancer, scitopics.com;Koopman, J S, et al, AJPH, 1984, 74:12:1371-1373

Vorbeugende Systeme in der Rohmilch:
Andere bioaktive Komponenten III

Enzyme, z. B. Komplement & Lysozyme: zerstören Bakterienzellwände. Das Komplement wird bei einer Temperatur von 56 Grad Celsius zerstört, Lysozyme bei einer Temperatur von 90 Grad Celsius.[1,2]

Hormone und Wachstumsfaktoren: stimulieren die Maturation der Darmzellen und verhüten einen 'undichten' Darm.[2]

Muzine: haften sich an Bakterien und Viren und verhüten deren Adhäsion an die Schleimhaut und damit die Verursachung von Krankheiten.[1,2]

Fibronectin: steigert die antimikrobielle Aktivität der Makrophagen, unterstützt die Heilung von beschädigtem Gewebe.[1]

Glycomakropeptide: hemmen die Ablagerung von Bakterien und Viren, unterdrücken die Magensekretion, fördern das Wachstum von Bifidobakterien, unterstützen das Immunsystem.[3]

1. *British J Nutrition,* 2000:84(Suppl. 1):S3-S10.
2. *Scientific American*, December 1995
3. *British J Nutrition,* 2000:84(Suppl. 1):S3-S10, S39-S46

Vorbeugende Systeme in der Rohmilch:
Andere bioaktive Komponenten IV

Nützliche Bakterien: Laktobazillen und Bifidobakterien verdrängen schädliche Bakterien; produzieren Milchsäure, die schädliche Bakterien abtötet.

Bifidus-Faktor: fördert das Wachstum des Lactobacillus bifidus, einer gutartigen Bakterie im Darm eines Säuglings, die die Verdrängung gefährlicher Keime unterstützt.[1,2]

Vitamin-B_{12}-bindendes Eiweiss: reduziert das Vitamin B_{12} im Dickdarm, das die schädlichen Bakterien zum Wachstum brauchen.[1]

Laktoglobuline: sind Träger für die Vitamine A und D, eventuell auch für andere Nährstoffe.[3]

1. *Scientific American,* December 1995
2. *British J Nutrition,* 2000:84(Suppl. 1):S3-S10, S39-S46
3. *FEBS Journal* 2009 276:2251-2265

Fünffaches Vorbeugungssystem in der Rohmilch

1. Vernichtet Krankheitserreger in der Milch.
2. Regt das Immunsystem an.
3. Baut eine gesunde Darmwand auf.
4. Verhütet die Aufnahme (Absorption) von Krankheitserregern und Giften in den Darm.
5. Stellt die Assimilation aller Nährstoffe sicher.

Zerstörung des Sicherheitssystems durch die Pasteurisation

Komponente	Mutter-Milch	Roh-milch	Pasteurisierte Milch	UHT-Milch*	Säuglings—nahrung
B-Lymphozyten	aktiv	aktiv	inaktiv	inaktiv	inaktiv
Makrophage	aktiv	aktiv	inaktiv	inaktiv	inaktiv
Neutrophile	aktiv	aktiv	inaktiv	inaktiv	inaktiv
Lymphozyten	aktiv	aktiv	inaktiv	inaktiv	inaktiv
IgA/IgG—Antikörper	aktiv	aktiv	inaktiv	inaktiv	inaktiv
B12-bindendes Eiweiss	aktiv	aktiv	inaktiv	inaktiv	inaktiv
Bifidus-Faktor	aktiv	aktiv	inaktiv	inaktiv	inaktiv
Mittelkettige Fettsäuren	aktiv	aktiv	reduziert	reduziert	reduziert
Fibronectin	aktiv	aktiv	inaktiv	inaktiv	inaktiv
Gamma-Interferon	aktiv	aktiv	inaktiv	inaktiv	inaktiv
Laktoferrin	aktiv	aktiv	reduziert	inaktiv	inaktiv

Laktoperoxidase	aktiv	aktiv	reduziert	inaktiv	inaktiv
Lysozyme	aktiv	aktiv	reduziert	inaktiv	inaktiv
Muzin A/ Oligosaccharide	aktiv	aktiv	reduziert	reduziert	inaktiv
Hormone & Wachstumsfaktoren	aktiv	aktiv	reduziert	reduziert	inaktiv

*in Deutschland und Österreich: H-Milch

1. *Scientific American,* December 1995
2. *The Lancet,* Nov 17 1984;2(8412):1111-1113.

Zerstörung des Sicherheitssystems durch die Pasteurisation II

Die antimikrobielle Zusammensetzung in der Milch wurde erst vor kurzem genau beschrieben, aber die Zerstörung der Schutzfaktoren ist schon lange erkannt. Studien, die 1938 publiziert wurden, zeigen, dass die Rohmilch das Wachstum vieler Krankheitserreger nicht unterstützt.

Forscher bewiesen, dass die Erhitzung der Milch das Wachstum schädlicher Bakterien unterstützt, indem sie die Hemmstoffe (Faktoren, die das Bakterienwachstum hemmen) inaktiviert.
(The Drug and Cosmetic Industry, 1938:43:1)

Was ist Pasteurisation?

Pasteurisation ist ein Prozess, der mikrobielles Wachstum in Nahrungsmitteln verlangsamt.

Die Pasteurisation tötet nicht alle Pathogene ab: Die Pasteurisierung dient nicht dazu, alle Krankheitserreger in festen oder flüssigen Nahrungsmitteln abzutöten, sondern sie zielt darauf ab, die Anzahl der lebensfähigen Pathogene zu reduzieren, so dass sie kaum mehr eine Krankheit hervorrufen können.

Heute werden zwei Arten der Pasteurisation eingesetzt:

1. Hohe Temperatur/kurze Zeit (HTST): 71,6° C während 15 bis 20 Sekunden.
2. Ultrahocherhitzung (UHT): 137,7° C während eines Bruchteils einer Sekunde.

Schnelle Erhitzung: Bei beiden Prozessen wird die Milch zwischen hocherhitzten Edelstahlplatten hindurch geleitet. (*http://en.wikipedia.org/wiki/Pasteurization*)

Koliforme Bakterien—sind nicht dasselbe wie Krankheitserreger

Diese zylinderförmigen Bakterien kommen überall vor, so auch im Darm, in Fäkalien, in der Erde, im Wasser und in Pflanzen.

Es gibt vier wichtige Gruppen: E. coli, Klebsiella, Enterobacter, Citrobacter.

Charakterische Merkmale: Sie fermentieren Laktose zu Milchsäure.

" . . . Forschungsresultate zeigen, dass die Gesamtmenge an koliformen Bakterien nicht unbedingt ein geeigneter bakterieller Indikator für die Verunreinigung durch Kot ist."

" . . . Eine erhebliche Konzentration von koliformen Bakterien in Verteilungssystemen für Trinkwasser stellt kein Gesundheitsrisiko dar . . . "

"Es ist allgemein anerkannt, dass die Gruppe der koliformen Bakterien vielfältig ist und dass diese Bakterien in einer Erd—oder Wasserumgebung vorkommen, die nicht durch Fäkalien verunreinigt wurden.

(Stevens and others. Review of Coliforms. Australian Government, 10-11 April 2003)

Koliforme Bakterien in der Rohmilch hemmen das Wachstum der Pathogene

Enterokokken (resistent gegen Antibiotika in Krankenhäusern) hemmen Krankheitserreger wie Listerien in rohem Feta-Käse.
Eurekalert.org, April, 2008

Lactobacillus and Staphylococcus produzieren Bacteriocine gegen L. Monocytogenes und werden als Starter (Kultur) verkauft in der Kontrolle von Listerien.
Hull. *Australian Journal of Dairy Technology* Aug 2007,62(2):100-102

Staphylokokken, Streptokokken, Laktobazillen und Ent. Faecalis in roher Muttermilch hemmen den Krankheitserreger Staph. aureus.
Heikkila and Saris. *J Appl Microbiology 2003,95, 471-478*

Neues medizinisches Paradigma

Altes Paradigma: Ein gesunder Menschenkörper ist steril, er wird von Mikroben angefallen, die ihn krank machen können.

Neues Paradigma: Ein gesunder Menschenkörper lebt in einem symbiotischen Verhältnis mit den Mikroorganismen.

Die Argumente für die Pasteurisierung basieren auf einem in Verruf geratenen medizinischen Paradigma.
The Washington Post, Monday June 5, 2006

Medizinische Verwendung der koliformen Bakterien

Wiederansiedlung von Fäkalbakterien im Dickdarm zur Bekämpfung von Durchfall, verursacht durch ein übermässiges

Wachstum der Bakterie Clostridium difficile nach einer Antibiotika-Behandlung.

Laktobazillen zur Bekämpfung des Rotavirus, der Durchfall und Darmentzündung bei Kindern verursacht.

Streptococcus-Nasenspray zur Bekämpfung der Krankheitserreger, die Ohreninfektionen verursachen (otitis media).

Laktobazillen zur Verhütung eines Befalls durch Staph. aureus bei Wunden.

Die Injektion eines harmlosen Stammes von E. coli in die Blase zur Bekämpfung von Blaseninfektionen.
(Science News Online, February 2, 2002; Vol 161, No. 5)

Lebensmittelvergiftungen—Ein Vergleich zwischen Milch und anderen Nahrungsmitteln—1997

Nahrungsmittel	Anzahl der Ausbrüche	%	Anzahl der Fälle	%
Milch	2	0,4	23	0,2
Eier	3	0,6	91	0,8
Geflügel	9	1,8	256	2,1
Obst/Gemüse	15	3,0	719	6,0
Salate	21	4,2	1104	9,2

Milch verursacht am wenigstens Nahrungsmittelvergiftungen.
(MMWR Mar 2, 2000:49(Ss01);1-51)

Krankheitsausbrüche 1990-2004 aufgrund von Lebensmittelvergiftungen

Nahrungsmittel	Anzahl Ausbrüche	%	Anzahl Fälle	%
Obst/Gemüse	639	22%	31 498	38%
Geflügel	541	18%	16 280	20%

Rindfleisch	467	16%	13 220	16%
Eier	341	11%	11 027	13%
Fische/Meeresfrüchte	984	33%	9969	12%

(Center for Science in the Public Interest)

CDC-Website: Anzahl Krankheiten aufgrund von Lebensmittelvergiftungen (Vergleich mit Milch)

1. Fisch und Krustentiere (Fish & Shellfisch)
2. Geflügel (Poultry)
3. Eier (Eggs)
4. Rindfleisch (Beef)
5. Schweinefleisch (Pork)
6. Obst/Gemüse (Produce)
7. Milch/Milchprodukte (Dairy)

Nach dieser Aufzeichnung des Center for Disease Control sind Milch und Milchprodukte eine ziemlich gefahrlose Nahrung.

Campylobacter: Häufigste Ursache von Lebensmittelvergiftung

Während Rohmilch oftmals für Lebensmittelvergiftungen verantwortlich gemacht wird, sind Campylobacter die Hauptursache für die Verseuchung von Fleisch.

Beispiele für Fleischproben mit Campylobacter aus 59 Geschäften in Washington, DC, 1999-2000:

	Anzahl Proben	% Positiv
Huhn	184	70,7 %
Truthahn	172	14,5 %
Schwein	181	1,7 %
Rindfleisch	182	0,5 %

(Applied and Environmental Microbiology, 2001:67(12):5431-5436)

Tabelle für Krankheitsausbrüche 1999—2006:

Relative Number of Foodborne Illnesses Linked to Outbreaks Caused by Various Food Categories, Adjusted for Consumption 1999-2006

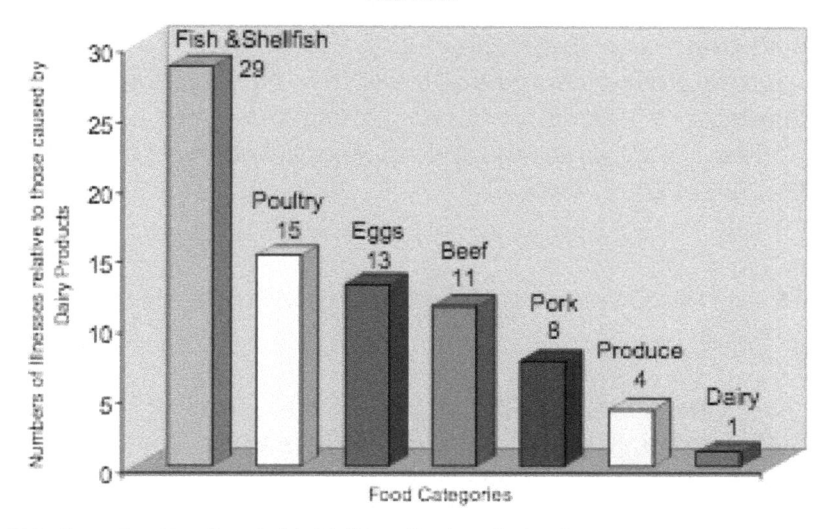

- Fish & Shellfish: 29
- Poultry: 15
- Eggs: 13
- Beef: 11
- Pork: 8
- Produce: 4
- Dairy: 1

*Using the yearly average illnesses linked to Dairy outbreaks as the baseline

Listeria monocytogenes—Tödliche Erreger in Esswaren

Rohmilch wird oftmals für Infektionen durch Listeria Monocytogenes (L-mono) verantwortlich gemacht, ein tödlicher Krankheitserreger in Esswaren, der schwerwiegende Krankheiten und den Tod des Fötus, Frühgeburten oder Krankheiten und den Tod von Neugeborenen verursacht.

Ein 2003 publizierter Bericht des US-Landwirtschaftsministeriums und der FDA zeigt, dass im Vergleich zu Rohmilch
515-mal mehr Krankheiten durch L-mono verseuchtes Deli-Fleisch (Aufschnitt) und
29-mal mehr Krankheiten durch L-mono verseuchte pasteurisierte Milch auftraten.

Pro Portion war bei Deli-Fleisch die Wahrscheinlichkeit für eine Lebensmittelvergiftung **10-mal** höher.

FDA: *"Rohmilch ist gefährlich und sollte nicht konsumiert werden."*

Wer schützt die Gesundheit der Bevölkerung und **verbietet den Verkauf von Deli-Fleisch?**

(Interpretive Summary-Listeria Monocytogenes Risk Assessment

Center for Food Safety and Applied Nutrition. FDA, USDHHS, USDA, Sept. 2003, page 17)

Listeria monocytogenes—kein Problem in der Rohmilch

Auf eine Anfrage aufgrund des 'Freedom of Information Act' (Informationsfreiheitsgesetz) lieferten die Zentren für die Kontrolle von Krankheiten (CDC) als Antwort Daten zu durch Rohmilch verursachte Krankheiten zwischen 1993 und 2005—für eine Zeitspanne von 13 Jahren.

Der Bericht führt KEINE Lebensmittelvergiftungen durch mit Listerien verseuchte Rohmilch während dieser Periode auf.

Das Landwirtschaftsministerium des US-Bundesstaates Pennsylvania (PDA) verbot kürzlich den Verkauf der Milch einiger Milchbauern und veröffentlichte reisserische Pressemitteilungen über den Befall von Milch mit Listeria monocytogenes.

Unabhängige Tests stellten KEINE Listerien in der Milch fest, und der Verkauf wurde wieder zugelassen. Es gab keine Krankheitsfälle.

Gibt das PDA bewusst Falschmeldungen zu Listerien in der Rohmilch heraus?

(Cdc-foodborne-illness-report 1993-2005.pdf)

Rohmilch-Provokationstests I

Grosse Mengen von Campylobacter (eine Menge, die in 20 000 Gramm Mist vorkommt) wurden gekühlter Rohmilch (4°C) zugefügt.

Die meisten Stämme zeigten einen dramatischen Rückgang.
0 Tage = 13 000 000/ml
9 Tage = weniger als 10/ml

Nur ein Stamm, ein nicht humaner, wies keinen Rückgang auf.
(Applied and Environmental Microbiology, 1982;44(5):1154-58, siehe Grafik 1)

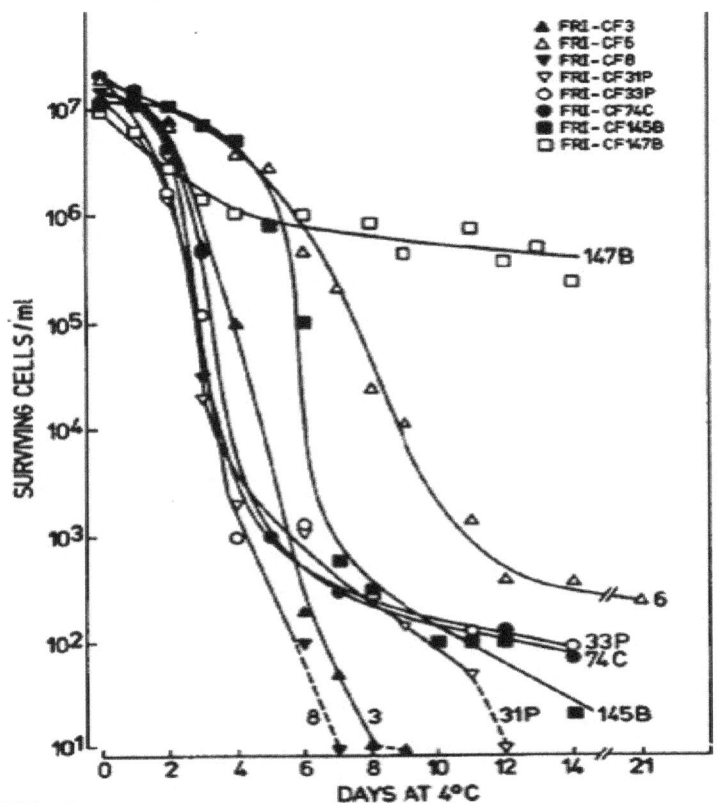

FIG. 1.
Survival of *C. jejuni* and NARTC in unpasteurized milk held at 4°C. No campylobacters were detected at the <10-CFU/ml level (minimum level of sensitivity) in the final sampling.

Rohmilch-Provokationstests II

Campylobacter in Rohmilch bei Körpertemperatur (37°C):
Rinderstämme reduzierten sich um 100 Zellen/ml in 48 Stunden.
Geflügelstämme reduzierten sich um 10 000 Zellen/ml in 48 Stunden.

Die Schutzfaktoren entfalteten ihre Wirkung zur Reduktion der Anzahl der Pathogene schneller in der warmen Milch als in der gekühlten.
(Mikrobiyolji Bul, 1987:21(3):200-5)

Rohmilch-Provokationstests III

Laktoperoxidase in der Rohmilch tötet beigefügten Schimmel und zugesetzte Bakterien ab.[1,2]

Rohe Ziegenmilch tötet Campylobacter jejuni ab.[3]

1. *Life Sciences,* 2000;66(25):2433-9.
2. *Indian J Experimental Biology,* 1998;36:808-10.
3. *J. Food Protection,*63:916-920.

Rohmilch-Provokationstests IV

Sieben Stämme von E. coli O157:H7 wurden der Rohmilch in je einer Anzahl von 1 Million/ml beigefügt. Es fand kein Wachstum der Erreger statt, sie wurden schrittweise abgetötet.[1]

Rohmilch mit einer Temperatur von 37° C wurden Listeria monocytogenes zugefügt. Nach 56 Stunden waren keine lebensfähigen L-mono-Bakterien nachweisbar.[2]

"Das Wachstum von Staph. Aureus, S. Enteritidis und L. monocytogenes in Rohmilch mit einer Temperatur von 37° C war deutlich reduziert, im Vergleich zum Wachstum dieser Organismen in pasteurisierter Milch."[3]

Fünf Stämme von E. coli O157:H7 zeigten kein Wachstum bei einer Temperatur von 5° C und reduzierten sich über einen Zeitraum von mehreren Tagen.[4]

1. *Letters in Applied Microbiology* 1999 28(1):89-92
2. *Australian Journal of Dairy Technology* 1999 54(2):90-93
3. *Milchwissenschaft* 2000 55(5):249-252
4. *Journal of Food Protection* 1997 60(6):610-613

Rohmilch-Provokationstests V
(Hygiene (London) 1985 Feb;94(1):31-44)

Die BSK Food & Dairy Laboratories (2002) impften rohes Kolostrum und Proben von roher Milch (Temperatur 40° C) der Organic Pastures Dairy (Fresno, Kalifornien) mit einem Cocktail von 2,4 Millionen Salmonellen, 9,2 Millionen E. coli O157:H7 und 8,1 Millionen Listeria monocytogenes. (Es ist sehr unwahrscheinlich, dass diese riesigen Mengen in einer realen Situation je auftreten).

Aber auch mit diesen grossen Mengen reduzierten sich die Krankheitserreger mit der Zeit und waren innerhalb einer Woche nicht mehr nachweisbar.

Nach einem Rückgang während sieben Tagen stieg E. coli O157:H7 leicht an, möglicherweise aufgrund der Aufzehrung der antimikrobiellen Komponenten in der Milch.

Die Schlussfolgerung der Laboratorien lautete: "Rohes Kolostrum und rohe Milch scheinen das Wachstum von Salmonellen, E. coli O157:H7 oder Listerien nicht zu unterstützen."
(McAfee, M. Unpublished data)

Rohmilch von konventionellen Molkereien—nicht empfohlen

Obschon Krankheitserreger reduziert und sogar eliminiert werden, wenn sie in grossen Quantitäten der Milch zugefügt werden, empfehlen wir das Trinken der Rohmilch von Kühen aus Milchfabriken NICHT.

Unter extremen Verhältnissen kann die Wirkung der vielfältigen antimikrobiellen Komponenten in der Rohmilch ausser Kraft gesetzt werden.

Das Geld, das wir für unsere Ernährung ausgeben, ist die Quelle für Krankheitserreger

E-coli-Bakterien können sieben bis zehn Tage bei Zimmertemperatur auf Münzen überleben.

Salmonella enteritidis können ein bis neun Tage auf Münzen überleben.

Salmonella enteritidis können auch auf Glas und Teflon bis zu 17 Tage überleben.
(Journal of Food Protection 1999;62(7):805-7)

Krankheitserreger werden überall gefunden!

Soja-Produkte enthalten Krankheitserreger

Ein 1998 erstelltes Gutachten zu vier Marken Sojamilch stellte fünf Arten von Mikroorganismen in gelagerten Sojamilchproben fest. Während der Lagerung bei einer Temperatur von 5° C vermehrten sich die Mikroben nach 2 bis 3 Wochen stark.[1]

Ein 1978 erstelltes Gutachten fand Salmonellen in vielen 'Gesundheitsprodukten,' u.a. in Sojamehl, Soja-Proteinpulver und Soja-Milchpulver. "Das Vorkommen dieser Krankheitserreger in drei verschiedenen Sojaprodukten sollte ein genügender Grund für eine weitere Untersuchung von Sojaprodukten als potenziell bedeutende Quellen von Salmonellen sein."[2]

1. *J Food Protection,* 1998; 61(9):1161-1164.

2. *Applied & Environmental Microbiology,* Mar 1979; 37(3):559-566.

Krankheitserreger in pasteurisiertem Orangensaft

Die FDA hat verfügt, dass alle Säfte pasteurisiert werden müssen, weil roher Saft eine Quelle von Krankheitserregern sein könnte.

Forscher fanden jedoch in verarbeiteten Fruchtsäften Schimmel, der druck—und hitzeresistent ist.

Eine Studie stellte fest, dass 17 Prozent des Orangensaft sowie 20 Prozent der Mango—und Tomatensäfte aus Nigeria hitzeresistente Pilze enthielten.[1]

Forscher fanden E-coli-Bakterien in pasteurisiertem Orangensaft.[2]

In einer Studie wurde hitzebehandelter, säurehydrolisierter Orangensaft auf eine erbgutverändernde Aktivität getestet. Die Autoren stellten die Hypothese auf, dass durch den Erhitzungsprozess Zwischenprodukte entstehen, die unter Testbedingungen Mutationen und Zellschäden verursachen.[3]

1. *Int J Food Sci Technology* Oct 1995 30(5):587-590.
2. *J Food Prot* 1999 Mar 62 (3):277-9.
3. *Food-Chem* 1989 31(4):289-294.
4. *Food-Chem* 1993 46(1):77-79

Muttermilch enthält Krankheitserreger

Falsche Auffassung: Bis vor kurzem behaupteten Gesundheitsexperten, dass Muttermilch steril sei.

Krankheitserreger: Wir wissen jetzt, dass Muttermilch Krankheitserreger enthält; und dies oft in grossen Mengen.

Muttermilch pasteurisieren? Müssen Frauen ihre Milch sterilisieren, bevor sie ihre Säuglinge stillen?

Diskriminierung: Gesetze verbieten es den Müttern, rohe Milch für ihren Säugling zu kaufen, wenn sie nicht genügend Muttermilch haben.

1. *J Appl Microbiol 2003;95(3):471-8.*
2. *Neonatal Netw.* 2000 Oct;19(7)21-5.
3. *J Hosp Infec.* 2004 Oct;58(2):146-50
4. *Curr Med Chem.* 1999 Feb;6(2):117-27
5. *Scientific American,* December 1995.
6. *Lancet* 1984 Nov 17;2(8412):1111-1113.
7. *Cent Afr J Med.* 2000 Sep;46(9):247-51
8. *Eur J Pediatr.* 2000 Nov;159(11):793-7.
9. *J Dairy Sci* 1991;74:783-787.

Die Pasteurisation reduziert die schützenden Effekte der Muttermilch

Studie mit Frühgeborenen (Risikogruppe) aus dem Jahr 1984

Art der Milch	Infektionsrate
Pasteurisierte Muttermilch und Ersatzmilch	33,0%
Rohe Muttermilch und Ersatzmilch	16,0%
Pasteurisierte Muttermilch	14,3%
Rohe Muttermilch	10,5%

Lancet 1984 Nov 17;2(8412):1111-1113

Die Pasteurisation der Muttermilch gefährdet Säuglinge!

Eine Verseuchung mit der Bakterienart Pseudomonas aeruginosa auf einer Intensivstation für Neugeborene, verursacht durch einen verunreinigten Milchbank-Pasteurisierapparat, führte zu 31 Infektionsfällen und vier Todesfällen.

Arch Dis Child Fetal Neonatal Ed. 2003 Sep:88(5):F434-5.

Durch pasteurisierte Milch verursachte Krankheitsausbrüche

1976—Ausbruch von Y.enterocolitica bei 36 Kindern, 16 davon hatten Blinddarmoperationen; Ursache war pasteurisierte Schokoladenmilch.[1]

1982—172 Fälle, 100 Personen im Krankenhaus, Vorkommen von Y. enterocolitica in etlichen Bundesstaaten durch Milch aus Memphis, Tennessee.[2]

1983—ein Ausbruch, 49 Fälle, 14 Tote durch L. monocytogenes im Bundesstaat Massachusetts.[2]

1984-85—3 Ausbrüche von antimikrobiell-resistenten S. typhimurium in einer Fabrik in Melrose Park, Illinois. Die dritte Welle verzeichnete 16 284 bestätigte Fälle; in Untersuchungen wurde festgestellt, dass möglicherweise 197 581 Personen betroffen waren.[2]

1985—mehr als 1500 Fälle, Salmonellen-Kultur bestätigt, im Norden des Bundesstaates Illinois.[2]

1993-94—ein Ausbruch, 2014 Fälle, 142 bestätigt, durch S. enteritidis; Ursache war pasteurisierte Eiskrem in den Bundesstaaten Minnesota, South-Dakota und Wisconsin.

1995—Ausbruch von Yersinia enterocolitica bei 10 Kindern, 3 davon waren im Krankenhaus, wegen Verseuchung nach der Pasteurisation.[7]

2000—ein Ausbruch, 98 Fälle, 38 bestätigt, durch S. typhimurim in den Bundesstaaten Pennsylvania und New Jersey.[8]

2005—ein Ausbruch, 200 Fälle von C. jejuni in einem Gefängnis im Bundesstaat Colorado.[9]

2006—ein Ausbruch, 1592 Fälle, 52 bestätigt, von C. jejuni-Infektionen im Bundesstaat Kalifornien.[10]

2007—ein Ausbruch, 3 Todesfälle aufgrund von L. monocytogenes im Bundesstaat Massachusetts.[11]

1. (1976) Black, R.E.; Jackson, R.J.; et al; 'Epidemic Yersinia enterocolitica infection due to contaminated chocolate milk,' *New England Journal of Medicine*, January 12, 1978; 298(2):76-79. Milk was purchased in school cafeterias; investigation suggested that the bacterium was introduced at the dairy during the mixing by hand of chocolate syrup with previously pasteurized milk.
2. (1982) Segal, Marian; 'Invisible villains; tiny microbes are biggest food hazard,' *FDA Consumer,* JUL-AUG 1988; *http://www.cfsan.fda.gov/~mow/chap5.html*.
3. (1983) Fleming, D.W.; Cochi, S.L.; et al; 'Pasteurized milk as a vehicle of infection in an outbreak of listeriosis,' *New England Journal of Medicine*, 1985 FEB 14; 312(7):404-407.
4. (1984-1985) Ryan, C. A.; Nickels, M. K.; et al; 'Massive outbreak of antimicrobial-resistant salmonellosis traced to pasteurized milk,' *Journal of the American Medical Association,* 1987;258:3269-74. Two surveys to determine the number of persons who were actually affected yielded estimates of 168,791 and 197,581 persons, making this the largest outbreak of salmonellosis ever identified in the United States.

Details of three outbreaks:
1984-AUG, 1 outbreak of *S. typhimurium*, ~200 cases
1984-NOV, 1 outbreak *S. typhimurium*,
1985-MAR, 1 outbreak *S. typhimurium,* 16,284 confirmed cases

5. (1985) Centers for Disease Control and Prevention, 'Milk-Borne Salmonellosis—Illinois,' *Morbidity & Mortality Weekly Report*, 1985 APR 12; 34(14):200. *http://www.cdc.gov/MMWR/preview/mmwrhtml/00000520.htm*

6. (1993-1994) Centers for Disease Control and Prevention, 'Outbreak of *Salmonella enteritidis* Associated with Nationally Distributed Ice Cream Products—Minnesota, South Dakota, and Wisconsin, 1994,' *Morbidity & Mortality Weekly Report*, 1994 OCT 14; 43(40). http://vm.cfsan.fda.gov/~mow/salice.html; accessed 28 May 2007
7. (1995) New Zealand PDF: http://www.nzfsa.govt.nz/science/data-sheets/yersinia-enterocolitica.pdf which mentions '10 cases, 3 hospitalised, 1 appendectomy. Control measure failure: post pasteurisation contamination.' US reference is Robbins-Browne, R. (1997) *Yersinia enterocolitica*. In *Food Microbiology: fundamentals and frontiers*, (Eds) Doyle, M.P., Beuchat, L.R. and Montville, T.D. pp192-215. ASM Press, Washington, D.C., USA.
8. (2000) Olsen, Sonja J.; Ying, Michelle; et al; 'Multidrug-resistant Salmonella Typhimurium infection from milk contaminated after pasteurization,' *Emerging Infectious Diseases* [serial on the Internet], 2004 MAY; available at http://www.cdc.gov/ncidod/EID/vol10no5/03-0484.htm, accessed 28-May-2007.
9. CDC 2005 Summary Statistics, http://www.cdc.gov/foodborneoutbreaks/us_outb/fbo2005/2005_Linelist.pdf. Also mentioned briefly in State of Colorado Laboratory Services Division 2005-2006 Annual Report, page 17, http://www.cdc.gov/foodborneoutbreaks/us_outb/fbo2005/2005_Linelist.pdf ('The Environmental Microbiology Laboratory recovered *Campylobacter* from milk samples in the Colorado prison system.')
10. (2006) Yuan, Jean W.; Jay, M.T.; et al, 'Campylobacteriosis Outbreak Associated with Pasteurized Milk—California, May 2006,' Epidemic Intelligence Service Conference 2007 (CDC), 2007 APR 16; page 62. Available at http://www.cdc.gov/eis/conference/archives/EIS_program%20indd.pdf, accessed 28-May-2007. This was a paper presented at a conference.
11. Associated Press, January 8, 2008)

Milchsicherheit in Kalifornien

Der Bauernhof Organic Pastures von Mark McAfee: Seit 1999 verkaufte Organic Pastures über 40 Millionen Portionen Milch, und es gab nicht eine bestätigte Krankheit; in über 1300 Tests wurden weder Krankheiten noch Krankheitserreger in der Milch, bei der Milchstation oder den Milchkühen festgestellt.

In der 80-jährigen Geschichte der Claravale-Farm ist nie ein Verbraucher durch Krankheitserreger aus der Milch krank geworden, und es wurden nie Krankheitserreger in der Milch gefunden.

Durch pasteurisierte Milch verursachte Krankheitsausbrüche: Seit 1999 gab es etliche Rückrufe von pasteurisierten Milchprodukten. Es gab im selben Zeitraum ein Krankheitsausbruch aufgrund von Campylobacter in pasteurisierter Milch, von dem 1300 Insassen in elf Staatsgefängnissen betroffen waren.
http://www.campylobacterblog.com/2006/06/articles/ campylobacter—watch/spoiled-milk-apparently-sickened-1300-inmates-at-11-prisons/

Verzerrte Berichterstattung zur Sicherheit von Rohmilch I

Der Ausbruch einer Campylobacter-Infektion in Atlanta, Georgia, 1983 wurde der Rohmilch zugeschrieben.

Ausführliche Tests bestätigten kein Vorkommen von Campylobacter oder anderen Pathogenen in den Milchprodukten der Farm. Alle Vorsichtsmassnahmen waren pflichtgetreu befolgt worden.

Die Schlussfolgerung des Autoren lautete: "Nur die korrekte Pasteurisation vor dem Konsum kann die Gesundheit des Volkes schützen."

Als Folge dieses Ereignisses wurde der Verkauf von Rohmilch im Bundesstaat Georgia verboten.
American J Epidemiology, 1983 Apr;117(4):475-83.

Verzerrte Berichterstattung zur Sicherheit von Rohmilch II

Im November 2001 wurde ein Campylobacter-Ausbruch in Rohmilch aus einem 'cow-share program' (Kuhaktienprogramm; der erworbene Anteil an einer Kuh berechtigt zum Bezug von Rohmilch) in Sawyer County, Wisconsin, angelastet. Der Bauernhof hat einen hervorragenden Sicherheitsstandard.

Offizieller Bericht: 75 erkrankte Personen.[1]
Unabhängiger Bericht: Mehr als 800 Erkrankte nach dem 10. November 2001 während der zwölf folgenden Wochen.

Die wahrscheinlichste Ursache: Nur 24 der 385 Mitglieder des Kuhaktienprogramms wurden krank. Die meisten von ihnen hatten Hamburger in einem örtlichen Restaurant gegessen. Die restlichen 361 Mitglieder des Programms wurden nicht krank.

Verzerrte Befragungsergebnisse in den örtlichen Krankenhäusern: Es wurden nur jene Personen untersucht, die aussagten, sie würden Rohmilch trinken; alle anderen wurden **ohne irgendwelche Nachforschungen** nach Hause geschickt.

Unabhängige Laboruntersuchungen fanden keinen Campylobacter in der Milch.[2]

1. *MMWR* 2002 Jun 28;51(25):548
2. http://www.realmilk.com/pr_071402.html

Verzerrte Berichterstattung zur Sicherheit von Rohmilch III

Bericht des Center for Disease Control (CDC): 2002 wurde ein Ausbruch von Salmonella Typhimurium auf das Trinken von Rohmilch eines zertifizierten Milchbetriebs im Bundesstaat Ohio zurückgeführt.[1]
Die Aussage des CDC lautete: "Die Quelle der Verseuchung konnte nicht festgestellt werden; jedoch deuten Ergebnisse

darauf hin, dass die Verunreinigung der Milch entweder während des Melkens, des Abfüllens oder des Verschliessens der Flaschen stattgefunden haben könnte."

Es gab verschiedene andere Quellen für Krankheiten (die nie untersucht wurden) ausser der Rohmilch in diesem Milchbetrieb. Dieser Vorfall führte zur Schliessung des letzten Rohmilch-Betriebs in Ohio.

Zufall? Der Ausbruch geschah eine Woche, nachdem die Ohio Farm Bureau Federation zugunsten der Rohmilch abstimmt hatte.

Der Milchbetrieb, der während Jahrzehnten ohne Probleme gearbeitet hatte, gab dem Druck des Gesundheitsministeriums nach.

1. *MMWR* 2002 JUN 28;51(25):548
2. *http://www.realmilk.com/pr_071402.html*

Verzerrte Berichterstattung zur Sicherheit von Rohmilch IV

Vancouver Island, Kanada: Bei fünf Kindern von verschiedenen Familien wurde eine Infektion mit E. coli O157:H7 diagnostiziert nach dem Konsum roher Ziegenmilch.

Diese Meldung ist ein ausgezeichnetes Beispiel für eine verzerrte Berichterstattung. Der Titel, 'Escherichia Coli O157:H7: Ausbruch wird dem Konsum von nicht pasteurisierter Ziegenmilch in Britisch-Kolumbien 2001 zugeschrieben' gibt aber die möglichen Quellen der Infektion, die im Bericht genannt werden, nicht wieder.

Proben: Eine Probe wurde als positiv 'angenommen,' nachdem sie mit einer Testsubstanz 'angereichert' worden war; es wurden keine E.coli vor der 'Anreicherung' sowie in der zweiten Probe gefunden.

Andere möglichen Quellen: Das Kind, das als erstes infiziert wurde, hatte auch eine Streichelfarm (eine bekannte

Quelle für Infektionen) besucht; alle Kinder wohnten in einer landwirtschaftlichen Genossenschaft, wo der Kontakt mit Tieren eine mögliche Quelle für Infektionen war. E.coli O157:H7 ist ein riesiges Problem im benachbarten US-Bundesstaat Washington aufgrund der Verseuchung der Abwässer von Industriebauernhöfen. Infektionen durch E. coli rühren meistens von Hackfleisch her.

Canada Communicable Disease Report, 2002 Jan 01; 28-01(01)

Methoden der Schuldzuweisung an die Rohmilch

Wenn Rohmilch getestet wird, werden Kulturen verwendet, welche die Vermehrung der Krankheitserreger anregen. Dazu wird ein sehr sensibles Milch-Prüfverfahren benutzt, so dass Krankheitserreger in kleinster Anzahl, die keine Krankheiten auslösen können, gefunden werden (Jede Substanz weist Krankheitserreger auf, wenn der Test sensibel genug ist.).

Schnelle Testverfahren, die für die Nahrungsmittelindustrie entwickelt wurden, werden eingesetzt, die leicht falsche positive Ergebnisse hervorbringen.

Bei einem Ausbruch müssen erkrankte Personen anhand eines Fragebogens angeben, welche Esswaren sie gegessen haben. Auf diesen Fragebogen werden bestimmte Nahrungsmittel, die auch Ursachen von Verseuchungen sind, nicht aufgeführt; die Rohmilch aber ist IMMER erwähnt.

Bei einem Ausbruch werden die geöffneten Milchbehälter getestet, und nicht jene, die noch im Ladenregal stehen. Wenn eine infizierte Person in Kontakt mit einem Rohmilchprodukt gekommen ist, kann dieses im Test auf den Krankheitserreger positiv reagieren. Es werden keine anderen Nahrungsmittel oder Rohmilchprodukte im Ladenregal (die noch nicht bei den Verbrauchern sind) getestet, aber es wird ein positiver Laborbericht zu den geöffneten Behältern eines Rohmilchprodukts veröffentlicht.

Erkrankte Personen, die keine Rohmilchprodukte verzehrt haben, werden von den Tests ausgeschlossen.

Andere wahrscheinliche oder noch wahrscheinlichere Ursachen wie ein Besuch eines Streichelzoos oder eines Bauernhofes, Leitungswasser oder andere Nahrungsmittel werden NICHT berücksichtigt.

Es wird angenommen, dass eine statistische Verbindung den Nachweis erbringt. Es ist nicht schwierig, mit den oben erwähnten Methoden eine statistische Verbindung zur Rohmilch herzustellen.

Reisserische Pressemitteilungen mit Schuldzuweisungen an die Rohmilch werden veröffentlicht und nicht widerrufen, wenn der Bauer oder der Milchbetrieb von den Anklagen befreit werden.

Riskantes Verhalten?—Die Doppelmoral

Die FDA behauptet, dass das Trinken von Rohmilch riskant sei.

Eine Erhebung von 1999 mit 19 356 Erwachsenen in 8 Bundesstaaten:

50 % konsumierten rohe Eier
20 % konsumierten halbgekochte Hamburger
8 % konsumierten Austern
1 % konsumierte Rohmilch
Am J Prev Med April 16(3);312-221.

Eine Studie von 2008 mit 4548 jungen Universitätsstudenten:

53 % konsumierten rohen Süssgebäckteig
33 % konsumierten Eier mit flüssigem Eigelb
29 % konsumierten rohe Sprossen
11 % konsumierten Austern und andere rohe Meeresfrüchte
7 % konsumierten nur leicht angebratene Hamburger
Der Verzehr von Rohmilch wurde nicht erfasst.
J Am Dietetic Assoc 108:549-552

Keines der riskanten Lebensmittel wird auf der Webseite der FDA zur Lebensmittelsicherheit prominent erwähnt; die Rohmilch jedoch schon.

Es gibt keine Forderung nach Pasteurisation für die als riskant bekannten Lebensmittel.

Die Warnung der FDA gegen Rohmilch

Unter dem Link *www.cfsan.fda.gov/~ear/milksafe* behauptet John F. Sheehan, der Direktor der Division of Plant and Dairy Food Safety der FDA, dass die einzige Sicherheit für Milch die Pasteurisation sei. Von den 15 erwähnten Studien waren:

Keine gültigen positiv getesteten Proben	12/15	80 %
Keine gültigen statistischen Verbindungen zur Rohmilch	10/15	67 %
Ergebnisse von der FDA falsch dargestellt	7/15	47 %
Andere Faktoren entdeckt, aber nicht weiter verfolgt	5/15	33 %
Kein Beweis, dass jemand Rohmilch getrunken hatte	2/15	13 %
Der Ausbruch existierte nicht	1/15	13 %
Kein Beweis, dass die Pasteurisation die Ausbrüche verhütet hätte	15/15	100 %

Source: Response to the FDA, *www.realmilk.com*

Die Anti-Rohmilch-Liste von William Marler

102 Dokumente mit der Behauptung von durch Milch verursachten Krankheiten. Davon waren 32 zu Krankheiten aufgrund pasteurisierter Milch oder Artikel zugunsten der Rohmilch! Die übrigen 70 sind:

Kein positiv gültiger Test oder keine gültige statistische Verbindung	67/70 (96 %)
Kein gültig positiver Milchtest	56/70 (80 %)
Keine gültige Verbindung zur Rohmilch	43/70 (61 %)

Keine Verbindung und kein Milchtest	35/70 (50 %)
Kein Beweis, dass jemand Rohmilch getrunken hatte	7/70 (10 %)
Statistische Verbindung zu anderen Faktoren gefunden, aber nicht weiter verfolgt	4/70 (6 %)
Kein Beweis, dass die Pasteurisation den Ausbruch verhütet hätte	65/70 (93 %)

http://realmilk.com/documents/ResponsetoMarlerListofStudies.pdf

Durch Rohmilch verursachte Krankheiten, CDC, 1998-2005

Schludrige Tabelle, die Berichte, Nachrichten, Pressemitteilungen umfasst. In der Schlussfolgerung wird behauptet: '831 Krankheiten, 66 mit Krankenhausaufenthalt, ein Todesfall.'
(foodsafety.ksu.edu/articles/384/RawMilkOutbreak Table pdf)

Kein einziger Bericht vermeldete einen Todesfall!

Entweder kein gültiger positiver Milchtest oder keine statistische Verbindung	31/33 (94 %)
Kein gültiger positiver Milchtest	27/33 (82 %)
Keine statistische Verbindung zur Rohmilch	26/33 (78 %)
Keine Verbindung und keine Milchtests	21/33 (64 %)
Kein Beweis, dass pasteurisierte Milch den Ausbruch verhütet hätte	32/33 (97 %)
Beweis, dass die Pasteurisation den Ausbruch nicht verhütet hätte	32/33 (97 %)
Ausbruch auf pasteurisierte Milch zurückgeführt	1 (2 Berichte)
Ausbruch auf Pasteurisationsfehler zurückgeführt	1 (2 Berichte)
Quelle der Information nicht genannt oder nicht nachweisbar	3

Vergleichender Bericht zur Sicherheit von Rohmilch I

Zwischen 1980 und 2005 vermeldete das CDC 41 Ausbrüche mit 19 531 erkrankten Personen; sie wurden dem Konsum von pasteurisierter Milch und pasteurisierten Milchprodukten zugeschrieben, etwa 800 Fälle pro Jahr. Diese Zahl ist vermutlich viel zu niedrig geschätzt, da die meisten Lebensmittelerkrankungen nicht gemeldet werden.

Diese Zahl ist etwa 10-mal höher als die Anzahl Krankheitsfälle, die in der gleichen Periode durch Rohmilch verursacht wurden—etwa 80 pro Jahr. Die Anzahl Personen, die durch Rohmilch erkrankt sind, ist wahrscheinlich überschätzt.

Die FDA, das CDC und das US-Landwirtschaftsministerium schätzen, dass etwa 0,5 Prozent der konsumierten Milch Rohmilch ist. Diese Zahl ist vermutlich höher. Eine Umfrage in Kalifornien erbrachte, dass 3,2 der Befragten Rohmilch tranken. Das wäre zirka 1 Prozent der Milchtrinker.

Würde man diese Statistik heranziehen, wäre das Risiko beim Trinken von Rohmilch etwa 10-mal höher als das Risiko beim Konsum von pasteurisierter Milch.

Da jedoch die meisten Berichte, die die Behauptung aufstellen, dass Rohmilch Krankheiten verursache, schwerwiegende Mängel aufgrund einer verzerrten Darstellung oder der Methoden aufweisen, ist es wahrscheinlich, dass das Krankheitsrisiko durch den Konsum von Rohmilch gleich oder sogar geringer ist als das Risiko durch den Konsum von pasteurisierter Milch.

Und da überdies alle von der FDA zitierten Berichte keine Beweise erbringen, dass die Pasteurisation den Ausbruch hätte verhindern können, geschweige denn notwendig gewesen wäre, um den Ausbruch zu verhüten, tendiert das Krankheitsrisiko, das tatsächlich dem Fehlen der Pasteurisation zugeschrieben werden kann, wohl gegen Null.
Realmilk.com/documents/SheehanPowerPointResponse.pdf.

Vergleichender Bericht zur Sicherheit von Rohmilch II

Rohmilch im Vergleich zu anderen Lebensmitteln: Zwischen 1998 und 2005 gab es über 10 000 dokumentierte Ausbrüche die zu 199 263 dokumentierten Fällen von Lebensmittelerkrankungen beitrugen.

Rohmilch wurde mit 0,4 Prozent dieser Fälle in Verbindung gebracht—eine Zahl, die wahrscheinlich übertrieben ist.

Aufgrund dieser Daten ist es nicht möglich, zu quantifizieren, ob eines dieser Lebensmittel sicherer als ein anderes ist. Was aber klar daraus hervorgeht, ist, dass es keine Grundlage dafür gibt, die Rohmilch herauszugreifen und als 'von Natur aus gefährlich' zu bezeichnen.
Realmilk.com/documents/SheehanPowerPointResponse.pdf.

Vergleichender Bericht zur Sicherheit von Rohmilch III

Jährlich 80 von staatlicher Seite gemeldete Krankheitsfälle durch Rohmilch. Diese Zahl ist wahrscheinlich übertrieben.

Es gibt mindestens 500 000 Rohmilch-Verbraucher in den USA. (Anmerkung der Autorin: Seit dem Zeitpunkt dieser Schätzung sind es jedoch mehrere Millionen; siehe in den folgenden Kapiteln).

Von Rohmilch verursachte Krankheiten können zu 0,016 Prozent veranschlagt werden. Der tatsächliche Prozentsatz ist vermutlich viel tiefer.

Jährlich 76 000 000 Lebensmittelerkrankungen verschiedenen Ursprungs in den USA.

Bevölkerung: etwa 300 000 000.
Der Prozentsatz der durch Lebensmittel verursachten Krankheiten beträgt 25 Prozent.

Es ist demzufolge—auch wenn man die übertriebene Krankheitsstatistik der Regierung heranzieht—über 1500-mal wahrscheinlicher, durch andere Lebensmittel als die Rohmilch krank zu werden. Überdies schützt der Konsum von Rohmilch vor Krankheiten, die durch andere Lebensmittel verursacht werden.

Die heutige Rohmilchproduktion

Wenn man die Rohmilchproduktion der letzten 50 Jahre vergleicht, stellt man fest, dass die Bauern heute Verbesserungen nutzen können, die zu einem einwandfreien Produkt führen:

Der geregelte Weidewechsel ist eine Garantie für gesunde Kühe.
Das Wissen um Krankheiten und deren wirksame Bekämpfung.
Das Wissen darüber, wie Krankheitserreger aus dem Wasser in die in den Tanks gekühlte Milch gelangen können; die Wichtigkeit eines effizienten Reinigungssystems.
Gekühlte Tanks.
Gekühlte Transporte.
Einfache und günstigere Milchtest-Methoden.

'Swill Milk'

Während des 19. Jahrhunderts betrug die Todesrate bei den Stadtkindern, die 'Swill Milk' tranken, 50 Prozent. Swill Milk ist in den USA der Begriff für die Milch aus Stadt-Molkereien, in denen die Kühe in unvorstellbar schmutzigen Ställen gehalten und mit Brauereiabfällen gefüttert wurden. Diese Situation wurde als 'das Milchproblem' bezeichnet.

Wasser (normalerweise von einer Quelle oder Stauanlage) wurde oftmals der Milch beigefügt, um die Menge zu erhöhen; manchmal wurde auch Kreide beigegeben.

Diese Methode von 1860 gilt als 'der älteste Lebensmittelbetrug' und ist heute noch ein Problem. In Australien ist ein Fall vor Gericht, bei dem 2007 die Milch absichtlich mit Wasser gestreckt wurde!
Schmid, Ron, *Untold Story of Milk,* New Trends Publishing.

Kampagne gegen Rohmilch II

Ein scheinbar echter Artikel erschien im Magazin *Coronet* im Mai 1945 über das Dorf Crossroads in den USA, in dem viele Bewohner an einem undulierenden Fieber starben, das durch Rohmilch verursacht worden war: *"Rohmilch kann töten,"* hiess der Titel.

Die Sache hat jedoch einen Haken: Die ganze Geschichte war erfunden. Es gibt kein Dorf namens Crossroads in den USA, und es gibt keinen Ausbruch eines undulierenden Fiebers!

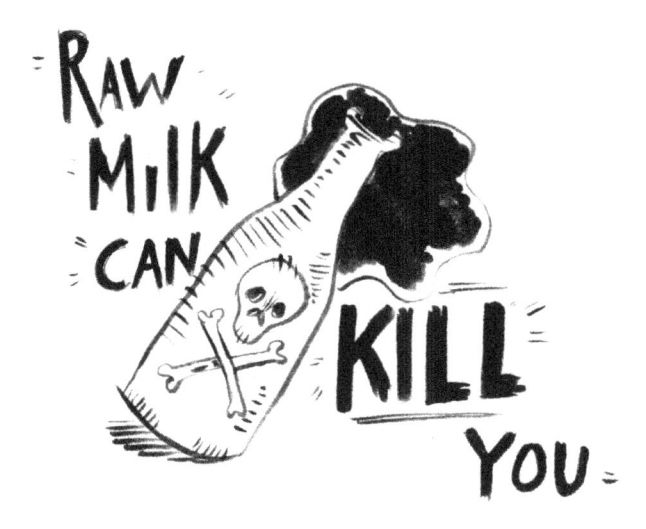

Raw Milk can Kill You . . . the shocking truth about Undulant fever-

Kampagne gegen Rohmilch III

Im August 1946 druckte das Magazin *Reader's Digest* die falsche Geschichte über Crossroads nochmals ab.

'How safe is your Town's Milk?' (Ist die Milch deiner Stadt gefahrlos?)
Lügen über rohe Milch werden noch heute verbreitet!

Lösung des 'Milch-Problems'

Das Milch-Problem wurde gelöst durch:
Verbot der 'Swill'-Molkereien in der Stadt
Verbesserte Hygiene
Verbesserte Wasserversorgung
Ersetzen der Pferde durch Autos
Die Bewegung für die zertifizierte Rohmilch
Die Verbraucher hatten vermehrt Zugang zur Kühlung

NICHT durch das Pasteurisationsgesetz

Der Rückgang ansteckender Krankheiten geschah nicht aufgrund der verordneten Pasteurisation

1948: Erste staatliche Vorschriften zur Pasteurisation
www.healthsentinel.com

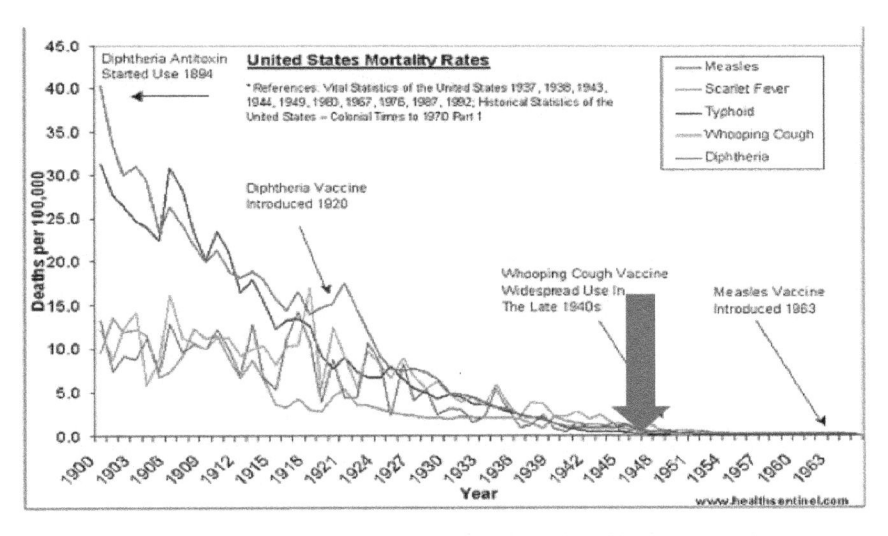

1948: First State Mandatory Pasteurization Laws

Rohmilch oder schlechtes Wasser?

Eine Studie aus der Stadt Chicago untersuchte den Rückgang der Todesfälle in der Stadt im Zeitraum zwischen 1850 und 1925 anhand dreier Faktoren:

1. Milchgesetze: 1893 starteten die Inspektionen zur Garantierung des Fettgehalts der Milch. 1908 wurde das Gesetz eingeführt, das verlangte, dass Milch entweder pasteurisiert oder durch Zertifizierung keimfrei sein muss.
2. 1895 Einführung der Diphtherie-Antitoxine.
3. Verbesserung der Wasserversorgung: 1893 Schliessung der Küsten-Wasserentnahme-Anlagen; 1900 Eröffnung des Entwässerungskanals.

Schlussfolgerung: Die Einführung von sauberem Wasser erklärt den Rückgang von 30 bis 50 Prozent der Sterblichkeitsrate in Chicago; andere Massnahmen hatten viel geringere Auswirkungen.

Death and the City: Chicago's Mortality Transition, 1850-1925. Working Paper 11427, www.nber.org/papers/w11427.

Rohmilch oder schlechtes Wasser?

Todesfälle durch Typhus-Fieber, USA, 1900-1960.
1948: Das erste Gesetz zur Pasteurisation.

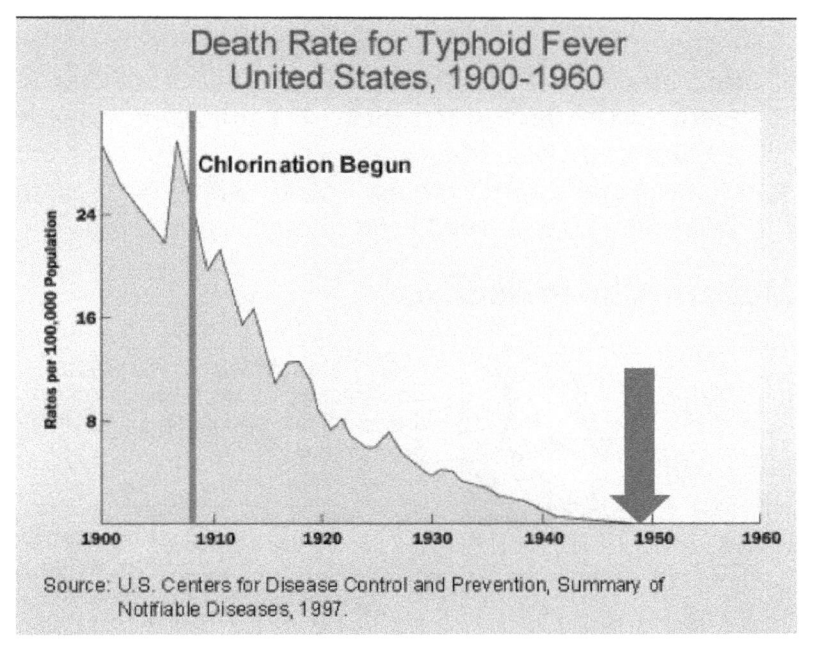

U.S. Centers for Disease Control and Prevention (CDC), Summary of Notifiable Diseases, 1997

Hitzeresistente Pathogene in pasteurisierter Milch

Bakterien der Johne's-Krankheit (Paratuberkulose-Bakterien)— die als Ursache für Morbus Crohn verdächtigt werden—werden heute routinemässig in pasteurisierter Milch gefunden (19 % der getesteten Proben).[1]

B. Cereus-Sporen, Botulismus-Sporen und Protozoen-Parasiten überleben die Pasteurisation.[2]

Listeria Monocytogenes und E. coli O157:H7 überleben die HTST-Pasteurisation; verschiedene Bazillen—und Clostridium-Arten können die Pasteurisation ebenfalls überleben.[3]

Die Keimruhe hitzebehandelter E. coli kann bei der Anwendung von typischen Laborkulturmethoden dazu führen, dass das Vorhandensein von E. coli 100-mal unterschätzt wird.[4]

1. *Appl & Environ Microbiol* 2002 May;68(5):2428-35
2. Elliott Ryser. Public Health Concerns. In:Marth E, Stelle J, eds.
Applied Dairy Microbiology, New York, Marcel Dekker, 2001.
3. Binderova and Rysanek. *Veterinami Medicina.* 1999;44(10):301-308
4. Gunasekera and others. *Appl Environ Microbiol. 2002;68(4):1988-1993 (and references therein).*

Modern Milk Production

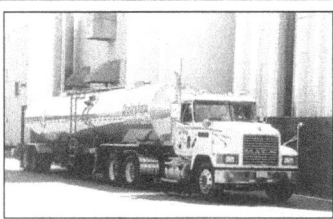

Highly industrialized, with many possibilities for contamination in the feedlots, and during and after processing.

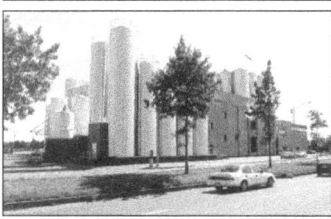

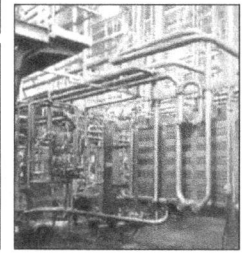

Harsh solvents must be used to clean miles of pipes in the processing plant; impossible to prevent residues from contaminating the milk.

(Die moderne Milchproduktion ist hoch industrialisiert und birgt unzählige Risiken der Verseuchung der Mastanlagen sowie während und nach der Verarbeitung.)

In der Verarbeitungsanlage müssen starke Lösungsmittel für die Reinigung der unzähligen Meter langen Röhren benützt werden. Es ist unmöglich, die Verseuchung der Milch durch Rückstände dieser Mittel zu verhüten.

Kühe aus Mästereien im Vergleich zu Weidekühen

Studien zeigen, dass Kühe aus Mästereien 300-mal mehr krankheitserregende Bakterien in ihrem Verdauungsapparat haben als Kühe, die auf Weiden grasen.
Peck, John E. "Spinach Crisis Reflects Need For Smaller Farms", *The Capitol Times,* A8, October 2, 2006

Zusammenfassung zur Sicherheit der Rohmilch

Sicherste Nahrung: Rohmilch ist sicherer als jede andere Nahrung. **Sie ist das einzige Lebensmittel, das für Säuglinge geeignet ist, da diese noch keine Immunität haben.**
Eingebauter Sicherheitsmechanismus: Rohmilch ist das EINZIGE Lebensmittel mit einem eingebauten Sicherheitsmechanismus.

40 Jahre alte Wissenschaft: Behauptungen, dass rohe Milch unsicher sei, gründen auf einer 40 Jahre alten Wissenschaft.

Gericht: Behauptungen, dass Rohmilch unsicher sei, würden vor Gericht nicht standhalten.

Russisches Roulette? Das Trinken der Rohmilch von geweideten Tieren ist wie Russisches Roulette—jedoch ohne Munition in der Kammer.

Die Sicherheit der Rohmilch verstärken:

Milch nur von geweideten Tieren
Nur Vollmilch
Nur Kühe ohne Tuberkulose und ohne undulierendes Fieber
Nur Milch aus hygienischer Produktion
Milch, die sofort gekühlt wird
Regelmässige Tests zur Feststellung des somatischen Zellgehalts und der Krankheitserreger
Regelmässige Wassertests auf dem Hof.

Schützende Komponenten im Milchfett

Kurz—und mittelkettige Fettsäuren: zerstören die Zellwände der Krankheitserreger.

Sphingolipide: verbinden sich mit der Darmwand, verhindern die Absorption der Krankheitserreger und Gifte.

Die fettlöslichen Vitamine A und D stärken das Immunsystem.

Pasteurisierte Magermilch kann 3—bis 5-mal mehr Durchfall bei Kindern und älteren Personen als pasteurisierte Vollmilch verursachen.
(Koopman, J S, et al, *AJPH,* 1984, 74:12:1371-1373).

Personen mit fettreduzierter Ernährung neigen zu einem schwächeren Immunsystem.
Nur rohe VOLLmilch trinken!!

Mehr Nährwerte in der Rohmilch?

"Forschungen zeigen, dass der Nährwert von pasteurisierter und nicht pasteurisierter Milch keinen erheblichen Unterschied aufweist."
John F. Sheehan, Direktor, United States Food and Drug Administration, Division of Dairy and Egg Safety
FDA Consumer, Sept/Oct 2004

Eiweiss in der Milch

Milcheiweiss: sind dreidimensional und sehr fragil.

Träger: transportieren Vitamine und Mineralien durch die Darmwand in das Blut; enthalten Enzyme; steigern die Immunabwehr; schützen gegen Krankheit.

Immunabwehr: Pasteurisation und Ultrapasteurisation denaturieren die dreidimensionalen Eiweisse und zerstören damit ihre biologische Aktivität. Der Körper sieht sie als fremd an und löst eine Immunabwehr aus.

Krankheiten: Die Immunabwehr führt zu Zuckerkrankheit (Typ-I-Diabetes), Asthma, Allergien und anderen Störungen im späteren Leben.

Allergien: Immer mehr Menschen vertragen pasteurisierte Milch nicht mehr; Milch gehört zu den acht häufigsten Allergie-Auslösern; einige Menschen haben extreme Reaktionen.

Rohmilch und Kinder—1926

Studie: 224 Kinder aus armen Verhältnissen bekamen in der Poliklinik in Boston verschiedene Nahrungsmittel verabreicht:
Rohe Milch oder
Pasteurisierte Milch oder
Pasteurisierte Milch mit Lebertran oder
Rohe Milch mit Lebertran und Orangensaft
Schlussfolgerung: Der ausschliessliche Konsum von zertifizierter Rohmilch führte zu einem erheblich grösseren Prozentsatz in der Gewichtsentwicklung als der Konsum von nur pasteurisierter Milch oder pasteurisierter Milch mit Orangensaft und Lebertran . . .
Der medizinische Berufsstand sollte zum vermehrten Konsum von zertifizierter Milch bei Säuglingen ermutigen.
Arch Ped 1926 Jun; 43:380

Rohmilch und Kalzium—1928

Vergleich: Forscher verglichen die Verwertung von Kalzium und Phosphor aus roher, pasteurisierter, Kondens—und Trockenmilch.

Weniger günstige Bilanz: Forscher stellten bei Erwachsenen weniger günstige Resultate der Kalziumverwertung aus pasteurisierter Milch als aus 'Frischmilch' fest.

Mit Gras gefüttert ist am besten: Die Milch von Kühen, die fünf Monate im Stall weilen, wies eine weniger günstige Kalzium-Bilanz als 'Frischmilch' auf.

Kramer MM and others. *J of Biological* Chemistry 1928;79:283-290

Rohmilch und Kinder—1929

Ein Vergleich zwischen 2 Gruppen von Säuglingen.
Der 1. Gruppe (122 Säuglinge) wurde Rohmilch verabreicht.
Der 2. Gruppe (112 Säuglinge) wurde pasteurisierte Milch verabreicht.

Die Gewichtszunahme war viel besser bei der Rohmilchgruppe.

Rachitis trat öfters bei der Gruppe mit pasteurisierter Milch auf; die Fälle in der Rohmilchgruppe waren milder.

Durchfall:
24 Fälle mit 9 Todesfällen in der Rohmilchgruppe.
36 Fälle mit 15 Todesfällen in der Gruppe mit pasteurisierter Milch.

Mortalität:
1. Gruppe (Rohmilch) 10 %
2. Gruppe (pasteurisierte Milch) 16 %
Arch Ped 1929;46: 85

Rohmilch und Kinder—1931

Studie an 20 000 armen Kindern (im Alter zwischen 5 und 12 Jahren) an Schulen in Lanarkshire, Schottland.
Drei Gruppen: 5000 erhielten 1½ Tassen Rohmilch pro Tag; 5000 erhielten 1½ Tassen pasteurisierte Milch; 10 000 bekamen nichts.

Die publizierte Meldung (*Nature,* 21. März 1931) hielt fest, dass kein Unterschied gefunden wurde.

Rohmilch ist jedoch besser: Zwei Forscher (Fisher und Bartlett) stellten eine Verzerrung der Aussagen fest. Sie publizierten eine kritische Bewertung zu den ursprünglichen Schlussfolgerungen der Autoren (*Nature,* 18. April 1931). Das Wachstum der Kinder, die Rohmilch bekamen, war besser, besonders bei den Knaben. Und die Gewichtszunahme war bei Knaben und Mädchen besser.

Die Studien von Mattick und Golding—1931

Mit klarer Deutlichkeit zeigen unsere Resultate, dass Ernährungswerte zerstört werden, wenn Milch sterilisiert oder pasteurisiert wird. Bei der Pasteurisation ist lediglich der Grad der Zerstörung geringer.

Frischmilch unterstützt das Wachstum und die Fruchtbarkeit bei Ratten; erhitzte Milch vermag dies nicht mehr zu leisten.

Mattick EC and Golding J. *The Lancet.* Mar 22, 1931, p 667.

Anämie und Verhalten

"Beobachtungen zeigten, dass Säuglinge mit chronisch starkem Eisendefizit vermehrt ängstlich, unglücklich und müde sowie weniger aktiv, zurückhaltend und ernst waren. Sie wollten während des Spielens, den Entwicklungstests und zu Hause in der Nähe der Mutter sein."

Kleinkinder mit Blutarmut, die keinen Eisenersatz erhielten, "lächelten nie, interagierten nicht und stellten keine sozialen Kontakte her."

Lozoff B and others. *Journal of Nutrition 137:683-689*

Studie in einem Waisenhaus, England—1937

1. Gruppe: 750 Knaben tranken pasteurisierte Milch während 5 Jahren.
2. Gruppe: 750 Knaben tranken Rohmilch während 5 Jahren.

Resultate hinsichtlich der Tuberkulose:

1. Gruppe hatte 14 Fälle von Tuberkulose.
2. Gruppe hatte 1 Fall von Tuberkulose.

Weitere Vorteile:

> "Das Kind, das Rohmilch trinkt, ist sehr fit. Frostbeulen kommen praktisch nicht mehr vor. Es gibt weniger Karies, die Resistenz gegen Tuberkulose und andere Infektionen ist erhöht."
>
> *Lancet,* May 8, 1937:1142

Die Studien von Mattick und Golding—1935

Ratten, denen sterilisierte Milch verabreicht wurde, hatten Haarausfall; mit Rohmilch gefütterte Ratten nicht.

Mit sterilisierter Milch gefütterte Ratten hatten eine verminderte Fruchtbarkeit.

Zwei Weibchen, denen während etwa acht Monaten sterilisierte Milch gegeben wurde, wiesen eine bemerkenswerte Verbesserung auf, nachdem ihnen während elf Wochen Rohmilch verabreicht worden war. Ein Weibchen bekam Junge nach der Paarung mit einem Männchen aus der Rohmilchgruppe. Zuvor hatten 15 erfolglose Paarungsversuche zwischen Weibchen und Männchen aus der mit sterilisierter Milch gefütterten Gruppe stattgefunden.
Mattick EC and Golding J. *The Lancet.* Sep 19, 1936, 703-704

Die Studie der Randleigh-Farm, 1935-1940

Rohmilch im Vergleich zu pasteurisierter Milch

Ratten, denen nur Rohmilch verabreicht wurde hatten eine gute Entwicklung, ein seidiges Fell, glänzende Augen, ausgezeichnete Anlagen und liessen sich gerne streicheln.

Ratten, denen nur pasteurisierte Milch gefüttert wurde, entwickelten sich schlecht. Das Fell war grob und wies durch den Mangel an Vitamin B6 kahle Stellen (Akrodynie) auf. Sie hatten ein langsames Wachstum, matte Augen, Blutarmut, keine Vitalität, ein tiefes Gewicht, waren sehr gereizt und neigten zum Beissen.

Innerliche Entwicklung: Die Organe der mit pasteurisierter Milch gefütterten Ratten hatten eine schwache Farbe und waren in ihrer Integrität beeinträchtigt. Die mit pasteurisierter Milch gefütterten Tiere hatten ein Gewicht von 146 Gramm sowie kürzere Knochen mit weniger Dichte, wohingegen die mit Rohmilch gefütterten Ratten 206 Gramm wogen, sowie längere Knochen mit höherer Dichte aufwiesen. Die Studie wurde über einen Zeitraum von sechs Monaten durchgeführt.

Dr. Ernest Scott and Professor Lowell Efr, Ohio State University, 1931

Jersey Bulletin 1931 50:210-211;224-226, 237
The Elixir of Life, Arnold De Vries

Die Katzen-Studien von Francis Pottenger, 1935-1940

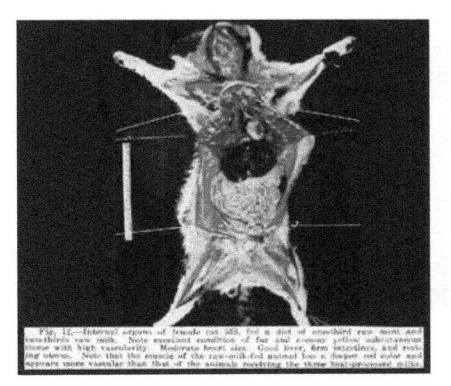

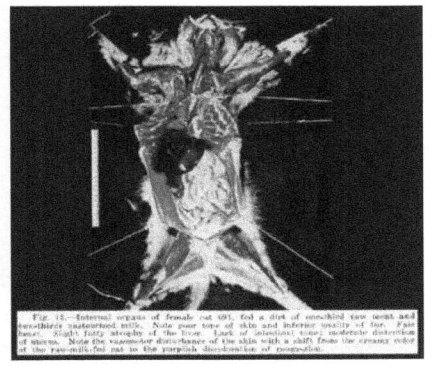

with permission of the Price-Pottenger Foundation
Copyright © Price-Pottenger Nutrition Foundation ®,
All Rights Reserved, www.ppnf.org.

Links: Innere Organe einer weiblichen Katze. Nahrung: Es wurde ein Drittel Rohfleisch und zwei Drittel Rohmilch verabreicht. Ausgezeichnetes Fell und cremig gelbe Farbe des subkutanen Gewebes mit guter Gefässversorgung. Das Herz hat eine gute Grösse. Gute Leber, fester Darm, normaler Uterus.

Rechts: Innere Organe einer weiblichen Katze. Nahrung: Ein Drittel Rohfleisch und zwei Drittel pasteurisierte Milch. Schlechte Hautfarbe, schlechte Beschaffenheit des Fells. Leichte Fettatrophie der Leber. Mittelmässiges Herz und fehlender Darmtonus, leichte Ausdehnung des Uterus, Haut hat eine violette Verfärbung aufgrund von Stauung.
Francis Pottenger lecture for Randleigh Farms

Die Studie an Meerschweinchen von Wulzen und Bahrs—1941

Dr. Rosalind Wulzen und Alice Bahrs, Department of Zoology, Oregon State College 1941

Vollmilch roh	Ausgezeichnetes Wachstum, keine Anomalitäten
Vollmilch pasteurisiert	Schlechtes Wachstum, Muskelsteifheit, Ausmergelung und Schwäche, Tod im gleichen Jahr. Obduktion ergab verkümmerte Muskeln mit Verkalkungen, Trikalzium-Einlagen unter der Haut, in Gelenken, im Herz und anderen Organen.

Am J Physiology 1941, 133, 500

Kälber-Studie

Eine 1941 am West of Scotland Agricultural College in Auchincruive, Schottland, durchgeführte Studie.

Zwei Gruppen zu je acht Kälbern wurden während 90 Tagen je mit Rohmilch und pasteurisierter Milch gefüttert.

Keine Todesfälle in der mit Rohmilch gefütterten Gruppe: Der Test in dieser Gruppe wurde beendet, ohne dass ein Tier starb.

Drei Todesfälle in der mit pasteurisierter Milch gefütterten Gruppe: In dieser Gruppe starben zwei Kälber, bevor sie 30 Tage alt waren, und ein drittes starb am 92. Tag, also zwei Tage nach dem Ende des Experiments.

Schlechte Gesundheit bei den Tieren in der mit pasteurisierter Milch gefütterten Gruppe: Die überlebenden Kälber waren bei schlechter Gesundheit am Ende des Experiments, während alle Tiere in der mit Rohmilch gefütterten Gruppe eine ausgezeichnete Gesundheit aufwiesen.

JM Mercer. Ein Experiment in Milchpasteurisation. *Nature's Path,* March 1941. *In Bryant CP*. The Truth about Pasteurisation, National Nutrition Leaque, Seatle, Washington. 1943.

Rohe Milch und Zahnverfall—1943

Dr. Evelyn Sprawson vom *London Hospital*: "... Kinder, die in bestimmten Institutionen mit Rohmilch aufgezogen wurden ..., wiesen ausgezeichnete Zähne und keinen Zahnverfall auf. Das Resultat ist so bemerkenswert und ungewöhnlich, dass es zweifelsohne Gegenstand weiterer Forschungen sein wird."

James C. Thomson, Pasteurized Milk, A National Menace. *The Kingston Chronicle.* Edinburgh, Scotland, 1943,5.

Pasteurisierte Milch—Wachsende Gesundheitsprobleme bei Kindern

Allergien, Asthma, häufige Ohreninfektionen, Verdauungsprobleme, Zuckerkrankheit, Autoimmmunkrankheiten, Aufmerksamkeitsdefizitstörung (ADS), Verstopfung ... Während der Zeit des starken Bevölkerungswachstums sank der Verkauf von flüssiger pasteurisierter Milch um jährlich 1 Prozent in den letzten zwanzig Jahren. Immer weniger Verbraucher vertragen die pasteurisierte (und ultrapasteurisierte) Milch.

Frank Oski, MD, *Don't Drink Your Milk,* 1983

Mit pasteurisierter Muttermilch gestillte Säuglinge—1986

Sie hatten eine verlangsamte Gewichtszunahme im Vergleich zu jenen, die mit Muttermilch gestillt worden waren.

J Pediatr Gastroenterol Nutr. 1986

Frühgeborene hatten eine schnellere Gewichtszunahme, wenn sie mit roher Muttermilch anstatt mit pasteurisierter gestillt worden waren. Die Probleme wurden der Zerstörung der Lipase zugeschrieben.
Pediatr Gastroenterol Nutr. 1986 Mar-Apr,5(2):242-7.

Auf der Website des CDC steht, dass Muttermilch der beste Schutz für Säuglinge "gegen Salmonelleninfektion und viele andere Probleme" ist. Aber das CDC warnt vor Rohmilch als Verursacherin einer Salmonelleninfektion.
Cdc.gov/ncidod/dbmd/diseaseinfo/salmonellosis_g.htm.

Die Milchkur

Seit dem Altertum wurde eine ausschliessliche Rohmilchdiät angewendet, um viele Krankheiten zu heilen.

Mayo-Klinik: Seit dem frühen 19. Jahrhundert wurde die 'Milk Cure' (Milchkur) in der Mayo-Klinik erfolgreich angewendet, um Krebs, Gewichtsprobleme, Nierenkrankheit, Allergien, Hautprobleme, Harnweg—und Prostataprobleme, chronische Müdigkeit und viele andere chronische Krankheiten zu behandeln.

NUR MIT ROHMILCH: Die Milchkur wirkt nur mit Rohmilch, pasteurisierte Milch besitzt diese heilende Kraft nicht.
Crewe, JR. "The Milk Cure", *www.realmilk.com/milkcure.html*

Die Asthma-Krise

Gemäss des CDC ist Asthma die zweithäufigste chronische Krankheit bei Kindern. Die Folge sind etwa 14 Millionen versäumte Schultage pro Jahr. Das Asthma-Vorkommen stieg bei Kindern von 3,6 Prozent im Jahr 1980 auf 7,5 Prozent im Jahr 1995, was etwa 5 Millionen Kindern entspricht.

CDC National Health Interview Survey Data

Was wäre, wenn die meisten dieser Fälle verhütet werden könnten, wenn Kinder Rohmilch trinken würden?

Asthma und Rohmilch—2001

Der Kontakt zur Landwirtschaft in frühen Lebensjahren und die Entwicklung von Asthma und Allergien: eine Querschnittstudie.

Zusammenfassung: Ein langfristiger Aufenthalt in Ställen und das Trinken von roher Bauernmilch in frühen Lebensjahren induzieren einen starken schützenden Effekt gegen die Entwicklung von Asthma, Heuschnupfen und Hautausschlägen (atopische Sensibilisierung).
Lancet. 2001 Oct 6;358(9288):1129-33

Asthma und Rohmilch—2006

Forscher in London bestätigten, dass sogar Kinder, die nicht oft Rohmilch tranken, erheblich weniger unter Ekzemen litten und eine stärkere Verminderung der Überempfindlichkeit hatten.
J Allergy Clin Immunol. 2006 Jun;117(6):1374-81.

Asthma und Rohmilch—2007

In einer Studie an 14 893 Kindern im Alter zwischen 5 und 13 Jahren wurde festgestellt, dass das Trinken von frischer Farmmilch der stärkste Faktor in der Senkung des Risikos für Asthma und Allergien war, unabhängig davon, ob die Kinder auf einem Hof lebten oder nicht.

Die Vorteile waren am höchsten, wenn der Konsum von Farmmilch bereits im ersten Lebensjahr begann.
Clinical & Experimental Allergy. 2007 May; 35(5) 627-630.

Asthma und Lebensmittelvergiftungen—Relatives Risiko

Etwa 5500 Personen sterben in den USA jährlich an Asthma.

Etwa 1250 Personen sterben durch Lebensmittelvergiftungen allen Ursprungs (keine Todesfälle durch Rohmilch).

Das Risiko, an Asthma zu sterben, ist also 4-mal höher als das Risiko, an einer Lebensmittelvergiftung zu sterben, und unendlich viel höher als das Risiko, wegen des Konsums von Rohmilch zu sterben.

Rohmilch verdaut sich selber!

AKTIVIERTE ENZYME: Wenn die Enzyme in der Rohmilch mit dem dafür geeignetem pH-Wert des Verdauungstrakts aktiviert werden, verdauen sie alle Komponenten in der Milch.
KEINE ARBEIT: Das Verdauungssystem muss keine Arbeit verrichten, um Rohmilch zu verdauen.
HEILEND, ANREGEND: Das ist einer der Hautgründe, dass Rohmilch eine solch aussergewöhnliche heilende und energiespendende Kraft hat.
ÜBERLASTUNG: Pasteurisierte Milch belastet das Verdauungssystem stark; viele Menschen können sie nicht verdauen.

Laktoseintoleranz

Eine Umfrage der Opinion Research Corporation (im Auftrag des Weston A. Price Foundation) zeigt, dass zirka 29 Millionen Amerikaner an einer Laktoseintoleranz leiden.

Eine im Bundesstaat Michigan privat durchgeführte Umfrage zeigt, dass 82 Prozent der Personen mit Laktoseunverträglichkeit problemlos Rohmilch trinken können.

Beinahe 24 Millionen Amerikaner mit Laktoseunverträglichkeit könnten aus der Rohmilch Vorteile ziehen.
www.realmilk.com/documents/LactoseIntoleranceSurvey.doc

Rohmilch und Kasein-Intoleranz

Eine Milchallergie wird normalerweise auf die Unverträglichkeit von Kasein zurückgeführt.

Die Pasteurisation zerstört *L. lactis* und andere natürlich vorkommende Milchsäurebakterien in der Milch.

Diese Bakterien produzieren Enzyme, die die Kasein-Moleküle aufspalten können.

Diese Erkenntnisse deuten darauf hin, dass Milchallergiker, einschliesslich autistischer Kinder, Rohmilch konsumieren könnten.

Wir erhielten Zeugnisse, die darauf hinweisen, dass Rohmilch zur Behandlung und sogar zum vollkommenen Verschwinden der Symptome von Autismus eingesetzt werden kann.
Meisel and others. *Antonie Van Leeuwenhoek.* 1999;76(1-4):207-15.

Verminderte Aufnahme von Nährwerten aus pasteurisierter Milch

Vitamin C	Rohmilch, nicht pasteurisierte Milch, kann Skorbut heilen. "Ohne Zweifel . . . die explosionsartige Zunahme von Skorbut bei Kleinkindern im späten 19. Jahrhundert fiel zeitlich mit dem Aufkommen der Erhitzung der Milch zusammen . . . " Raiakumar *Pediatrics. 2001;108(4):E76*

Kalzium	Längere Knochen von höherer Dichte beim Konsum von Rohmilch. Studien der Randleigh-Farm
Folate	Das Träger-Eiweiss wird während der Pasteurisation inaktiviert. Gregory. *J. Nutr.* 1982. 1329-1338
Vitamin B12	Das bindende Eiweiss wird durch das Pasteurisieren inaktiviert.
Vitamin B6	Tierstudien deuten auf eine schlechte Aufnahme von Vitamin B6 aus pasteurisierter Milch hin. Studien der Randleigh-Farm
Vitamin A	Beta-Lactoglobulin, ein hitzesensibles Eiweiss in der Milch, erhöht die Absorption von Vitamin A im Darm. Das Erhitzen der Milch baut Vitamin A ab. Said und andere. *Am J Clin Nutr.* 1989;49:690-694. Runge und Heger. J Agric Food Chem. 2000 Jan;48(1):47-55
Vitamin D	Ist in der Milch, gebunden an Lactoglobuline, vorhanden. Die Pasteurisation vermindert die Aufnahme um die Hälfte. Hollis and others. J Nutr. 1981;111:1240-1248;; FEBS Journal 2009 2251-2265
Eisen	Laktoferrin, das zur Eisenaufnahme beiträgt, wird während der Pasteurisation zerstört.
Jod	Jod ist in geringerer Menge in pasteurisierter Milch vorhanden. Wheeler and others. J Dairy Sci. 1983;66(2):187-95
Mineralien	An Eiweisse gebunden, inaktiviert durch Pasteurisation; Laktobazillen fördern die Aufnahme von Mineralien, sie werden durch die Pasteurisation zerstört. BJN 2000 84:S91-S98; MacDonald and others. 1985

Dritter Teil der Website der Weston A. Price Foundation:

Hat Milch von geweideten Kühen mehr Nährwerte?

Milch ist Milch, und alle Milch wird auf die gleiche Art produziert—von Kühen.

Dennis T. Avery, Center for Global Food Issues (Zentrum für globale Ernährungsfragen), *Global Food Quarterly, December 2002.*

Wirklich? . . . und warum beweisen wissenschaftliche Daten das Gegenteil?

Dauerstallhaltung

Die Weston A. Price Foundation empfiehlt Rohmilch von Kühen aus der Dauerstallhaltung NICHT!

Diese Kühe verlassen den Stall nie. Die durchschnittliche Lebensspanne beträgt 42 Monate. Die Kühe werden auf grosse Euter hin gezüchtet und normalerweise 3-mal im Tage gemolken.

Futter der eingesperrten Kühe

Futter	Auswirkungen auf die Milch
Soja	Ist nicht verdaut. Soja muss fermentiert werden, damit es völlig verdaut werden kann.
GVO-Getreide	Aflatoxine (giftig für die Leber)
Bäckereiabfälle	Transfettsäuren
Schalen von Zitrusfrüchten	Cholinesterase-hemmend (Pestizide, die als Nervengift wirken)
Hormone und Antibiotika	Hormone und Antibiotika
Abfälle aus der Ethanolproduktion	Chemikalien aus der Ethanolproduktion

Begriffsbestimmung: Lebensmittelverfälschung-Lebensmittelverderb

Gemäss der FDA gilt ein Lebensmittel als verfälscht, wenn:

(1) es Giftstoffe oder schädliche Substanzen enthält, die gesundheitsschädlich sein können; aber falls die Substanz nicht beigefügt wurde, soll in diesem Abschnitt das Lebensmittel nicht als verfälscht gelten, wenn die Quantität dieser Substanz im Lebensmittel es nicht üblicherweise gesundheitsschädlich macht.

Nach der Begriffsbestimmung der FDA ist pasteurisierte Milch gefälschte, giftige Nahrung und kann sich gefährlich auf die Gesundheit auswirken.

Die FDA behauptet jedoch, dass Rohmilch ein verfälschtes Lebensmittel ist!

Weide-Milch—Stall-Milch

"Milch variiert je nach der Jahreszeit und der Fütterung, besonders hinsichtlich des Vitamingehalts . . . Die Öffentlichkeit hat ein Anrecht darauf, zu wissen, dass ein erheblicher Unterschied zwischen der Milch von geweideten Kühen und jener der stallgefütterten Kühe im Winter besteht—ausser wenn man ihrer Ernährung besondere Beachtung schenkt. Verunreinigte Milch ist eine Bedrohung, kein Segen."
American J Public Health 18:634, 1928

Butter aus Milch von Kühen aus Dauerstallhaltung—Butter aus Milch von Weidekühen

Die goldgelbe Farbe der Butter aus Milch von Weidekühen weist darauf hin, dass sie reich an Vitamin A, D, K2 und konjugierten Linolsäuren ist, eine Substanz, die gegen Krebs schützt und das Abnehmen unterstützt.

Nährwerte in traditionellen Lebensmitteln

Die wichtigsten Erkenntnisse von Dr. Weston A. Price:
Kalzium und andere Mineralien waren mindestens **4-mal höher** als in der modernen Ernährung.
Vitamine A, D und K2—**10-mal** höher als in der modernen Ernährung.

Der Körper braucht schon vor der Geburt eine grosse Menge an verfügbaren Mineralien sowie an den Vitaminen A, D und K2 für die Entwicklung breiter Gesichtszüge und optimaler Gesundheit. Dr. Weston Price legte dar, dass die moderne Ernährung zu verlängerten Gesichtsstrukturen führt und zu einer erhöhten Anfälligkeit für Krankheiten. Man findet gut gebaute Gesichtsstrukturen bei Personen, die sich von Rohmilchprodukten von Weidekühen, Innereien, Meeresfrüchten und Lebertran ernährten.

Quellen für Vitamin A, D und K2 in der traditionellen amerikanischen Ernährung: Butter, Sahne, Käse und Vollmilch von grasgefütterten Tieren; Eier von Hühnern mit Auslauf; Lebertran; Schweinefett (Vitamin D). Auch Leber und andere Innereien in Würsten, Pâté, Leberwurst, Scrapple (Gericht aus Maismehl und Innereien vom Schwein) usw. (Labortests von Schweinefett wiesen einen aussergewöhnlich hohen Vitamin-D-Gehalt nach. *<www.westonaprice.org>*)

Echter (Rohmilch-)Käse von grasgefütterten Kühen:

Ist das perfekte und komplette gelagerte Lebensmittel. Es enthält Kalzium, Phosphor, konjugierte Linolsäuren, viele Mineralien, Vitamin B einschliesslich B^{12}, die Vitamine A, D, E, K^2 und sogar Vitamin C.

Die Pasteurisierungsgesetze zerstörten ländliches Leben

Die von der Regierung erlassenen Pasteurisationsgesetze sind zum grossen Teil verantwortlich für den Niedergang der kleinen amerikanischen Städte und des ländlichen Lebens. Die Pasteurisationsgesetze haben ein Produkt, das der lokalen Wirtschaft einen Mehrwert bringen sollte, zu einer Massenware gemacht und damit den Reichtum auf internationale Konzerne transferiert.

Milchpreise—2007
Konventionelles Modell: 16—17 Dollar pro Zentner
Biologisches Modell: 20—25 Dollar pro Zentner
Rohmilch-Direktverkauf: 50—250 Dollar pro Zentner

Milchpreise—2009
Konventionelles Modell: 12 Dollar pro Zentner
(durchschnittliche Produktionskosten auf dem Hof = 15,75 Dollar)
Biologisches Modell: 16 Dollar pro Zentner

(Zwei grosse biologische Molkereiunternehmen mussten 2009 10 Prozent ihrer Höfe schliessen.)

Konventionelle Molkereibetriebe verlieren 1,10 Dollar pro Kopf und Tag, unabhängig von der Grösse der Herde.

Rohmilch-Direktverkauf
50—250 Dollar pro Zentner

Wirtschaftlichkeit auf einem konventionellen Hof

30 Kühe produzieren jährlich je 190 Zentner Milch.
Der Bauer erhält etwa 12 Dollar pro Zentner—das ist vergleichbar mit dem Preis während des Zweiten Weltkriegs.
Das Bruttojahreseinkommen beträgt 68 000 Dollar.
Die Kosten umfassen das Futter (für einen hohen Milchertrag), Tierarztrechnungen und den Kaufpreis für Ersatztiere (eine Kuh lebt durchschnittlich 42 Monate).
Im Jahr 2002 wurden 16 Bauernbetriebe pro Tag geschlossen.
Grosse Betriebe erhalten finanzielle Unterstützung vom Staat.

Gemischtwirtschaft—Weidetiere und Direktverkauf

30 Kühe auf 40,5 Hektaren.
Die Kühe produzieren je 100 Zentner Milch pro Jahr.
Der Bauer verkauft seine Milch für 5 Dollar pro Gallone (3,78 Liter) und zu einem entsprechenden Preis Sahne, Butter und Käse.

Sein Bruttoeinkommen aus dem Verkauf der Milch und Milchprodukte beträgt 150 000 Dollar.

Die Kosten für Futter und Tierarztrechnungen sind minimal; keine Kosten für Ersatztiere.

Zusatznutzen: Schweine und Hühner können mit Molke und Magermilch gefüttert werden. Das Einkommen aus Eiern, Hühnern, Truthähnen, Schweine-, Rind—und Kalbfleisch sowie Fleischbrühe beträgt 50 000 Dollar bei minimalen Kosten für Futter usw.

Bruttojahreseinkommen von 200 000 Dollar bei viel tieferen Kosten.

Konventioneller Milchbetrieb im Vergleich zu einem Rohmilchbetrieb:

Konservative Schätzung von Tim Wightman, Bauer

Konventioneller Milchbetrieb	Betrieb mit Weidekühen
30 Kühe	15 Kühe
81 Hektaren für die Futterproduktion	8 Hektaren Weideland
195 Zentner/Kuh	120 Zentner/Kuh
5460 Zentner total	1440 Zentner total
Kosten $ 15,75/Zentner	Kosten $ 30/Zentner
Preis: $ 13,50/Zentner	Preis: $ 50/Zentner ($5/Gallone
Bruttoeinkommen: $ 74 000	Bruttoeinkommen: $ 84 000
Kosten: $ 86 000	Kosten: $ 43 000
Zusätzlicher Verkauf: $ 0	Zusätzlicher Verkauf von Eiern, Fleisch etc.: $ 15 000
Netto-Verlust: $ 12 000	Netto-Gewinn: $ 55 000

Rohmilch-Potenzial: Riesige ländliche Erneuerung

Würden nur 10 Prozent der amerikanischen Bevölkerung Rohmilch und andere Produkte direkt ab Hof kaufen, wären 75 000 Bauernhöfe dafür nötig, die jeder ein Einkommen von jährlich mindestens 200 000 Dollar hätten. Dies wäre eine riesige Möglichkeit für eine ländliche Erneuerung! (siehe Website der Weston A—Price Foundation)

Damit kommen wir zum Ende des grössten Teils der Power-Point-Präsentation der Weston A. Price Foundation. Für Fragen oder Anmerkungen: *www.westonaprice*.org

Der Farm To Consumer Legal Defense Fund (FTCLDF) meldete, dass die Statistiken des CDC von 2007 über 7000 Nahrungsmittelvergiftungen (im Zusammenhang mit Bakterien) erfasst haben, welche zu 678 Krankenhausaufenthalten und 11 Todesfällen geführt haben. Im selben Jahr war Rohmilch nur für 32 Fälle verantwortlich, das sind 0,5 Prozent aller nahrungsmittelbedingter bakteriellen Krankheiten. Weiter gab es nur zwei Krankenhausaufenthalte aufgrund des Konsums von Rohmilch sowie **keine Todesfälle,** wohingegen nach dem **Trinken von pasteurisierter Milch drei Personen starben!**

8
Moderne Kühe, moderne Milch
Woher kommen die Milchprodukte?

Das Wachstumshormon rBST

Zwei Reporter, die für Fox Television in Tampa, Florida arbeiteten, wurden entlassen, weil sie sich weigerten, ihren enthüllenden Bericht über das umstrittene Milchhormon rBST des Konzerns Monsanto zu verwässern. rBST von Monsanto ist ein gentechnisches Hormon, das an Milchbauern verkauft wird. Diese spritzen dieses Hormon ihren Kühen alle zwei Wochen, um die Milchproduktion zu steigern. In den letzten Jahren haben sich Beweise gemehrt, dass rBST bei Menschen, die Milch von derart behandelten Kühen trinken, Krebs auslösen kann.

Es war vor allem der Zusammenhang zwischen rBST und Krebs, den Fox Television aus dem Bericht zu eliminieren versuchte.

Blicken wir auf die Ereignisse zurück: Im Herbst 1996 stellte der Fernsehsender WTVT in Tampa die preisgekrönten Reporter Steve Wilson und Jane Akre ein, um eine Serie über rBST in der Milch aus Florida zu produzieren.

Nach mehr als einem Jahr Arbeit an der rBST-Serie und drei Tage vor dem geplanten Start der ersten Sendung am 24. Februar 1997 erhielt die Geschäftsleitung von Fox TV (Besitzer des Senders WTVT) den ersten der zwei Briefe von den Rechtsanwälten, die Monsanto vertraten: "Monsanto würde einen enorm grossen Schaden erleiden, sollte diese Serie laufen." WTVT hatte aggressiv für diese Serie geworben, strich sie jedoch im letzten Moment aus dem Programm.

Der zweite Brief von Monsanto warnte vor "furchtbaren Konsequenzen" für Fox TV, sollte die Serie unverändert ausgestrahlt werden. (Weshalb Monsanto den Inhalt der Serie kannte, bleibt ein Rätsel). Dokumente im Archiv eines Bezirksgerichts in Florida belegen, dass die Rechtsanwälte von Fox TV versuchten, die Serie zu verwässern, und den zwei Reportern eine Abfindung anboten, wenn sie den Sender verlassen und Stillschweigen über das Vorgehen von Fox TV bewahren würden.

Die Reporter lehnten das Angebot ab und reichten am 12. April 1998 Klage gegen WTVT ein.

Steve Wilson hat 26 Jahre Erfahrung als Journalist und hat vier Preise gewonnen für seine enthüllende Berichterstattung. Seine Frau Jane Akre ist seit 20 Jahren Reporterin und Nachrichten-Redakteurin und gewann eine prestigeträchtige Auszeichnung der Nachrichtenagentur Associated Press für ihren Enthüllungsjournalismus.

RACHEL'S ENVIRONMENT & HEALTH WEEKLY #593 Milk, rBGH, and Cancer—April 9, 1998. (google Steve Wilson, Jane Akre, rBHG)

Ist rBST schädlich?

Die Antwort auf diese Frage ist leider ein grosses Vielleicht laut einem Artikel von Forschern im *Western Journal of Medicine*.

Am 4. Februar 1994 brachten Monsanto und die FDA rBST, ihr erstes genetisch verändertes Tiermedikament, gegen die landesweiten Proteste von Verbraucherorganisationen durch.

Warnungen von Forschern wie Dr. Michael Hansen von der Consumers Union und des Arztes Dr. Samuel Epstein von der Cancer Prevention Coalition (Vereinigung zur Krebsverhütung) wurden nicht beachtet.

"Milch, die mit rBST behandelt wurde, hat einen stark erhöhten IGF-1," sagen Dr. Joseph Mercola und Forscher Cory Mermer. IGF-1 (Insulinähnlicher Wachstumsfaktor) ist ein Protein, das für viele biologische Funktionen verantwortlich ist; rBST ist ein gentechnisch verändertes synthetisches Hormon, das eine unnatürlich hohe Milchproduktion fördert.

"Zusätzlich könnte der IGF-1 in der Milch von mit rBST behandelten Kühen bioaktiver als in der Milch unbehandelter Kühe sein, und diese Bioaktivität könnte durch die Pasteurisation weiter erhöht werden," erklären sie weiter (2). "Dies erhöht den IGF-I beträchtlich und fördert die Entstehung von Krebs und das Wachstum von Tumoren stark."

Kinder könnten besonders anfällig für die ungünstigen Effekte sein, da sie noch im Wachstum sind und ihr Darm noch durchlässiger ist, was eine vermehrte Aufnahme der grossen IGF-1-Peptide ermöglicht. Überdies wären andere Bevölkerungsgruppen einem erhöhten Risiko ausgesetzt, etwa Menschen mit Zöliakie, Morbus Crohn, Autismus, Zirrhose und Allergien gegen Kuhmilch oder Menschen, die bestimmte Medikamente einnehmen.

David Golub von der FDA versicherte, dass "die Qualität der Milch nicht unter den Wachstumshormonen leidet."

Der Vorstand, den er repräsentiert, die FDA und der Monsanto-Konzern (Hersteller der genetischen Hormone) lügen uns an, denn die Milch ist gesundheitsschädigend.

Milch von rBST-Kühen mit dem dramatisch hohen IGF-1 ist auch ein Risikofaktor für Brust—und Darmkrebs. IGF-1 wird durch die Pasteurisation nicht zerstört. Ein Artikel im Magazin *Cancer Research* von Juni 1995 belegt den Zusammenhang zwischen einem erhöhten IGF-1 und Bluthochdruck, vorzeitiger Wachstumsstimulation bei Säuglingen, anormalen Schwellungen in den Brüsten junger Kinder (Gynecomastia), Glukoseunverträglichkeit sowie Typ-I-Diabetes.

Dr. Epstein stellte fest, dass IGF-1 für die Zellteilung verantwortlich ist, die zur bösartigen Veränderung von normalen Epithelzellen (Gewebezellen) führt; damit ist es ein Faktor für Brust—und Darmkrebs beim Menschen.

"Es genügt nicht, nur gesunde Erwachsene zu untersuchen und die Darmabsorption von IGF-1 für unbedeutend zu erklären. Vielmehr sollten die Schwächeren geschützt werden," sagen die Autoren Hansen und Epstein.

"Lasst uns den Profit der Industrie nicht über die Gesundheit der Kinder stellen. Der Einsatz von Hormonen bei Tieren hat sich nicht als ungefährlich erwiesen; es gibt

keine noch so übergeordneten Vorteile, die ein solches Risiko rechtfertigen."

"Ein erhöhter IGF-1 ist nicht das einzige Problem, wenn es um gentechnisch veränderte Milch geht,"erklärt Dr. Epstein.
"Diese Milch unterscheidet sich in Qualität und Quantität von natürlicher Milch," sagt er. "Zusätzlich zum erhöhten IGF-1 sind dies unter anderem folgende Unterschiede: Verseuchung der Milch durch das gentechnisch veränderte Hormon rBST; Verseuchung durch Eiter und Antibiotika in der Milch durch das häufige Vorkommen von Mastitis (Entzündung des Euters) bei rBST-Kühen; Verseuchung durch illegale Antibiotika und Medikamente zur Behandlung der Mastitis und anderer durch rBST verursachten Krankheiten; eine erhöhte Konzentration des Schilddrüsenhormon-Enzym Thyroxin-5'-monodeiodinase; eine erhöhte Konzentration der langkettigen Fettsäuren und eine reduzierte Konzentration der kurzkettigen Fettsäuren; ein reduzierter Gehalt des Milcheiweisses Kasein."

Dr. Epstein hat ein Buch mit dem Titel „Got GM Milk?" (Hast du gentechnisch veränderte Milch?) verfasst.
Samuel Epstein, MD, Chairman, Cancer Prevention Coalition, Professor of Occupational and Environmental Medicine, University of Illinois School of Public Health. *Western Journal of Medicine,* December 2001;175:378-379

Monsanto vergiftet die Milch

Vor über 20 Jahren wurden in einem Experiment (rBST-) Milchprodukte illegal an Studenten, Schulangehörige, die Fakultät und an Patienten der Universität von Wisconsin verkauft.
Zu jener Zeit bewies Dr. David Kronfeld, dass viele rBST-Forschungen betrügerisch durchgeführt wurden. Er wurde von der Pharmaindustrie verspottet, in seiner Funktion zurückgestuft, und seine Karriere wurde beinahe zerstört. Der Lauf der Zeit hat ihm jedoch Recht gegeben.
Verbrauchergruppen arbeiten schon seit zwei Jahrzehnten daran, die Gefahren in rBST der Öffentlichkeit bekannt zu

machen. Im Mai 2006 wurde entdeckt, dass werdende Mütter in Amerika, die rBST-Milch tranken, Probleme entwickelten aufgrund des angestiegenen IGF-1, das mit Krebs in Verbindung gebracht wurde.

Ein Jahr später gab die California Dairy Inc. (CDI) bekannt, dass sie auf Verlangen der Verbraucher am 1. August 2007 rBST-frei wird. CDI produziert 45 Prozent der Milch in Kalifornien. rBST-Milch wurde von nun an von Milchproduzenten, etlichen grossen Lebensmittelläden und Restaurantketten abgelehnt.

Am 20. Februar 2007 wurden der FDA Unterschriften übergeben im Namen der Vereinigung zur Krebsverhütung, der Verteidiger der Bauernfamilien und der Biologischen Verbrauchervereinigung, um eine Aussetzung des Einsatzes von rBST zu erreichen und das Gesundheitsrisiko für den Menschen neu einzuschätzen.

Organic Consumers Association March 18, 2007

In den letzten zwei Jahren wurde IGF-1 als ein Hauptfaktor für das Wachstum und die Verbreitung verschiedener Krebsarten identifiziert: Prostatakrebs (*The Lancet*—Mai, 1998) und Lungenkrebs (*Journal Of The National Cancer Institute*—January, 1999).

Forscher der FDA hatten früher fälschlicherweise behauptet, dass dieses starke Wachstumshormon in der Milch die Verdauung nicht überleben und das menschliche Blut chemisch nicht verändern kann. Da heute Daten darüber erhältlich sind, hat die Wissenschaft den Beweis dafür erbracht, wie falsch die Regierung lag, als sie die Einwilligung für dieses gentechnisch veränderte Wachstumshormon gab. Milch von mit rBST behandelten Kühen enthält erhöhtes IGF-1.

Der Arzt Robert Heaney ist der verantwortliche Autor einer von der Milchindustrie finanzierten Studie. Er publizierte seine Arbeit mit sieben anderen Wissenschaftlern, unter anderem Suzanne Oparil und Susan Barr. Diese drei Personen werden auf der Rückseite einer Milchbroschüre als „dairy experts" (Milch-Experten) bezeichnet. Sie haben sehr enge Verbindungen zur Milchindustrie.

Es ist kein Zufall, dass genau diese drei Autoren an einer neuen Studie, die für die Milchindustrie entscheidend war, teilnahmen.

Um für ihre Aussage zur Kalzium-Milch weiter werben zu können, plante die Milchindustrie, diese Studie weiterhin zu finanzieren und zu fördern. Am 1. Oktober 1999 wurde eine Pressemitteilung veröffentlicht:

'Das tägliche Trinken von Milch verlangsamt den Knochenabbau bei älteren Erwachsenen.'

Die von der Milchindustrie finanzierte Studie wurde im *Journal of the American Dietetic Association,* Seite 1231, publiziert, versteckt in einem Artikelabschnitt mit dem Titel 'Skeletal Effects:' Die Milchwissenschaftler enthüllen die Wahrheit über das starke Wachstumshormon in der Milch:

"Das Serum IGF-1 stieg beträchtlich an bei der Gruppe, die Milch trank, und der Unterschied zwischen den Gruppen war sehr bedeutend . . ., die Erhöhung lag etwa 10 Prozent über der Grundlinie—blieb aber unverändert bei der Kontrollgruppe."

Warum erlaubt die FDA das gentechnisch veränderte rBST?

Die FDA genehmigte das gentechnisch veränderte rBST, nachdem sie die Schlussfolgerung gezogen hatte, dass der IGF-1 im Magen zerstört wird. Laut der FDA ist es unmöglich, dass Milchtrinken eine Erhöhung des IGF-1 im menschlichen Körper bewirken kann.

Der in der Studie vorgelegte Beweis sollte das Denken der Wissenschaft für immer verändern!

Der in der Studie vorgelegte Beweis sollte die Gewohnheit aller konventionellen Milchtrinker für immer verändern!

Ist IGF-1 in der Milch gefährlich?

Wenn man weiterhin IGF-1 Milch trinkt, wird der Körper mit dem stärksten Wachstumshormon der Natur beliefert (IGF-1). Dieses starke Hormon ist der Grundfaktor für das Wachstum von Brust-, Prostata—und Lungenkrebs. Es regt alle Zellen zum Wachsen an. Dies könnte ein Grund dafür sein, dass viele Amerikaner fettleibig sind.

Am Schlimmsten ist jedoch, dass dieses Hormon keine Unterschiede macht. Wenn es auf einen bestehenden Krebs trifft, der normalerweise durch das Immunsystem unter Kontrolle gehalten werden könnte, lautet seine Botschaft: WACHSE!

Das Wunder der Natur

Es gibt viertausend Säugetierarten im Tierreich und viele Millionen verschiedener Hormone. Nur ein Hormon ist strukturell gleich bei zwei Arten. Dieses Hormon ist IGF-1. IGF-1 ist ein Proteinhormon, das die Verdauung überlebt und bei Mensch und Kuh identisch ist.

Isst man Käse, Eiskrem, Jogurt oder Milch, nimmt man starke Wachstumshormone auf. Das Ansteigen des IGF-1 im Blut wurde gemessen und bestätigt; es beträgt 10 Prozent!

http://www.notmilk.com/dob/100399.html

Es wurde Klage erhoben (Bürgerpetition gegen die FDA—Docket #99P-4613), um das gentechnisch veränderte rBST von Monsanto vom Markt zu nehmen—ein Hormon, das ein ernsthaftes Gesundheitsrisiko für den Mensch darstellt.

Docket #99P-4613

Ein weiterer wissenschaftlicher Beweis unterstützt die Schlussfolgerung, dass Personen, die Milch und Milchprodukte von mit rBST behandelten Kühen konsumieren, einem ernsthaften Gesundheitsrisiko ausgesetzt sind.

Die FDA publizierte eine Übersicht der Auseinandersetzung rund um das rBST und folgerte, dass das rBST keine metabolische Wirkung beim Menschen auslöse und darum kein Anlass zur Sorge bestehe (1). Diese Schlussfolgerung basierte auf zwei Grundsätzen:

Die FDA zitierte eine Studie zur Pasteurisation, aus der sie schloss, dass 90 Prozent des rBST durch Hitzebehandlung zerstört werden. In Wirklichkeit zeigte die Studie jedoch auf, dass nur 19 Prozent des rBST vernichtet wurden, und dies nur mittels eines übertriebenen Hitzebehandlungsprotokolls.

Während der Pasteurisation wird die Milch während 15 Sekunden auf eine Temperatur von 72 Grad Celsius erwärmt. Aber für die zitierte Studie erhitzte man die Milch auf 72 Grad Celsius während 30 Minuten, nicht während 15 Sekunden (2). Zudem zog die FDA den Schluss, dass es keinen Grund zur Besorgnis gebe, da sie von der Annahme ausging, dass Proteinhormone im Magen und Darm verdaut werden (1).

Die FDA akzeptierte die Tatsache, dass das von Monsanto hergestellte rBST kein exaktes Duplikat des natürlich vorkommenden rBST ist. Sie zitierte dazu eine Studie, in der der N-Terminus des rBST fälschlicherweise als Methionin transkribiert worden war.

In diesem Zitat enthüllte Jerome Moore, dass die End-Aminosäure keine nennenswerte Veränderung in einem Protein auslösen würde, warnte aber davor, dass eine andere Aminosäure in der Mitte der Sequenz einer Proteinkette beträchtliche Auswirkungen haben könnte, die sehr oft verheerend sein können (3).

Monsanto hatte entdeckt, dass eine „entartete" Aminosäure an der 144. Position (der 191 Aminosäuren umfassenden Kette von rBST) entstanden war, verschwieg aber gegenüber der FDA diese Information bis nach der Zulassung des rBST. (4) Obwohl Monsanto diesen Fehler 'behob,' entkräftete die Zulassung die vorangegangenen sieben Jahre der Forschung, in denen das rBST mit der „entarteten" Aminosäure Versuchstieren verabreicht worden war.

Durch die Zulassung des rBST liess die FDA den Schluss zu, dass 'gesunde' Milch und gentechnisch veränderte Milch nicht unterschiedlich sind. Bei der Beurteilung der Sicherheit der neuen Milch unterstützte das *Journal of the American Medical Association* diese inkorrekte Auffassung (5).

Das Abstract der wissenschaftlichen Arbeiten und Studien, die in der Publikation zitiert sind, unterstützt die Schlussfolgerung, dass die Konzentration von IGF-1 in der Milch von mit rBST behandelten Kühen ansteigt (5).

BST und seine gentechnisch hergestellte Version enthalten beide 191 Aminosäuren.

Das menschliche Wachstumshormon enthält auch 191 Aminosäuren. Jedoch ist die Gen-Sequenz zu 35 Prozent unterschiedlich. IGF-1 beim Mensch und der Kuh enthalten 70 Aminosäuren, und die Gen-Sequenz ist identisch. **IGF-1 wurde als Hauptfaktor für Prostata-, Brust—und Lungenkrebs identifiziert.**

Die Schlussfolgerung, dass Hormone in der Milch die Verdauung nicht überleben, wurde bei der Zulassung des rBST fälschlicherweise gezogen.

Milch liefert viele Hormone. Der Mechanismus in der Milch bewirkt, dass Laktoferrin, Immunoglobuline und Proteinhormone den Verdauungsprozess tatsächlich überleben und eine biologische Wirkung entfalten. Die Menschheit könnte heute aufwachen und die Frage "GOT MILK?" (Hast du Milch?) mit der Schlussfolgerung beantworten, die die neusten wissenschaftlichen Erkenntnisse untermauern: GOT CANCER (Habe Krebs).
Journal of the American Dietetic Association, vol. 99, no. 10. October 1999, pp. 1228-1233. <www.notmilk.com>

Die Mehrheit der amerikanischen Bevölkerung ist sich nicht bewusst, dass sich die Konzentration von IGF-1 im Vergleich zu früheren Jahren erhöht hat. Es wurde bewiesen, dass die Milch von mit rBST behandelten Kühen eine bedeutend höhere Konzentration von IGF-1 aufweist (1).

Wurde bisweilen angenommen, dass IGF-1 bei einer oralen Aufnahme zum grössten Teil nicht richtig absorbiert werden kann, haben etliche Studien gezeigt, dass dies nicht der Fall ist.

Frühgeborene, die zusätzlich zur Ersatzmilch Muttermilch bekamen, hatten eine beinahe doppelt so hohe Konzentration von IGF-1 als jene, die nur Ersatzmilch tranken (3). Dies überrascht nicht, da Muttermilch IGF-1 enthält, Ersatzmilch jedoch nicht; es ist jedoch ein starker Hinweis darauf, dass IGF-1 im Darm absorbiert wird.

Personen, die täglich drei Portionen Milch einnahmen, hatten eine 10 Prozent höhere Konzentration von IGF-1 und eine fast 10 Prozent tiefere Konzentration des IGF-bindenden Eiweisses 4 (IGRP-4) als jene, die weniger als 1½ Portionen Milch tranken (4).

Während IGF-1 bei gesunden Menschen nur in limitierten Quantitäten absorbiert werden kann, ist dies wahrscheinlich nicht der Fall bei Menschen mit Krankheiten, die eine stärkere Darmdurchlässigkeit verursachen wie Morbus Crohn, Zöliakie, Autismus, Zirrhose, Kuhmilchallergie usw.

Zudem kann die Einnahme verschiedener Medikamente wie Aspirin die Darmdurchlässigkeit erhöhen. Laut Schätzungen sind 10 bis 20 Prozent der ansonsten gesunden Menschen davon betroffen (5).

Der Beweis, dass der Einsatz von Wachstumshormonen bei Tieren risikofrei ist, wurde sicherlich nicht erbracht, und es gibt

keine noch so übergeordneten Vorteile, die ein solches Risiko rechtfertigen würden.
Western Journal of Medicine August 6, 2001 (web site only)

Quellen:
1. Daxenberger A, Breier BH, Sauerwein H. Increased milk levels of insulin-like growth factor 1 (IGF-1) spezial identification of bovine somatotropin (bST) treated cows. Analyst 1998 Dec;123:2429-35.
2. Epstein Ss. Unlabeled milk from cows treated with biosynthetic growth hormones: a case of regulatory abdication. Int J Health Serv 1996;26:173-85.
3. Diaz Gomez NM, Domenech E, Barroso F. Breast-feeding and growth factors in preterm newborn infants. J Pediatr Gastroenterol Nutr 1997 Mar;24:322-7.
4. Heaney RP, McCarron DA, Dawson-Hughes B, Oparil S, Berga SL, Stern JS, Barr SI, Rosen CJ. Dietary changes favorably affect bone remodeling in older adults. J Am Diet Assoc 1999 Oct;99:1228-33
5. Hollander D. Intestinal permeability, leaky gut, and intestinal disorders. Curr Gastroenterol Rep 1999 Oct;1:410-6.

Andere medizinische Fachzeitschriften enthalten ähnliche Berichte.

Durch Wachstumshormone wie rBST scheidet die Leber IGF-1 aus. Es reagiert, abhängig vom Schilddrüsenhormon (TSH), auf viele biochemische Aktivitäten. Fluor imitiert die Aktivitäten von TSH im Körper. Fluor erhöht auch den IGF-1.

Turner CH, Garetto LP, Dunipace AJ, Zhang W, Wilson ME, Grynpas MD, Chachra D, McClintock R, Peacock M, Stookey GK—"Fluor-Behandlungen erhöhen bei Hasen das Serum IGF-1, die Knochenerneuerung und Knochenmasse, aber nicht die Knochenstärke."
Calcif Tissue Int 61(1):77-83 (1997)

"Die Wirkungen von Fluor und IGF-1 waren kumulativ . . . "
Veldman CM, Schmid C—"Differential effects of fluoride and insulin-like growth factor 1 on sodium-dependent alanine and

phosphate transport in a human osteoblast-like cell line" Growth Hormone IGF
Res 8(1):55-63 (1998)

Dr. Joseph Mercola hat auf seiner Website publiziert, dass Experten der Universität von Bristol (England) in einem Leitartikel im *British Medical Journal* über die wesentlichen und zunehmenden Beweise für die Mitbeteiligung von IGF-1 an der Entstehung von Krebs berichteten.

Sie halten fest, dass die Rolle von IGF-1 beim Wachstum von Krebs schon seit vielen Jahren untersucht worden sei, die Qualität der Beweise und deren Anzahl sich jedoch erst kürzlich verbessert resp. zugenommen habe.

Sie berichten von prospektiven Studien von während 14 Jahren gesammeltem Blut, bevor der Ausbruch von Krebs einen Zusammenhang zwischen IGF-1 und Prostatakrebs, prämenopausalem Brustkrebs und Darmkrebs aufgezeigt hatte.

In ihrem Leitartikel steht weiter: "Personen mit einer erhöhten Konzentration von IGF-1 haben ein höheres Krebsrisiko."

Zudem halten sie fest, dass bei "Tieren, die weniger Kalorien zu sich nehmen, das Krebsrisiko vor allem deshalb gesenkt wird, weil sich die Konzentration von IGF-1 in der Zirkulation reduziert."

Potenzielle Mechanismen, durch die der IGF-1 das Krebsrisiko erhöht, sind u.a. folgende:

*IGF-1 könnte ein Ersatz für die Aktivität der Sex-Steroide sein, die wiederum das Risiko für Krebs beeinflussen.

*IGF-1 könnte die Zellerneuerung ankurbeln und damit die Anfälligkeit der Zellen für maligne (bösartige) Veränderungen, entweder direkt oder durch die Modulation der Wirkung der Sex-Steroide.

*IGF-1 könnte das Krebsrisiko erhöhen, indem es den programmierten Tod von Zellen, die schon transformiert wurden, verhindert und damit einen wichtigen Prozess unterbricht, der die Entwicklung von Krebs verzögert.

Die Experten des Leitartikels halten Folgendes fest: ***"Aufgrund der zunehmenden Beweise für ein Krebsrisiko sollte Vorsicht geboten sein beim exogenen Einsatz von***

IGF-1 oder von Substanzen, die dessen Konzentration erhöhen."
British Medical Journal Oktober 7, 2000;321:847-848

Kühe, die mit synthetischen Wachstumshormonen wie rBST behandelt werden, haben eine besonders hohe Konzentration an IGF-1.

Eine umstrittene Gruppierung kämpft für das Recht von Monsanto, die Amerikaner zu betrügen

Die 'American Farmers for the Advancement and Conservation of Technology,' kurz Afact (Amerikanische Bauern für die Förderung und Erhaltung der Technologie), bezeichnet sich als 'Grass-Roots Organization' (Basisbewegung), die sich für das Recht ihrer Mitglieder auf den Einsatz von rBST zur Förderung der Milchproduktion einsetzen will. Das Hormon wird von Monsanto unter dem Markennamen Posilac vertrieben.

Die Gruppe unterschlug, dass Afact nicht nur eine Organisation von Milchbauern ist, sondern auch eine enge Verbindung zu Monsanto hat.

Zu den Gründern von Afact gehören auch Monsanto und ein Berater aus Colorado, der Monsanto als Kunde angab. Die Gruppe erhielt auch Unterstützung von der Marketing-Firma Osborn & Barr; einer ihrer Gründer ist ein ehemaliges Geschäftsleitungsmitglied von Monsanto.

Da heute eine wachsende Anzahl von Verbrauchern Milch ohne das künstliche Wachstumshormon wählt, unternahm Afact einen Gegenangriff, um die Beschriftung 'enthält kein künstliches Wachstumshormon' auf Milchpackungen zu verbieten.

Kühe, die mit Posilac behandelt wurden, geben etwa eine Gallone (3,78 Liter) mehr Milch pro Tag. Einige Bauern wollen nicht auf den Einsatz der Hormone verzichten, um ihren zusätzlichen Gewinn nicht zu verlieren, während viele Verbraucher sich um das potenzielle Gesundheitsrisiko für Mensch und Tier sorgen.

Die FDA hat Posilac als ungefährlich deklariert; viele andere Länder verweigern jedoch die Zulassung von rBST.
New York Times March 9, 2008

Gentechnisch verändertes Fischprotein in Eiskrem . . . ? Es wird verwendet, um den Geschmack und die Konsistenz von Speiseeis aus Magermilch zu verbessern!

"Es ist ein neuartiges Protein, das aus einem gentechnisch veränderten Organismus fabriziert wurde und dessen Eigenschaft nie völlig untersucht wurde. Es sollte geprüft werden, bevor es in Lebensmitteln zur Anwendung kommt."

Malcolm Hooper, emeritierter Professor für medizinische Chemie, Sunderland University, 'GM fish protein in Ice Cream'

Geoffrey Lean and Jonathan Owen, 'The GM 99: Genetically modified ice cream could be coming to Britain.'

The Independent on Sunday, July 9 2006

Final Assessment Report Application A544, Ice Structuring Protein as a processing Aid for Ice Cream and Edible Ices,

FSANZ, 7-05, 5 October 2005

Joe Cummins, et al, 'GM Protein in Ice Cream,' *ISIS Press Release,*

July 4, 2006

Wie viele hormonbehandelte Produkte gibt es heute auch schon in der EU, und wie steht es mit der Schweiz? Wie lange kann sich ein Land gegen die starke Macht der Industrie zur Wehr setzen?

Mehr Informationen über rBST:

ActionsGreens: c/o Mitchel Cohen, 2652 Cropsey Avenue, #7th, Brooklyn, NY 11214, *mitchelcohen@mindspring.com*.

North East Resistance Against Genetic Engineering (NERAGE): nerage@sover.net.

Campaign for Safe Food: c/o Ronnie Cummins, 860 Highway 61, Little Morais, MN 55614. (218 226 4155; *alliance@mr.net*; *http://www.purefood.org*.

Save Organic Standards (SOS): 638 E. 6th St., NYC 10009. (212) 529 9720; sos *ny@mindspring.com*.

Mothers & Others for a Livable Planet: 40 West 20th St., 9th floor, NYC 10011, (212) 242 0010.

Food & Water: RR 1, Box 68D, Walden, VT 05873, 1 800 EAT SAFE;
foodandwater@igc.apc.org; Fax: (802) 563 3310.

Just Food, & Green Guerrillas: 625 Broadway, #9C, NYC 10012
(212) 674 8124

Council for Responsible Genetics: 5 Upland Rd., Suite 3, Cambridge, MA 02140. (617) 868 0870; *crg@esential.org*;
http://www.essential.org/crg.

The Edmonds Institute: c/o Beth Burrows, 20319 92nd Ave. West, Edmonds, WA 98020, (425) 775 5383; fax: (425) 670 8410; (206) 670 8410; *beb@igc.apc.org*.

Greens/Green Party USA: PO Box 1134, Lawrence, MA 01842 (there will be a new Chicago national office for GRUSA beginning in September 2001), (978) 682 4353; *gpusa@igc.apc.org*,
www.greens.org.

Rachel's Environment & Health Weekly: c/o Environmental Research
Foundation, PO Box 5036, Annapolis, MD 21403
erf@rachel.clark.net.

The Humane Farming Association: PO Box 3577, San Rafael, CA 94912

Greenpeace/Toxic Trade Update: 1436 U St. NW, Washington, DC 20009

Student Environmental Action Coalition: PO Box 1168, Chapel Hill, NC 27514 1168.

The Ram's Horn: PO Box 3028, Mission, British Columbia V2V 4J3 Canada. (604) 820 4270; *kneen@web.net*.

Woman's Environmental Network, 87 Worship St., London EC2A 2BE, England. (44) 171 247 3327; *WENUK@gn.apc.org*.

Genetic Roulette: Jeffrey M. Smith

'Genetically Engineering the New World Order,' by Mitchel Cohen, an in-depth analysis of genetic engineering, the World Bank/IMF and the new colonialism; and articles by Robert Lederman on Eugenics, posted to the archives of sprayno@yahoogroups.com

'Redesigning Life: The Worldwide Challenge to Genetic Engineering' edited by Brian Tokar and published by Zec Press, distributed in the US by St. Martin's, where all of these arguments are developed in full detail.

> *"Nächstes Mal, wenn ein Wissenschaftler versichert, dass Genspaltung nicht gefährlich sei, denk daran, dass es dafür keinen wissenschaftlichen Beweis gibt. Wir sind extrem gleichgültig dem Gesetz gegenüber, das alles Leben erzeugt. Leider gibt es einige Forscher—auch jene, denen die Sicherheit des Volkes anvertraut ist—, die bereit sind zu lügen."*
>
> Donella H. Meadows, Biophysikerin und Umweltwissenschaftlerin, Dartmouth College.

Werden Kühe, die mit rBST behandelt sind, gesundheitliche Probleme verursachen?

rBST wirkt wie eine Droge bei Kühen. Die Spritzen alle zwei Wochen kurbeln ihr System an und treiben die Milchproduktion während einiger Jahre in die Höhe. Danach folgt eine dramatische Senkung der Milchleistung, da die rBST-Kühe allmählich krank werden.

Ihre Euter schwellen an, es entwickeln sich schmerzhafte Verletzungen. Die Infektion, Mastitis genannt, wird mit hohen Dosen von Antibiotika 'behandelt.' Die Kühe leiden vermehrt an

Fehlgeburten, Stoffwechselkrankheiten, Unfruchtbarkeit und Stress, und sie haben ein kürzeres Leben.

Natürlich ist Eiter in der Milch vorhanden! Die Bauern sind auf Antibiotika in hohen Dosen angewiesen, um die häufigen Infektionen bei rBST-Kühen zu behandeln. Diese Infektionen treten siebenmal öfters bei mit rBST behandelten Kühen als bei unbehandelten Kühen auf. Die Infektion hält sechsmal länger an, und die Milch enthält Eiter, Blut, Bakterien und eine grosse Restmenge von Antibiotika.

Schockierend ist, dass die Unternehmen, die rBST herstellen, ihren Profit dadurch erhöhen, dass sie den Milchbauern zur Bekämpfung der Nebeneffekte aus der Verabreichung von rBST (das in die Milch übergeht) Antibiotika und Betäubungsmittel verkaufen.

Die vermehrte Einnahme von Antibiotika kann bei einer Mutter oder ihrem Kind das Immunsystem beeinträchtigen, das Wachstum bestimmter resistenter Krankheitserreger verursachen und zu ernsthaften Gesundheitsproblemen führen.

Mitchel Cohen, *The Green Party,* August 2001

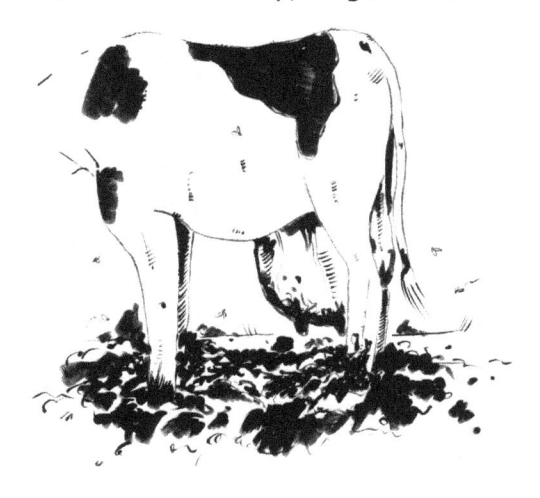

Kühe werden zu Kannibalen
(Das Fressen der Artgenossen)

Der Einsatz von rBST verschlimmert das eh schon ungesunde Eingesperrtsein der Tiere in der industriellen Milchproduktion.

Die moderne industrielle Milchproduktion ist moralisch nicht akzeptierbar, die Kühe sind ihr ganzes Leben lang Milch-Maschinen! Sie werden zusehends als Produktionseinheit anstatt als Lebewesen angesehen!

Einige Herden in Florida erkrankten gleich nach der Behandlung mit rBST. Der Bauer Charles Knight verlor 75 Prozent seiner Herde durch die Injektionen, während Monsanto die Forscher an der University of Florida finanziell unterstützte. Dass andere Bauern den gleichen Schaden bei ihren Herden erlitten hatten, wurde ihm verschwiegen. Knight erklärte, dass Monsanto und die Universitätsforscher ihm die Schuld an der hohen Todesrate seiner Tiere gaben!

Sogar nach dem Tod, der generell bei rBST-Kühen immer früher eintritt, werden die Tiere verwertet. **In vergangenen Jahren verarbeitete die Industrie oft die Körper von erkrankten Tieren zu Tierfutter oder anderen Fleischprodukten.**

Zirka 40 Prozent des Fleisches werden zu Hamburgern verarbeitet. Der Rest wird mit Tierfutter vermischt.

Kurz nach dem Beginn dieser Praxis wiesen Gesundheitsbehörden auf **einen starken Anstieg von BSE (Rinderwahnsinn) hin.**

1998 deckte eine Untersuchung von 'Family Farm Defenders' auf, dass die Sterblichkeitsrate der Kühe auf Industriehöfen, auf denen rBST eingesetzt wurde, bei 40 Prozent im Jahr lag. Mit anderen Worten: **Nach zweieinhalb Jahren der Verwendung von rBST sind die meisten der damit behandelten Kühe tot!**

rBST ist nie vollständig getestet worden, bevor die FDA die Zulassung dafür gab. Ein Standardverfahren für neue biochemische Produkte und Tiermedikamente verlangt Tests von vierundzwanzig Monaten an etlichen hundert Ratten. **rBST wurde nur während 90 Tagen an 30 Ratten getestet!**

Diese verkürzte Studie wurde der FDA übergeben und nie publiziert. Die FDA verweigerte Aussenstehenden die Einsicht in diese verkürzte Studie und erklärte: " . . . dies würde für Monsanto 'unreparablen' Schaden anrichten."

1998 bekamen kanadische Wissenschaftler die Studien zum ersten Mal zu lesen und waren schockiert, als sie realisierten, dass die FDA die Originaldaten von Monsanto, aufgrund derer sie ihre Genehmigung gegeben hatte, nie angeschaut hatte.

Die kanadischen Wissenschaftler entdeckten, dass diese geheimen Studien Verbindungen zu Prostata—und Schilddrüsenkrebs bei Laborratten aufzeigten!

Monsanto hatte die Studie verkürzt und in ihren Berichten an die FDA nichts von Krebs erwähnt.

Articles.mercola.com

Monsanto ist auch der Hersteller des tödlichen 'Agent Orange' (Entlaubungsmittel, das die USA im Vietnamkrieg einsetzten).

Klone gestattet

Die FDA gestattete den Verkauf von Fleisch und Milch von geklonten Tieren (Nachwuchs ohne geschlechtliche Vermehrung). Die Büffel-Köpfige FDA berücksichtigte die über 150 000 Kommentare und Reaktionen von Verbrauchern und des Kongresses nicht. Es besteht kein Überwachungssystem für diese Lebensmittel oder deren Produzenten und keine Pflicht zur Auszeichnung dieser Produkte. Die FDA gründete ihre Entscheidung auf fehlerhaften, unvollständigen Übersichten und verliess sich auf Studien der Klon-Industrie, die diese Art von Nachwuchs forcieren.

Das Handeln der FDA spornte das Interesse einiger Biotechfirmen an, die Verbraucher zu schützen.

Obwohl die FDA diese Produkte als ungefährliche Esswaren einstufte, versprachen verschiedene Molkereien wie Ben & Jerry's und Organic Valley, keine Produkte von geklonten Tieren oder deren Nachwuchs zu verwenden.

Firmen wie Dean Foods, Hormel, Tyson und Smithfield Foods haben auch bestätigt, dass nicht geplant sei, Milch oder Fleisch von geklonten Tieren zu akzeptieren . . .

(Fleisch von geklonten Tieren ist in biologischen Betrieben nicht erlaubt).

The Center For Food Safety January 17, 2008

Frankreich befindet Monsanto der Lüge für schuldig

Das höchste Gericht in Frankreich befand, dass der US-Agrochemie-Konzern Monsanto nicht die Wahrheit über die Sicherheit seines Unkrautvertilgungsmittels Roundup gesagt hatte. Das Gericht bestätigte eine frühere Entscheidung, dass Monsanto in seiner Werbung das Unkrautvertilgungsmittel fälschlicherweise als 'biologisch abbaubar' bezeichnet und behauptet hatte, die Erde würde 'sauber' bleiben.

Französische Umweltschutzorganisationen brachten den Fall 2001 ans Tageslicht weil Glyphosat, der wichtigste Bestandteil von Roundup, von der Europäischen Union als umweltgefährdend klassifiziert wird.

Laut der Nachrichtenagentur AFP bestätigte der Oberste Gerichtshof Frankreichs in seinem neusten Urteil zwei frühere Urteile gegen Monsanto: eines vom Strafgericht in Lyon von 2007 und eines vom Berufungsgericht in Lyon von 2008.

Monsanto beherrscht die amerikanische Nahrungskette bereits mit den gentechnisch veränderten Samen. Jetzt hat der Konzern die Milchproduktion ins Visier genommen.

BBC October 15, 2009; *Vanity Fair* May 2008; *Vanity Fair* June 19, 2009

Monsanto reichte gefälschte Daten ein

Der ehemalige Geschäftsführer der indischen Filiale von Monsanto Tiruvadi Jagadisan spricht nicht gut über den Koloss der gentechnischen Veränderungen. Er klagt seinen ehemaligen Arbeitgeber der Fälschung wissenschaftlicher Daten an, um die regulatorischen Anforderungen der Regierung zu umgehen. Der 84-jährige Jagadisan erklärt: "Ich schied aus dem Unternehmen aus, weil ich den Eindruck hatte, dass das Monsanto-Management in den USA unser Land ausbeutete." Jagadisan war beinahe 20 Jahre für Monsanto tätig.

La Vida Locavore by dsnodgrass, February 19, 2010

Bedroht ein mikroskopischer Pilz unser Leben?

Sät Monsanto Samen, die krank und unfruchtbar machen?
Am 17. Januar 2011 sandte Dr. Don Huber, ein internationaler Pflanzenpathologe und emeritierter Professor der Purdue University, dem US-Landwirtschaftsminister Tom Vilsack einen privaten Brief, um ihn vor einem ernsten Problem (das von einem Forschungsteam von Pflanzen—und Tierwissenschaftlern entdeckt worden war) in den amerikanischen Landwirtschaft zu warnen. Huber erklärte, dass die Situation als Notfall behandelt werden müsse, denn die Folge könnten ein Zusammenbruch des Soja—und Maisexports sowie eine Störung der inländischen Lebens—und Futtermittelversorgung sein.

Huber schrieb, der neue Krankheitserreger scheine einen Zusammenhang zu ernsthaften Krankheiten bei Pflanzen zu haben—plötzliches Absterben von Sojabohnen und das Welken bei Mais—, aber die angenommene Wirkung auf das Vieh sei alarmierend. Er weist auf jüngste Berichte hin: Milchproduzierende Kühe haben eine Unfruchtbarkeitsrate von 20 Prozent und eine bis zu 45 Prozent hohe Fehlgeburtenrate.

Am 1. Februar gab Vilsack seine Entscheidung bekannt: Die Genehmigung des uneingeschränkten konventionellen Anbaus von gentechnisch veränderten Luzernen.

Dies könnte die schlimmste Entscheidung in der gentechnischen Veränderung sein, vor der gewisse Forscher und ich (Huber) schon jahrelang gewarnt haben . . .

Am Schluss seines Briefes schreibt Huber: "Ich habe seit über 50 Jahren Pflanzenkrankheiten studiert. Jetzt sehen wir einen beispiellosen Trend der Zunahme von Krankheiten und Funktionsstörungen bei Pflanzen und Tieren. Der Krankheitserreger könnte helfen, dieses Problem zu verstehen und zu lösen. Er verdient sofortige Aufmerksamkeit mit erheblichen Ressourcen, um einen allgemeinen Zusammenbruch unserer entscheidenden landwirtschaftlichen Infrastruktur zu verhüten."

COL (Ret.) Don M. Huber, Emeritus Professor, Purdue University, APS Coordinator, USDA National Plant Disease Recovery System (NPDRS)

ACRES USA, May 2011, Vol. 41, No 5, S. 54.

"Glyphosat (Roundup) oder Roundup Ready: Kann Fehlgeburten hervorrufen." Jill Richardson, *La Vida Locavore* 18-2-11,
http://www.lavidalocavore.org/diary/4523
http://farmandranchfreedom.org/gmo-miscarriages

Ho MW. *Genetic Engineering Dream of Nightmare? The Brave New World of Bad Science and Big Business*, Third World Network, Gateway Books, MacMillan, Continuum, Penang, Malaysia, Bath, UK, Dublin, Ireland, New York, USA, 1998, 1999, 2007, (reprint with extended Introduction). *http://www.i-sis.org.uk/genet.php*

9

Moderne Milch, moderne Krankheiten

Moderne Milch und Vitamin D2

Unzählige junge Erwachsene in den USA nehmen nicht genug Vitamin D zu sich, speziell in den Wintermonaten.

Junge Erwachsene zwischen 18 und 29 Jahren haben—im Vergleich zu älteren Personen—ein gleich hohes oder höheres Risiko, an Vitaminmangel zu erkranken, speziell im Winter. Hier ist eine der ersten Studien in den USA, die den herrschenden Vitaminmangel aufdeckt.

Vitamin D, das bei der Absorption von Kalzium mithilft, wird im Körper hergestellt, wenn die Haut (oder das Fell bei Tieren) zu bestimmten Jahreszeiten der Sonne ausgesetzt ist; am besten, wenn die Sonne hoch steht. Ein Mangel an Vitamin D birgt das Risiko poröser Knochen (Osteoporose), sowie chronischer Knochen—und Muskelschmerzen und kann auch das Wachstum gewisser Krebsarten anregen.

Um den Mangel an Vitamin D zu erforschen, wurden 165 Männer und Frauen im März und April (Ende des Winters) und 142 Personen im September und Oktober (Ende des Sommers) untersucht.

Junge Erwachsene hatten um 30 Prozent höhere Werte an Vitamin D vom Ende des Winters bis zum Ende des Sommers.

Fast zwei Drittel der Gruppe von September/Oktober und 58 Prozent der Gruppe von März/April tranken ungefähr zwei Gläser Milch pro Tag; dies hatte jedoch keinen Zusammenhang mit den verbesserten Werten des Vitamin D im Körper.

Demgegenüber hatten vier von zehn Personen, die während der Sommer—und Wintermonate täglich ein Multivitaminpräparat einnahmen, einen um 30 Prozent höheren Vitamin-Level als jene, die kein Mittel einnahmen.

The American Journal of Medicine June 2002;122:659-662

Der Arzt Joseph Mercola erklärt, dass der Vitaminmangel eigentlich viel schlimmer sei, als berichtet wird, weil die Referenzdaten von Personen erhoben wurden, denen es an Sonne mangelt.

Das Interessante am Ergebnis ist jedoch, dass das Vitamin D in der Milch den Mangel nicht verbessert hat. Dies sollte aber nicht überraschend sein: Das Vitamin D in der Milch ist das künstliche Vitamin D2 (Ergocalciferol), das weder beim Menschen noch beim Tier die richtige Wirkung entfalten kann. Das natürliche Vitamin D3 (Cholecalciferol) ist nur in naturbelassener Bauernmilch von Weidekühen vorhanden.

Die moderne Produktion ist das Problem

Mercola erklärt:

"In der Milchproduktion in Amerika, die gesunde Produkte in Allergene und Karzinogene verwandelt, werden moderne Fütterungsmethoden angewandt. Das Gras wird durch Hocheiweiss ersetzt; die Kühe werden mit anormal grossen Hirnanhangdrüsen gezüchtet, damit sie dreimal mehr Milch als normale Kühe geben. Diese speziell gezüchteten Kühe brauchen Antibiotika, um 'gesund' zu bleiben.

Die Milch wird pasteurisiert, um alle Enzyme zu zerstören, die sie leichter verdaulich machen (Laktase zur Aufspaltung von Laktose; Galaktase zur Aufspaltung von Galaktose; Phosphatase zur Aufnahme von Kalzium).

Es werden noch Dutzende anderer Enzyme durch den Pasteurisationsprozess zerstört. Ohne diese wertvollen Enzyme ist die Milch schwer zu verdauen. Die menschliche Bauchspeicheldrüse kann diese Enzyme nicht immer produzieren; die Überbeanspruchung der Bauchspeicheldrüse kann zu Zuckerkrankheit oder anderen Krankheiten führen.

Das Butterfett von konventioneller Milch ist homogenisiert; die aufgespaltenen Fettmoleküle können ranzig werden. Wenn das Butterfett der Milch gänzlich entnommen wird, kann die Milch in den USA als Gesundheitsnahrung verkauft werden! Die Wahrheit ist jedoch: Die Milch enthält aus einem guten Grund dieses natürliche Fett!

Ohne Fett kann der Körper die Vitamine und Mineralien, die im Wasseranteil der Milch enthalten sind, nicht absorbieren und nutzen. Das Fett enthält nicht nur das Vitamin D, sondern auch die gute Form der Vitamine A und K mit Spurenelementen, Fettsäuren und mehr!

Heute weiss man, dass eine Ansammlung von künstlichem Vitamin D für die Leber giftig ist. Da das natürliche Vitamin D durch den Pasteurisierungsprozess zerstört wird, ersetzt man es in den USA durch das künstliche Vitamin D.

Nur das natürliche Vitamin D im Butterfett enthält starke Antikrebsfaktoren!

Im Gegensatz zum Cholesterin in Frischmilch, das eine wichtige Rolle für die Gesundheit spielt, ist das Cholesterin in fettloser Trockenmilch oxidiert (ranzig). Es ist dieses ranzige Cholesterin, das Herzkrankheiten fördert.

Wie alle sprühgetrockneten Produkte hat auch fettlose getrocknete Milch (Milchpulver) einen hohen Nitrat-Gehalt. Fettlose getrocknete Milch sowie gesüsste Kondensmilch sind die meist gebrauchten Milchprodukte in der Dritten Welt. Der Konsum von ultrahocherhitzter Milch ist weit verbreitet in Europa."

www.Mercola.com

Weitere Tatsachen über die Milch

Mercola:

"Fabrikmilch und raffinierter Zucker gehören zu den Lebensmitteln, die in den USA am meisten dazu beitragen, die Gesundheit durch falsche Ernährung zu schädigen. Diese Aussage mag sehr harsch scheinen, wenn man aber die Beweise dafür prüft, ist sie eine vernünftige Schlussfolgerung.

Dass die FDA den Einsatz von BST zur Steigerung der Milchproduktion genehmigt hat, verschlimmert diese traurige Situation zusätzlich.

BST erhöht den insulinähnlichen Wachstumsfaktor IGF-1 in der Milch von mit BST behandelten Kühen. IGF-1 überlebt die Pasteurisation der Milch und die Verdauung im Darm des Menschen. Es kann direkt ins Blut übergehen, besonders bei Säuglingen.

Es ist sehr wahrscheinlich, dass IGF-1 die krebsartige Veränderung menschlicher Brustzellen fördert. IGF-1 ist auch ein Wachstumsfaktor für bereits vorhandene Brust—und Darm-Krebszellen und unterstützt deren Wachstum und Verbreitung.

Der menschliche Körper kann BST auch direkt aus der Milch absorbieren. Dies verursacht zusätzlich die zelleigene Entstehung von IGF-1.

BST vermindert das Körperfett der Kuh. Unglücklicherweise ist das Körperfett von Kühen schon verseucht durch viele verschiedene Karzinogene (Krebserreger), Pestizide, Dioxin und Rückstände von Antibiotika. Wenn Kühe weniger Körperfett haben, gehen diese giftigen Substanzen in die Kuhmilch über.

BST verursacht auch Euterinfektionen bei Kühen, die dann zusätzlich mit Antibiotika behandelt werden.

Bereits vor dem Einsatz von BST waren 38 Prozent der in den USA durchgeführten Milchtests verseucht durch Rückstände illegal verwendeter Antibiotika und Tiermedikamente. Dies wird sich durch den Einsatz von BST noch verschlimmern. Da stellt sich die Frage, welches die langfristigen Komplikationen sein werden, wenn man Milch trinkt, bei der ein Risiko von 50 Prozent besteht, dass sie mit Antibiotika verseucht ist.

Es besteht zudem ein Problem mit dem Eiweiss-Enzym Xanthinoxidase in der Kuhmilch. Normalerweise werden Eiweisse durch die Verdauung zerkleinert.

Wenn man die Milch aber homogenisiert, umhüllen kleine Fettkügelchen die Xanthinoxidase, und sie wird in intakter Form ins Blut absorbiert. Überzeugende Forschungen haben eine klare Verbindung zwischen diesem absorbierten Enzym und einem erhöhtem Risiko für Herzkrankheiten aufgezeigt.

Ohrenärzte führen oft Röhrchen in die Ohren von Säuglingen ein, um wiederkehrende Ohreninfektionen zu behandeln. Diese Behandlung ersetzt die früher oft angewendete Mandelentfernung und ist heute die am meisten durchgeführte Operation in den USA.

Leider realisieren die meisten dieser Ärzte nicht, dass sich die Gesundheit bei mehr als der Hälfte dieser Kinder verbessern würde, wenn sie nicht mehr die (verseuchte) Milch trinken würden.

Dies ist eine wahre Tragödie. Nicht nur sind die 3000 Dollar für den Eingriff verschwendetes Geld, sondern die meisten der operierten Kinder werden laut neusten Publikationen wahrscheinlich auch langfristig Hörprobleme haben."

Mercola empfiehlt, solche Milchprodukte nicht zu konsumieren.
"Durch die Zusammenarbeit der Gesundheitsbehörden und des 'National Dairy Council' ist es in den USA sehr schwierig, gesunde, frische Rohmilchprodukte kaufen zu können. Aber man kann sie doch finden, wenn man sucht. In einigen Staaten kann man Rohmilch direkt beim Bauern kaufen.

Nicht homogenisierte pasteurisierte Vollmilch von Kühen von Bio-Höfen ist in Kalifornien in Feinkostläden und Reformhäusern erhältlich. Man kann diese Milch mit Bakterien von unbehandelter Rohmilch ansetzen, um zumindest teilweise die Enzyme zurückzugewinnen. Angesäuerte Buttermilch ist oft leichter verdaulich als gewöhnliche Milch und ist ein ausgezeichnetes Produkt zum Backen.

Traditionell hergestellte saure Sahne enthält auch viele Enzyme.

Dr. Joseph Mercola MD, 10/14/2006/Don't Drink Your Milk!

Der Nährwert, der den Blutdruck senkt

Forscher gaben bekannt, dass Vitamin D einen positiven Effekt auf die arterielle Steifigkeit und eine beeinträchtigte Entspannung der Blutgefässe hat.

Die Studie zeigte, dass die Versuchspersonen mit einem Mangel an Vitamin D vermehrt eine arterielle Steifigkeit und eine Beeinträchtigung der vaskulären Funktion aufwiesen. Als das Vitamin D jedoch über einen Zeitraum von sechs Monaten normalisiert wurde, verbesserte sich die Gesundheit der Blutgefässe, und der Blutdruck sank. Die Forscher fanden zudem heraus, dass eine hohe Zufuhr an Vitamin D einen Schutz gegen die frühe Entwicklung von altersbedingter Makuladegeneration bietet, einer der Hauptursachen für den Verlust der Sehkraft bei Erwachsenen.

Science Newsline April 4, 2011; *Archives of Ophthamology* April, 2011, 129(4): 481-489; MSNBC April 27, 2011; *Science Daily* March 21, 2011; *Journal of General Internal Medicine* April 21, 2011 (Epub vor Druck); *Diabetes Care* Mai, 2011, 34(5):1133-8; Journal of General Internal Medicine March 15, 2011 (Epub vor Druck).

Moderne Kuhmilch und Diabetes

Viele Studien zeigen einen Zusammenhang zwischen (konventioneller) Kuhmilch und dem Risiko für Diabetes bei Kindern. Es wurde aufgezeigt, dass Säuglinge aus Familien mit einer Tendenz zu Diabetes mehr gefährdet sind für spätere Immunreaktionen und Typ-1-Diabetes, wenn sie (moderne) Kuhmilch als Nahrung bekommen, als jene Säuglinge, die nur Säuglingsnahrung zu sich nehmen.

Akerblom, H.K., S.M. Virtanen. O. Vaarala, et al. 1999. Emergence of diabetes associated autoantibodies in the nutritional prevention of IDDM (RIGR) project. 59th Annual Scientific Sessions of the American Diabetes Association. June. San Diego.

Sources: Hand K. Akerblom University of Helsinki Department of Medicine Hallituskatu 8 00100 Helsinki Finland.

Hans-Michael Dosch Hospital for Sick Children Division of Immunology and Cancer Research 555 University Avenue Toronto, Ontario M5G 1×8 Canada.

Outi Baarala University of Helsinki Department of Medicine Hallituskatu 8 00100 Helsinki Finland.

Suvi M. Virtanen University of Tampere School of Public Health P.O. Box 607 (Medisiinarinkatu 3) FIN-33101 Tampere Finland
Science New, Vol. 155, No. 26, June 26, 1999, p. 404

Kuhmilch, Säuglinge und Diabetes

Der Konsum von konventioneller Kuhmilch in den ersten Lebenstagen kann bei einem Säugling im späteren Alter zu Zuckerkrankheit führen. Kinder, die in den ersten acht Tagen nach der Geburt Kuhmilch trinken, sind zweimal mehr gefährdet, den insulinabhängigen Diabetes mellitus (IDDM) zu entwickeln, als Kinder, die keine Kuhmilch in der ersten Woche ihres Lebens bekommen haben.

Eine Studie deutet darauf hin, dass ein Zusammenhang zwischen dem frühen Konsum von Kuhmilch und IDDM existieren könnte und dass nur das Stillen Schutz gegen diese Krankheit bieten kann.

Diabetes Care, August 1997;20:1256-1259

(Moderne) Milch könnte zu Typ-1-Diabetes führen

Eine Studie belegt, dass die Einnahme von konventioneller Kuhmilch während der Kinderjahre bei anfälligen Kindern ein höheres Risiko für die Entwicklung von Diabetes bergen kann.

Forscher fanden heraus, dass bei Kindern, deren Geschwister an Diabetes leiden, die Wahrscheinlichkeit für Diabetes fünfmal höher war, wenn sie täglich mehr als einen halben Liter (etwa drei Gläser) Kuhmilch tranken, als bei Kindern, die weniger Milch tranken.

Es ist noch nicht geklärt, welche Komponente das Risiko für Diabetes erhöht. Forscher vermuten aber, dass eines der etlichen Eiweisse dafür verantwortlich ist, das das Immunsystem anregt und die Insulin-produzierenden Zellen in der Bauchspeicheldrüse befällt.

Typ-1-Diabetes wird normalerweise bei Kindern oder Erwachsenen unter 30 Jahren diagnostiziert. Menschen mit Typ-1-Diabetes müssen meistens ein Leben lang Insulin spritzen, um ihren Blutzucker unter Kontrolle zu halten.

Zum Konsum von Kuhmilch kommt hinzu, dass die meisten Kinder, die Diabetes entwickelten, auch genetisch anfällig für diese Krankheit waren. 79 Prozent dieser Kinder trugen eine gewisse genetische Variante mit einer Verbindung zu Diabetes

in sich, während nur 30 Prozent von jenen, die keine Diabetes entwickelten, diese Variante aufwiesen.
Diabetes 2000;49:912-917
New England Journal of Medicine, 1990s

(Moderne) Kuhmilch erhöht Typ-1-Diabetes

Der Konsum von moderner Kuhmilch in frühen Lebensjahren könnte das lebenslange Risiko für die Entwicklung von Zuckerkrankheit bei gewissen Kindern erhöhen, hält ein Bericht fest.

Dr. Johanna Paronen und ihr Team von der Universität in Helsinki, Finnland, studierten Hochrisiko-Säuglinge mit dieser Funktionsstörung.

Kleinkinder bekamen nach dem Stillen bis ins Alter von sechs bis acht Monaten entweder gewöhnliche künstliche Nahrung mit Kuhmilch oder Nahrung auf der Basis von hydrolysiertem Kasein.

Dreimonatige Säuglinge, die künstliche Nahrung (mit Kuhmilch) tranken, hatten eine markant stärkere Immunreaktion auf das Kuhmilch-Insulin als Säuglinge, die andere künstliche Nahrung erhielten oder natürlich gestillt wurden.

Hinsichtlich des Konsums von Kuhmilch hatte sich schon früher gezeigt, dass bei gewissen Kindern das körpereigene Insulin eine Immunreaktion hervorruft. Dieser Zusammenhang ist jedoch umstritten.

Typ-1-Diabetes kann charakterisiert werden als eine (autoimmune) Reaktion, bei der das Immunsystem die Zellen der insulinproduzierenden Bauchspeicheldrüse angreift.

"Unsere Beobachtungen werfen eine Frage auf: Kann oral eingenommenes körperfremdes Insulin eine Rolle spielen im Prozess, der zu Typ-1-Diabetes führt?" Paronen und ihr Team stellen folgende Vermutung an: "Es könnte sein, dass ein zu früher Konsum von Kuhmilch eine Immunreaktion bei Kindern auslösen kann."
Diabetes Oktober, 2000;49:1657-1665

Dr. Andrew Sussman, Associate Chief Medical Officer bei CVS Caremark, einem Einzelhandelsunternehmen der Pharma-Branche, sagte in der Sendung '*The Early Show*'s Healthwatch der CBS vom 22. Juni 2010, dass in den USA die Anzahl der Diabetiker zwischen

1980 und 2007 um 136 Prozent angestiegen ist. Dies bedeutet, dass beinahe 24 Millionen Amerikaner an Diabetes leiden.

Das CDC schätzt, dass gegenwärtig einer von zehn Amerikanern Typ-2-Diabetes hat und dass im Jahr 2050 eine von drei Personen Diabetiker sein könnte.
(*http://www.foodnavigator-usa.com*, October 25, 2010)

Die Wahrheit über Milch

Artikel publiziert vom Rodale Institute, Pennsylvania

"Rohmilch ist Milch in ihrer natürlichsten Form" erklärt der Bauer Mark McAfee, Besitzer von Organic Pastures Dairy in Kalifornien, in einem Artikel. "Diese Milch wurde keiner Hitzebehandlung oder Pasteurisation ausgesetzt, die angewendet werden, um die Milch länger haltbar zu machen und bestimmte Bakterien zu inaktivieren."

Menschen, Milch und Bakterien vertragen sich gut miteinander. Dass die Milch Bakterien enthält, ist normal. Die Menschheit nutzt diese Bakterien schon seit Tausenden von Jahren. Fermentierte Milch oder Sauermilch zum Beispiel haben ausgezeichnete Ernährungswerte und sind leicht verdaulich. Heute bezeichnet man diese Produkte als Probiotika, als ob sie etwas Neues wären.

Bakterien existierten schon immer in Naturmilch:

— **Sie sind die älteste Lebensform auf der Erde.**
— **Sie sind überall.**
— **Sie sind für das Überleben der Menschen notwendig.**
— **Sie umfassen mehr als 90 Prozent der menschlichen Zellen.**

Die allgemeine Besessenheit, Bakterien zu töten, leitet die Bemühungen zur Verbesserung der Volksgesundheit fehl: Denn relativ wenige Bakterien sind krankheitserregend. Durch fortwährendes Sterilisieren, Pasteurisieren und Desinfizieren werden das Aufkommen und die Vermehrung der Krankheitserreger gefördert.

Es kann schwierig sein, die Wahrheit zu finden, weil so viel Forschung zu Milch nichts Anderes als Werbung ist—kommerziell und im Eigeninteresse. Aber man kann sich direkt und selbst bilden und eine gesunde Wahl treffen, ohne sich auf sogenannte 'Experten' abzustützen.

Dann wird man erkennen, dass rohe Milch, die nützliche Bakterien enthält, eine bessere Wahl ist."
The Rodale Institute, May 15, 2008

> "Es ist interessant dass man die Milch 'roh' nennt, als ob sie etwas Unfertiges wäre. Dabei sollte man der pasteurisierten Milch Aufmerksamkeit schenken, denn sie ist es, deren ursprüngliche Form verändert wurde."
>
> Mark McAfee

Männer und Herzkrankheit

Vielleicht wird Milch noch populär, wenn man die Forschungen über Menschen mit hohem Milchkonsum heranzieht. Es zeigte sich kein erhöhtes Risiko für irgendwelche Herzkrankheiten; der hohe Milchkonsum könnte sogar ein Schutz sein.

Während einer 20 Jahre dauernden Studie, die 1979 begann, wurden 764 Männer im Alter zwischen 45 und 59 Jahren aufgefordert, alle verzehrten Nahrungsmittel und eingenommenen Getränke sowie deren Gewicht zu notieren. Die Patienten hatten vier umfassende Untersuchungen während der 20 Jahre.

In dieser Zeitspanne hatten 54 Männer einen Herzschlag, 139 entwickelten eine symptomatische ischämische Herzkrankheit (Mangel an Sauerstoff in Gewebezellen) oder eine Angina, und 225 starben.

Wie stand es um den Milchkonsum?

Zu Beginn der Studie tranken beinahe alle Männer Vollmilch; aber nach einer Untersuchung der überlebenden Probanden zeigte sich, dass fast alle in den letzten acht Jahren auf Magermilch gewechselt hatten.

Die Männer, die am meisten Milch tranken—zwei Tassen oder mehr pro Tag—nahmen mehr Energie zu sich, das bedeutet, sie waren aktiver.

Das Cholesterin und der Blutdruck waren ähnlich bei einem hohen oder geringen Konsum von Milch.

Die Männer, die am meisten Milch konsumierten, hatten ein tieferes Risiko für eine ischämische Herzkrankheit oder einen Herzschlag, im Vergleich zu jenen, die weniger als zwei Tassen tranken.

British Medical Journal, Science Daily, May 24, 2005/Milk consumption, stroke and heart attack risk: evidence from the Caerphilly cohort of older men, *Journal of Epidemiology and Community Health* June 2005, Vol. 59, Number 6: 502-505

Bio-Milch mit Omega-3 gegen Herzinfarkt

Eine Stichprobe des Magazins 'Gesundheitstipp' ergab: Bio-Milch hat mehr Fette, die das Herz schützen. Bio-Milch enthält deutlich mehr gesunde Omega-3-Fettsäuren als Milch von konventionellen Bauernhöfen.

Der 'Gesundheitstipp' liess 14 Proben Vollmilch aus verschiedenen Läden der Deutschschweiz untersuchen. Ernährungsfachleute empfehlen Vollmilch trotz des höheren Fettanteils. Ernährungsberaterin Carine Buhman: **"Im Milchfett sind nicht nur gesunde Fettsäuren, sondern auch wichtige fettlösliche Vitamine wie A und D enthalten."**

Fachmann Daniel Wechsler von der Forschungsanstalt Agroscope ALP in Liebefeld, Kanton Bern: **"Entscheidend für den Gehalt an gesunden Fettsäuren ist das Futter der Kühe. Eine Kuh, die vorwiegend Gras und Heu frisst, produziert mehr gesunde Fettsäuren in der Milch. Und das ist in der Regel bei Bio-Betrieben der Fall."**

"Eine Kuh hingegen, die viel Kraftfutter frisst, produziert weniger Omega-3-Fettsäuren." Wechsler erklärt: "Hochleistungskühe in konventionellen Milchbetrieben brauchen mehr Kraftfutter, weil sie mit Raufutter ihren reinen Energiebedarf gar nicht decken könnten."

Auch Berg—und Alpenmilch weist meist deutlich mehr gesunde Fettsäuren auf. Dies hat Daniel Wechsler bei der Untersuchung der Alpbutter festgestellt. Grund dafür: "In höheren Lagen setzen Bauern vorwiegend Kuhrassen ein, denen sie Rau—statt Kraftfutter geben können."

Fettarme Milch hat viel weniger gute Fettsäuren. Ernährungsfachleute empfehlen, dass das Verhältnis der Omega-6—zu den Omega-3-Fettsäuren nicht höher als 5:1 sein soll. Bio-Milch weist im Durchschnitt ein besseres Verhältnis auf.

Gesundheitstipp, Februar 2007

Amerikas Kinder mit Herzanfällen

Ein dreijähriges Kind erlitt innerhalb einiger Tage zwei Herzinfarkte!

Solche Geschichten von Kindern, Jugendlichen und Sportlern allen Alters werden heute häufiger gemeldet als je zuvor! Der Arzt und der medizinische Direktor des Kinderspitals (Pediatric Stroke Program) in Dallas, Texas, erklärten der Mutter, Patti Quiroz, dass sie die Ursache nicht kennen würden, und lediglich hofften, dass sich ein solcher Vorfall nicht wiederholen würde!

The Dallas Morning News, by Jessica Meyers, March 8, 2010

Milch im Krieg gegen Herzkrankheiten

Australische Forscher entdeckten eine Komponente in der Milch, die die Lösung sein könnte für die Bekämpfung verschiedener Krankheiten, meldete Gavin Jennings, der australische Minister für Innovation im australischen Bundesstaat Victoria.

Ein metabolisches Syndrom ist eine Kombination von hohem Blutdruck, hohem Zucker und Fettleibigkeit, das das Risiko für die Entwicklung von kardiovaskulären Krankheiten und Diabetes erhöht. An diesem Syndrom leiden 30 Prozent der Australier; diese Erkrankung stellt eine extrem grosse Belastung des Gesundheitssystems dar.

"Diese bemerkenswerte Entdeckung—dass ein Bestandteil der Milch das Fett-Muskel-Verhältnis günstig beeinflussen und dadurch die Gesundheit verbessern kann—ist einzigartig für die Gesundheit des Volkes," sagte Jennings.

Die Forscher des Department of Primary Industries (Ministerium für die Schlüsselindustrie) des australischen Bundesstaates Victoria und von MG Nutritionals, einem Geschäftszweig von Murray Goulburn Cooperative Co. Ltd., fanden diese Komponente, die sie 'Regeneration Inducing Peptide for Tissues and Cells,' kurz RIPTAC, nannten, also ein das Zell—und Gewebewachstum förderndes Peptid.

Wurde RIPTAC Mäusen täglich verabreicht, bauten sie nicht nur Muskeln auf, sondern sie hatten auch ein Bedürfnis nach Bewegung. Auch die Mäuse, bei denen die Aktivität unterbunden wurde, hatten eine Muskelzunahme.

Ein ausgewogenes Verhältnis zwischen Muskelmasse und Fett ist ein wichtiger Faktor zur Senkung der Häufigkeit des metabolischen Syndroms; eine grössere Muskelmasse spielt auch eine Rolle in der Fettverbrennung.

Jennings erklärte, dass das metabolische Syndrom eine von Australiens bedeutendsten Herausforderungen sei, und erachtete es als wichtig, in Victoria Tests zu RIPTAC an Personen durchzuführen.

"Die Resultate bei Mäusen sind bis jetzt vielversprechend und **heben einmal mehr die medizinischen Qualitäten der Milch hervor,"** sagte Jennings.

"Die jüngsten Entdeckungen bauen auf der bisherigen Arbeit der Forscherteams auf, die aufgezeigt hatten, dass aktive Proteine in der Milch die Gesundheit des menschlichen Verdauungssystems fördern kann."

Quelle: Minister for Innovation, Victoria, May 30, 2009

Im Gegensatz zur heutigen Annahme wurden vollfette Milch, Butter und Käse wissenschaftlich nie überzeugend mit Herzkrankheiten in Verbindung gebracht. In Wahrheit wurde aufgezeigt, dass diese Nahrungsmittel einen Zusammenhang mit der Reduktion von Herzkrankheiten haben. Der Ersatz von Milchfett, also die Margarine, hat einen Einfluss auf koronare Herzkrankheiten. Die Einnahme von grossen Mengen an Vitamin K2* verminderte das Risiko von Herzkrankheiten und Kalzifizierung der Aorta.

Dietary Intake of Menaquinone is Associated with a Reduced Risk of Coronary Heart Disease: The Rotterdam Study[1].

*Rohe Vollmilch enthält K2.

Entzündung und Herzinfarkt

Das innere Feuer: Arteriosklerose, die neue Sicht, heisst es in einem Artikel von Dr. Peter Libby im Magazin *Scientific American.* Sie verursacht Brustschmerzen, Herzanfälle, Herzinfarkte und jedes Jahr mehr Todesfälle als Krebs. Die lang gehegte Auffassung, wie sich Herzkrankheiten entwickeln, könnte falsch sein. Wissenschaftler sind sich einig, dass es die Entzündung ist, die die Entwicklung und das Fortschreiten von Arteriosklerose 'anfeuert.'

Dr. Libby, earned his MD from the University of California, San Diego, is chief of cardiovascular medicine at Brigham and Women's Hospital, Mallinckrodt Professor of Medicine at Harvard Medical School, and co-editor of the sixth edition of Heart Disease, a classic cardiology textbook.

Scientific American, May 2002

Gesundheitswarnung: Arzt gesteht grossen Fehler!

Der Herzchirurg Dwight Lundell, Autor des Buches 'The Great Cholesterol Lie' (Die grosse Cholesterin-Lüge), machte am 2. März 2009 folgende Aussagen:

"Wir Ärzte mit all unserer Ausbildung, unserem Wissen und unserer Autorität erwerben oft eine wachsende Besserwisserei, die es uns später schwierig macht, unsere Fehler zu gestehen. So ist es hier: Freiwillig gestehe ich diesen Fehler. In den 25 Jahren meiner Tätigkeit als Herzchirurg führte ich über 5000 Herzoperationen durch, und heute ist der Tag, das Falsche durch medizinische und wissenschaftliche Fakten richtig zu stellen.

Während vieler Jahre bildete ich mich mit anderen herausragenden Medizinern weiter. Bombardiert mit wissenschaftlicher Literatur und durch die ständige Teilnahme an Ausbildungsseminaren bauten wir unsere Meinung auf und behaupteten, dass erhöhtes Blutcholesterin der Faktor für Herzkrankheiten sei.

Die einzig akzeptierte Therapie ist das Verschreiben von Medikamenten und die Umstellung auf eine stark fettreduzierte Ernährung. Wir behaupteten, dass letzteres den Cholesterinspiegel und somit auch das Risiko für Herzkrankheiten senken würde. Eine

Abweichung von diesem Vorgehen wird als falsche medizinische Behandlung betrachtet, und es gibt viele Anzeigen wegen missbräuchlichen Verhaltens seitens der Ärzte.

Es geht nicht mehr!

Diese Aussagen sind wissenschaftlich und moralisch nicht mehr zu verteidigen. Die Entdeckung (vor einigen Jahren), dass Entzündung in der Arterienwand die wahre Ursache ist, führt langsam zu einer Veränderung in der Behandlung von Herzkrankheiten und anderen chronischen Leiden.

Entzündungen in unseren Blutgefässen sind verursacht durch die fettreduzierte Ernährung, die uns jahrelang von der modernen Medizin empfohlen wurde.

Welches sind die grössten Täter bei chronischen Entzündungen? Die Antwort ist recht einfach: Es sind hoch verarbeitete Kohlenhydrate wie Zucker, Mehl und alle davon hergestellten Produkte sowie der übermässige Konsum von modernen raffinierten Omega-6-Pflanzenölen: Soja-, Mais—und Sonnenblumenöl, das in industriell hergestellten Esswaren vorkommt.

All die Medikamente wie Lipitor, Crestor, Zocor, Mevacor, Pravachol, Altocor, Lescol oder irgendein anderes Statin—STOP—hört auf, sie einzunehmen!!

Die Senkung des Cholesterins wird das Risiko von Herzkrankheiten und Herzinfarkten NICHT reduzieren!"

Zitat aus Lundells Buch *The Great Cholesterol Lie* (die grosse Cholesterin-Lüge): "Ich würde mitten in einer Operation auf den Patienten schauen und denken: Dieser Mann sollte nicht auf meinem Tisch liegen. Er hat nicht die typischen Risikofaktoren für eine Herzkrankheit. Sein Cholesterin ist gut, er trinkt und raucht nicht und ist auch nicht fettleibig. Jedoch hat er den gleichen Zustand, den ich bei jedem einzelnen chirurgischen Patienten schon gesehen habe—eine ***Entzündung.***"

Dr. Dwight Lundell was the Chief of Staff and Chief of Surgery at Banner Heart Hospital in Mesa, Arizona. His private practice, Cardiac Care Center was in Mesa, AZ. Recently Dr. Lundell left surgery to focus on the nutritional treatment of heart disease.

He is the founder of Healthy Humans Foundation that promotes human health with a focus on helping large corporations promote wellness. He is the author of *The Cure For Heart Disease* and *The Great Cholesterol Lie*.

Die Senkung des Cholesterins mit Medikamenten birgt die Gefahr von mehr Todesfällen.
Relationship Between Plasma Lipids and All-Cause Mortality in Nondemented Elderly.
Journal of the American Geriatrics Society 53:219-226, 2005

Zusammenfassung und Hintergrund einer Kohortenstudie aus Hawaii: Es gilt allgemein die Annahme, dass die Cholesterinkonzentration tief gehalten werden muss, um die Gefahr von kardiovaskulären Herzkrankheiten einzudämmen. Studien zeigen jedoch gegenteilige Ergebnisse (aller Ursachen) und eine Verbindung von Serum-Cholesterin und Todesfällen bei älteren Personen. Aufgrund dieser Daten wird die 'wissenschaftliche' Begründung für die Senkung des Cholesterins angezweifelt.

Cholesterol and all-cause mortality in elderly people from *The Honolulu Heart Program*: a cohort study (Hawaii).
Lancet, 8,4,2001, Vol. 358 Issue 9279, p351, Sp, 4 charts, 2 graphs.

"Eines der auffallendsten Merkmale von modernen Arzneimitteln ist, wie oft sie nicht wirken. Selbst wenn sie wirken, ist ihre Wirkung häufig mit schwerwiegenden Nebenwirkungen verbunden. Tatsache ist, dass unerwünschte Reaktionen auf Medikamente zu den häufigsten Ursachen für Tod und Krankheit in der entwickelten Welt gehören."
Pharmacogenetics in the Laboratory and the Clinic, Dr. David B. Goldstein, Ph.D.
The New England Journal of Medicine, 348:6, February 6, 2003

Kinder mit einem tiefen Cholesterinspiegel hatten grössere Schwierigkeiten, in der Schule zu verbleiben. Gewalttätiges, aggressives und kriminelles Verhalten führte zum Ausschluss vom Schulunterricht.

Association of Serum Cholesterol and History of School Suspension among School-age Children and Adolescents in the United States.
American Journal of Epidemiology, 2005;161:691-699.

In seinem Blog schreibt Dr. Daniel Chong: "Wie kann die FDA die übermässige Werbung für cholesterinsenkende Medikamente wie Lipitor gestatten, wenn sie vor kurzen auch ein Cholesterin-Präparat bewilligt hat, das die Entwicklungsverzögerung, Hyperaktivität, Reizbarkeit, das Aufmerksamkeitsdefizit sowie die Neigung zu Aggressivität und Selbstverletzung bei Kindern mit dem Smith-Lemli-Opitz-Syndrom verbessern soll—einer genetischen Störung, bei der der Körper nicht fähig ist, Cholesterin zu produzieren?

Herzkrankheiten in Frankreich

Frankreich hat von allen europäischen Ländern den höchsten Verzehr an gesättigten Fetten, aber am wenigsten gemeldete Herzkrankheiten.
www.heartstats.org/uploads/documents%5CPDF.pdf
Wise Tradition, Vol. 11, Nr. 4, Winter 2010

Yak-Käse: gut für das Herz

Forscher in Nepal und Kanada meldeten, dass Yak-Käse einen höheren Gehalt an herzschützenden Fetten hat als Käse aus Kuhmilch und dass er deshalb vielleicht noch gesünder ist.

Der Käse wird aus der Milch der Yaks hergestellt. Die langhaarigen, buckligen Hochlandrinder leben im Tibet, in der ganzen Region des Himalaja, im Süden von Zentralasien, in der Mongolei und etlichen anderen Ländern.

Yak-Käse ist erst neuerdings in den Staaten erhältlich, und auch nur in Spezialgeschäften. Studien haben gezeigt, dass bestimmte Fettsäuren in der Milch, besonders die konjugierten Linolsäuren (CLA), hilfreich sind in der Abwehr gegen Herzkrankheiten, Krebs und sogar Diabetes. Bisher wusste man jedoch wenig über die Zusammensetzung des Yak-Käses.

In einer neuen Studie verglichen Brian W. McBride und sein Team die Zusammensetzung der Fettsäuren von Yak-Käse aus Nepal mit jener von Cheddar aus Kanada. Sie stellten fest, dass **der Yakmilch-Käse viermal so viel CLA wie der Kuhmilch-Käse enthält.**

Fatty Acid Composition of Yak (Bos grunniens) Cheese Including Conjugated Linoleic Acid and trans-18:1 Fatty Acids. *Journal of Agricultural and Food Chemistry,* March 12, 2008.

Wie Statine die Muskeln ausmergeln

Heute ernährt sich beinahe ganz Amerika fettreduziert. Praktisch jeder Ernährungswissenschaftler lehrt, dass Magerfett (low fat) gesund sei! Interessant ist jedoch, dass, während Amerika der fettarmen Ernährung huldigt und Vollmilch in Restaurants, Schulen oder Krankenhäusern nicht mehr erhältlich ist, immer mehr Amerikaner die modernen Statine einnehmen, um ihr Cholesterin zu senken. Die Anzahl der 'Statine-Drogensüchtigen' geht in die Millionen und ist steigend. Was stimmt hier wohl nicht, und was zeigen Studien über die Senkung des Cholesterins?

Diese populären Medikamente können die Muskeln schwächen und Schmerzen verursachen sowie Gebrechlichkeit und lebensgefährliche Muskelschäden anrichten. Eine Studie liefert Beweise, dass das Gen Atrogin-1 eine entscheidende Rolle bei Muskelvergiftungen aufgrund der Einnahme von Statinen spielt.

Statine wie Lipitor, Zocor, Pravachol und Mevacor senken den Cholesterinspiegel durch die Hemmung der HMG-CoA-Reduktase, ein wichtiges Enzym in der Cholesterinsynthese. Diese Medikamente können auch das Gen Atrogin-1 aktivieren, das eine wichtige Rolle beim Muskelschwund spielt.

Drei separate Tests zeigen auf, dass Statine sogar in tiefen Konzentrationen das Atrogin-1 zu Muskelschäden anregen.

The Journal of Clinical Investigation December 2007;117(12):3940-51

Newswise, November 27, 2007

Solche Krankheiten fallen unter moderne degenerative Krankheiten (Stoffwechselkrankheiten) und lassen den Körper schnell altern. Dr. Dudley White erklärte 1956, dass er von 1921 bis 1928 überhaupt keine Herzkrankheiten gesehen hatte! Dann nahmen diese Krankheiten langsam zu, und sie sind trotz aller Warnungen und Gesundheitsmassnahmen im Steigen begriffen!

Die fesselnde Geschichte des Arztes Duane Graveline zu seinem eigenen Erlebnis mit Statinen ist in seinem Buch festgehalten: *Lipitor Thief of Memory; Statin Drugs Side Effects and the Misguided War on Cholesterol; The Statin Damage Crisis, and The Dark Side of Statins.* (Lipitor, Dieb des Gedächtnisses; Nebenwirkungen der Statine und der irreführende Krieg gegen Cholesterin; Krise der Schäden durch Statine und die dunkle Seite der Statine).

Hier ein kurzer Abriss zu Dr. Gravelines Erlebnis, wie er im *Price-Pottenger Journal* unter 'Nebenwirkungen der Statine' erschienen ist: "Noch vor ein paar Jahren war ich wie die meisten Ärzte in Amerika und hielt Cholesterin für eines der grössten Probleme für die Gesundheit. **Als Reaktion auf eine Anordnung unserer nationalen Regierung hielt ich Vorträge für Gruppen und oftmals skeptische Patienten über das Übel in der Vollmilch, in den Eiern und der Butter.** Ich erzog meine Familie zum Verzehr von Margarine anstatt Butter und von Magermilch, hergestellt aus Milchpulver, und wir assen keine Eier. Das war meine Begeisterung für die Kontrolle des Cholesterins, ich stellte etwa 10 000 Rezepte für Cholesterinmedikamente aus. Als mir bei einer ärztlichen Untersuchung im Johnson Space Center im Jahr 2000 meine NASA-Ärzte Lipitor, in einer täglichen Dosis von 10 Milligramm, gegen mein hohes Cholesterin von 280 verordneten, nahm ich es ohne Zögern.

Sechs Wochen später hatte ich die erste Phase eines vorübergehenden totalen Gedächtnisverlustes (transiente globale Amnesie). Nach einer Pause von einem Jahr und auf grossen Druck der NASA-Ärzte entschied ich mich, die Medikamente in halber Dosis einzunehmen, obschon es negative Nachrichten von Ärzten und Apothekern dazu gab. Ich glaubte den negativen Nachrichten nicht, denn ich hatte ja 23 Jahre medizinische Erfahrung hinter mir!

Acht Wochen später erlebte ich meinen zweiten Anfall von vorübergehendem totalem Gedächtnisverlust. Dieses Mal war ich sicher, dass hier der Öffentlichkeit etwas verschwiegen wird; meine Ärzte behaupteten jedoch, dass es einfach Zufall wäre."

Mehr zu Dr. Gravelines Geschichte unter Google: Dr. Duane Graveline MD, Thief of Memory.

Am Ende des Artikels im *Price-Pottenger Journal* steht: "Es ist wie Salz in einer Wunde: Wir wissen jetzt, dass Cholesterin einen Zusammenhang mit der Entstehung von Arteriosklerose hat. Entzündung ist die wahre Ursache. Deshalb nannte ich es den irreführenden Krieg gegen Cholesterin. Dies war nicht einfach einzugestehen."

Duane Graveline is a family doctor, medical research scientist, USAF flight surgeon and NASA astronaut, resides in Merrit Island, Florida. Graveline is still affiliated with the space program as a consultant on the cosmic radiation hazards of our astronauts face and their 'return to the moon and on to Mars.'

Price-Pottenger Journal of Health and Healing, Winter 2009-2010 Volume 33 / Number 4, p. 18

Quellen
1. Graveline D. *Lipitor, Thief of Memory.* Infinity Publishing 2004
2. Graveline D, Cohen JS. Atorvastatin-Associated Memory Loss:
3. Analysis of 662 Cases of Cognitive Damage Reported To Medwatch.
2009. *http://www.spacedoc.net/662_cases_memory_lo*ss.
4. Wagstaff LR, Mitton MW, Arvik BM, et al. Statin-associated memory loss: analysis of 60 case reports and review of the literature. *Pharmacotherapy* 2003, 23(7):871-880.
5. Graveline D. *Statin Drugs Side Effects.* Self-published, 2005.
6. Golomb B and Evans, M 2008. Statin adverse effects; a review of the literature and evidence for a mitochondrial mechanism. *Am J Cardiovasc Drugs.* 2008; 8:373-418.
7. Edwards R. ALS and statins. *Drug Safety.* 2007;30(6):515-525.
8. Graveline Duane. *Statin Damage Crisis.* Self-published, 2009.

9. Langsjoen E. Satin associated congestive heart failure. *Proceedings of Weston A. Price Foundation Meeting,* Spring 2003.
10. Shovman O. Anti-inflammatory and immunomodulatory properties of statins.
11. Mc.Cully KS. *The Homosysteine Revolution.* Keats Publishing 1997.
12. Ravnskov U. *The Cholesterol Myths,* New Trends Publishing 2000.

UHT-Milch (H-Milch) für Morbus-Crohn-Patienten?

Forscher glauben, dass Morbus Crohn (ein Darmleiden) von einer Bakterie verursacht wird, die durch die Milch in den Körper des Menschen gelangt und dort Infektionen im Darm hervorruft sowie zu Durchfall, Schmerzen, Gewichtsverlust und Erschöpfung führt.

Die Bakterie, mycobacterium avium paratuberculosis (MAP), wurde bei 92 Prozent der Morbus-Crohn-Patienten gefunden, im Vergleich zu nur 26 Prozent bei der Kontrollgruppe. MAP ist gegenwärtig in etwa 2 Prozent der konventionellen Milch enthalten.

Als Lösung empfahlen die Forscher, dass Morbus-Crohn-Patienten oder Menschen mit einem Risiko für diese Krankheit UHT-Milch (H-Milch) trinken sollen, die höher als Pastmilch erhitzt wird, sodass möglicherweise die MAP abgetötet würde.

Die Bakterie könnte einen Zusammenhang zu dieser Darmkrankheit haben, sagen Forscher.

Journal Clinical Microbiology July 2003 1;41(7):2915-23

Eine Bemerkung von Dr. Mercola dazu: "Da MAP bei den meisten Morbus-Crohn-Patienten gefunden wurde, beschlossen die Forscher, dass diese Bakterie die Ursache des Problems sein müsse. Da sie in der Milch enthalten ist, wurde empfohlen, Milch auf eine höhere Temperatur zu erhitzen. **Dies ist eine nette Theorie, aber haben sie je Patienten damit behandelt? Nein! Sonst hätten sie schnell herausgefunden, dass Rohmilch eine der ausgezeichneten Heilmethoden bei entzündlichen Darmkrankheiten ist. Anstatt die Ursache zu sein, hilft Rohmilch gegen diese Krankheit."**

Mercola, Aug 27, 2003

Eine Studie über die robuste MAP erläutert, dass dieser Krankheitserreger bei vielen verschiedenen Spezies chronische Infektionen im Darm auslösen kann. MAP-Infektionen sind weitverbreitet bei Haustieren, und kürzlich wurde MAP auch in pasteurisierter Milch in England gefunden, möglicherweise auch an vielen anderen Orten. Wasser birgt auch ein Risiko.

Detection and verification of Mycobacterium avium subsp. paratuberculosis in fresh ileocolonic mucosal biopsy specimens from individuals with and without Crohn's disease.

Bull T. J., McMinn E. J., Sidi-Boumedine K., Skull A., Durkin D., Neild P., Rhodes G., Pickup R., Hermon-Tayor J.

Department of Surgery, St. George's Hospital Medical School, London SW 17 ORE, United Kingdom.

Publication Types: Evaluation Studies, Research Support Non-US Gov't

PMID: 12843021 (PubMed)

Hochrisiko-Säuglinge

Zusammenfassung einer randomisierten kontrollierten Studie zu Säuglingsersatznahrung und zur schützenden Wirkung von roher und pasteurisierter Muttermilch in Verbindung mit dem Auftreten von Infektionen bei Neugeborenen: Untersucht wurden 226 Neugeborene. Es gab bedeutend mehr Infektionen in der Gruppe, die pasteurisierte Milch und Säuglingsersatznahrung bekam, als in der Gruppe, die rohe Muttermilch trank. Dieses Ergebnis stimmt mit dem Eindruck überein, dass es einen Zusammenhang gibt zwischen der künstlichen Ernährung und dem Verlust der schützenden Wirkung der Muttermilch. Die Erhitzung der Muttermilch reduziert die schützende Wirkung markant.

Randomised Controlled Trial of Effect of Raw and Holder Pasteurized Human Milk and of Formula Supplements on Incidence of Neonatal Infection, by Indira Narayanan, N. S. Murthy, K. Prakash, V. V. Gujral

Kalawati Saran Children's Hospital and Department of Microbiology, Lady Hardinge Medical College, and Indian Council of Medical Research, New Delhi, India

Mehr Todesfälle durch Asthma

Die Zunahme von Asthma und der Todesfälle aufgrund dieser Krankheit ist teilweise auf die Nebenwirkungen einer regelmässigen Anwendung der Inhalationsmedikamente zurückzuführen. Diese Medikamente können starke Nebeneffekte auslösen und süchtig machen. Bei der routinemässigen Anwendung dieser allgemein gebräuchlichen Asthmamittel besteht ein erhöhtes Sterberisiko.
New England Journal of Medicine, 1992

Asthma und Schutzimpfungen

Der *Journal of Epidemiology* meldete, dass von einer Gruppe von Kindern, die nicht gegen Diphterie, Keuchhusten und Tetanus geimpft waren, keines Asthma hatte. Von den Kindern, die geimpft waren, hatten 23 Prozent Asthma, 22 Prozent mussten sich wegen Verdachts auf Asthma und 30 Prozent wegen Allergien ärztlich untersuchen lassen.
Epidemiology, November 1997

Asthma und Allergien—Bauernkinder

Umgekehrt proportionales Verhältnis zwischen dem Konsum von Bauernmilch und Asthma resp. Allergien bei der Stadt—und Landbevölkerung in Europa

In fünf europäischen Ländern wurde eine viel beachtete interessante Studie an 14 893 Kindern im Alter zwischen 5 und 13 Jahren durchgeführt. 2823 Kinder waren von Bauernfamilien, 4606 besuchten die Steiner-Schule, 5440 Kinder hatten einen Bezug zu Bauern, und 2024 Kinder hatten einen Bezug zur Steiner-Schule.
Untersucht wurde, ob der Konsum von Bauernmilch im Vergleich zu Milch aus dem Handel einen Zusammenhang mit dem verminderten Auftreten von Asthma und Allergien aufweist.
Das Resultat zeigte, dass der Konsum von Bauernmilch statistisch eine bedeutungsvolle Verbindung zur Verminderung von Asthma hat. Die Verbindung wurde bei allen vier Gruppen beobachtet.

Schlussfolgerung: Die Resultate deuten darauf hin, dass Bauernmilch einen Schutz gegen Asthma und Allergien bieten kann.
Dr. Marco Waser, Prof. Dr. Charlotte Braun und Team, Institut für Sozial—und Präventivmedizin, Universität Basel, Schweiz.
Clinical and Experimental Allergy, 37, 661-670

In einem fesselnden Gespräch mit Dr. Marco Waser und Prof. Dr. Charlotte Braun (Institute for Social and Preventive Medicine, Basel) erwähnten sie, dass pasteurisierte Milch, welche im Laden gekauft wurde, im Vergleich zu Milch frisch ab Hof, eine grössere Anzahl Bakterien aufwies. Dies ergaben Labormessungen.

Rohmilch schützt gegen Asthma und Hautallergien.
Lancet 353:1485, 1999

Etwas mehr Dreck schadet nicht

So lautete die Aussage eines Artikels in der Zeitschrift *Schweizer Familie*.
Dr. Roger Lauener und sein Team hatten aufgrund von Studien mit Bauernkindern ähnliche Erkenntnisse über Frischmilch, die direkt von der Kuh kommt, wie sie die oben erwähnte Studie erbracht hat.
Roger Lauener ist Oberarzt und Leiter der Allergologie an der Universitäts-Kinderklinik in Zürich. Er wirkte an einer Studie mit, die aufwies, dass Bauernkinder weniger häufig an Allergien erkranken als andere Kinder. Lauener und sein Team konnten **im Blut von Bauernkindern nachweisen, dass nicht krank machende Mikroben, die in bäuerlicher Umgebung vorkommen, das Immunsystem der Kinder prägen und sie so vermutlich vor Allergien schützen.**
Lauener erklärt: "Wenn Bauernfrauen im Stall arbeiten, nehmen sie ihren Säugling im Kinderwagen mit. Im Stall wimmelt es von Mikroben. Auf dem Boden und dem Fenstersims sammelt sich Staub an, der in der Luft herumwirbelt. Das Baby atmet solche Mikroben ein. Diese prägen das Immunsystem und schützen das Kind so möglicherweise vor Allergien."

Weiter erklärt er: "Besonders auffällig ist, dass sie häufiger Milch vom Hof trinken." Der Journalist der Schweizer Familie fragt: "Glauben Sie tatsächlich, dass der Aufenthalt im Stall und das Trinken roher Milch die Bauernkinder vor Allergien schützt?"

Lauener: "Einiges deutet darauf hin. **Schon länger wird vermutet, dass Mikroben zum Schutz vor Allergien beitragen.** Auf einem Bauernhof hat es mehr Bakterien und andere Mikroben als in einer Stadtwohnung. Wir haben das Blut von Bauernkindern verglichen mit demjenigen von Kindern, die ebenfalls auf dem Land, aber nicht auf einem Bauernhof aufgewachsen sind. Anhand bestimmter Eiweissmoleküle, mit deren Hilfe das Abwehrsystem die Erreger erkennt, konnten wir nachweisen, dass Mikroben in der Umgebung das angeborene Immunsystem der Bauernkinder prägen. **Verblüffend ist, dass es sich dabei um Mikroben handelt, die nicht krank machen. Sie stimulieren lediglich das Immunsystem und schützen so vermutlich vor Allergien. Das hat niemand erwartet.**"

Schweizer Familie: "Nicht jeder lebt auf einem Bauernhof. Nützt einem Allergiker ein Wohnortswechsel?"

Lauener: "Wahrscheinlich nicht. Denn je früher die Kinder den Mikroben ausgesetzt sind, desto besser sind sie später vor Allergien geschützt. Eine Untersuchung hat gezeigt, dass Babys, die bereits in ihrem ersten Lebensjahr häufig im Stall waren und die Kuhmilch vom eigenen Hof tranken, ein um 75 Prozent geringeres Risiko für Allergien und Asthma hatten als der Durchschnitt. Besonders gut schützt die Stallluft vor Asthma und Heuschnupfen. **Kinder ohne Stallkontakt litten doppelt so häufig unter Asthma. An Heuschnupfen erkrankten später viermal mehr Kinder. Gemäss Untersuchung entwickeln weniger als ein Prozent der Kinder, die regelmässig im Stall sind, Asthma oder Heuschnupfen.** Bei Kindern, die nicht auf einem Bauernhof aufgewachsen sind, waren hingegen 12 bis 16 Prozent von einer der beiden Allergien betroffen . . ."

Schweizer Familie, 13/2003, S. 58

Seit seiner Kindheit litt auch mein Ehemann unter Allergien. Als unsere Tochter Miriam ins Schulalter kam, merkten wir, dass auch sie unter Allergien litt. Nachdem wir jedoch um das Jahr 2000 unsere Ernährung umgestellt hatten und Rohmilch von geweideten

Kühen tranken, verschwanden jegliche Allergien. Die Einnahme natürlicher tierischer Fette aus der Rohmilch von Weidekühen erhöhte auch meine Abwehrkraft, speziell gegen Insektenstiche. Während ich früher zum Arzt musste, um mir Spritzen geben zu lassen, konnte mein Körper im Sommer 2008, als ich innerhalb von 20 Minuten von drei Wespen ins Gesicht gestochen wurde, die drei Stiche gut verarbeiten. Ich musste lediglich mit Breitwegerich und Sonnenhut etwas nachhelfen.

Weniger Asthma bei Bauernkindern

Der Kontakt mit Bakterien, Pilzen, Staub und Tieren in einem frühen Alter könnte erklären, weshalb Kinder, die auf einem Bauernhof aufwachsen, weniger Asthma und Allergien haben.

Wir leben wahrscheinlich in einer Umgebung, die zu hygienisch ist. Eine Studie stellte fest, dass Jugendliche, die auf einem Hof leben, weniger unter Asthma und allergischen Symptomen wie Keuchen und einer Verengung der Atemwege leiden, als Jugendliche, die zwar auf dem Land, aber nicht auf einem Hof aufwachsen.

American Journal of Respiratory and Critical Care Medicine, Mai 2000;161:1563-1566

Fakten über Asthma

Es wird geschätzt, dass heute 20 Millionen Amerikaner an Asthma leiden

Wegen Asthma sind in Amerika jeden Tag:
40 000 Personen abwesend von der Schule oder der Arbeit.
30 000 Personen die unter einer Asthma Attacke leiden.
5 000 Personen die zur Notfall Station müssen wegen Asthma.
1 000 Personen im Spital eingewiesen wegen Asthma.
11 Personen verstorben. Das sind über 4 000 Todesfälle pro Jahr!

Asthma und Allergy Foundation of America (Asthma Facts and Figures)

Warum wird Rohmilch als gefährlich erklärt?

Pro—und Präbiotika—Milchwirtschaft

Pro—und Präbiotika—bedeutungsvoll für die Milchwirtschaft
*Agrar*Forschung

Die Welternährungsorganisation (FAO) und die Weltgesundheitsorganisation (WHO) haben eine Expertengruppe beauftragt, wissenschaftliche Erkenntnisse über Probiotika zu sammeln. Die Gruppe tagte im Oktober 2001 (*ftp://ftp.fao.org/es/esn/food/probio_report_en.pdf*) und legte die folgende Definition für Probiotika fest: **"Lebendige Mikroorganismen die, wenn sie in adäquaten Mengen als Bestandteil eines Lebensmittels verabreicht werden, eine günstige Gesundheitswirkung auf den Wirt ausüben."**

Unter anderem wird erklärt: "Damit die Mikroorganismen als möglicher probiotischer Stamm in Frage kommen, müssen sie stoffwechselaktiv gegenüber den identifizierten In-vivo-Zielorten sein. Dies bedingt, dass der Stamm lebensfähig an diesen Ort gelangt."

Antiallergene Wirkung von Probiotika: Schätzungen zufolge sollen ungefähr 20 Prozent der Bevölkerung in der westlichen Welt an Allergien leiden; diese Zahl steigt weiter an. Nach der Hygienehypothese soll ein ungenügender Kontakt mit den Mikroorganismen in der Umwelt eine der Ursachen für die Entwicklung von Allergien sein. Als Standardbehandlung wird die Vermeidung der Substanzen empfohlen, die Allergien auslösen. **Doch dies hat nur beschränkt Erfolg, die Krankheit wird damit nicht behandelt.** Es hat sich nun gezeigt, dass Probiotika als sichere Alternative zu betrachten sind, da sie zu einer mikrobiellen Stimulierung verhelfen. **Kinder mit einer Allergie haben in ihrer Darmflora mehr Clostridien und weniger Bifidobakterien. Zudem entspricht ihre Bifidobakterienflora mehr jener einer erwachsenen Person, bei der *B. adolescentis* vorherrscht, während bei gesunden brusternährten Säuglingen *B. bifidum* typisch ist.** Auch scheiden Bifidobakterien von allergischen Kindern *in vitro* mehr entzündungsverursachende Zytokine aus, während es bei gesunden Kindern mehr entzündungshemmende Zytokine sind (A.C. Ouwehand, Turku, Finnland).

Fermentierte Milchprodukte tragen zur Blutdrucksenkung bei.
Bluthochdruck gehört zu den wichtigsten Risikofaktoren für koronare Herzkrankheiten, periphere arterielle Krankheiten und Schlaganfall. Der Verzehr von zwei fermentierten Milchprodukten, ein japanisches (Calpis mit L.helveticus und Saccaromyces cerevisiae) und ein finnisches (Evolus mit L.helveticus LBK 164), wies bei Versuchstieren wie auch bei Menschen eine blutdrucksenkende Wirkung auf. In einer achtwöchigen Placebo-kontrollierten Studie an 17 Patienten mit hohem Blutdruck sank der systolische und diastolische Blutdruck in der Evolus-Gruppe signifikant stärker als in der Kontrollgruppe. Dieses Resultat wurde in einer weiteren klinischen Studie über einen Zeitraum von 21 Wochen bestätigt (Reduktion des systolischen Blutdrucks um 6,7 mmHg und des diastolischen Blutdrucks um 3,6 mmHg.) Die blutdrucksenkende Wirkung wird vor allem auf die Anwesenheit von ACE(Angiotensin-Umwandlungs-Enzym)-hemmenden Peptiden zurückgeführt. Dabei handelt es sich um Tripeptide mit der Aminosäuresequenz Isoleucin-Prolin sowie Valin-Prolin-Prolin. Weitere Faktoren wie andere bioaktive Peptide (Opioide, Kaseinophosphopeptide) können zu dieser Wirkung beitragen. Kaseinophosphopeptide **verbessern die Löslichkeit des Kalziums und erhöhen dessen Absorption.** In Finnland kann für Evolus bereits mit der Anpreisung 'gesund für die Kontrolle des Blutdrucks' geworben werden (R. Korpela, Helsinki, Finnland).

Gastritis und Probiotika
Durch Helicobacter pylori verursachte Gastritis und Probiotika.
Helicobacter pylori ist als Besiedler des menschlichen Magens insofern ein spezieller Keim, weil während vieler Jahre ausgeschlossen wurde, dass Mikroorganismen den menschlichen Magen besiedeln. Bei erhöhter Anwesenheit können sich Entzündungen in der Magenschleimhaut (Gastritis) entwickeln, und das Risiko von Magenkrebs wird erhöht. Dass Probiotika günstig auf den Heilungsprozess von Gastritis wirken, zeigten Untersuchungen von A. L. Blum von der Universität Lausanne, der den probiotischen Keim *L. acidophilus* La1 (neu als *L johnsonii* Lj1 bezeichnet) verwendete. An 50 *Helicobacter*-positiven

Versuchspersonen wurde während 16 Wochen ein mit Lj1 fermentiertes Milchprodukt in einer randomisierten, Doppelblind-Placebo-kontrollierten Versuchsanordnung verabreicht. Mit dieser Behandlung reduzierten sich der Schweregrad und die Aktivität der Entzündung in der Magenschleimhaut, auch die Anzahl der Helicobacter ging zurück. Damit wurden frühere Ergebnisse bestätigt. Erklärt wird diese Wirkung folgendermassen: **Das Verabreichen eines probiotischen Stamm verstärkt die eigenen Abwehrkräfte. Dieser Stamm kann das Anhaften von *Helicobacter* durch eine verstärkte Schleimbildung der Magenschleimhaut verhüten und weist auch eine antibakterielle Wirkung auf.**

Konzept der Präbiotika überarbeitet

Im Jahre 1995 haben Gibson und Roberfroid das Konzept der Präbiotika vorgestellt. Sie definierten die Präbiotika als "unverdauliche Lebensmittelzutaten, die den Wirt günstig beeinflussen, indem sie Wachstum und/oder Aktivität einer oder einer begrenzten Anzahl von Bakterien im Dickdarm stimulieren und damit die Gesundheit des Wirtes verbessern." Dieses Konzept hat Beachtung gefunden, und das wissenschaftliche und industrielle Interesse geweckt. An eine präbiotisch wirkende Verbindung sind nach M. Roberfroid (Louvain-la Neuve, Belgien) folgende Kriterien zu stellen:

Resistent gegenüber den sauren Bedingungen im Magen, gegenüber einer Hydrolyse durch Säugetierenzyme und gegenüber einer Hydrolyse im Verdauungskanal;

Vergärung durch Darmflora;
selektive Stimulierung des Wachstums und/oder der Aktivität dieser Darmbakterien, die zu Gesundheit und Wohlbefinden beitragen.

Die ursprünglich vorgeschlagene Definition wird auf Grund der neuen Erkenntnisse folgendermassen verfeinert: "Ein Präbiotika ist eine selektiv vergärbare Lebensmittelzutat, die zu spezifischen Änderungen sowohl in der Zusammensetzung als auch/oder in der

Aktivität der Darmflora führt, so dass sich daraus Vorteile für die Gesundheit und das Wohlbefinden des Wirts ergeben."
*Agrar*Forschung 11(1):28-29, 2004

Medikamente unterdrücken Symptome . . .

. . ., und die unterliegende Krankheit verschlimmert sich. Der Mediziner Andrew Weil von der Harvard-Universität erklärt: **"Der Körper hat die Möglichkeit, Keime und Infektionen abzuwehren, um sich selber zu heilen. Ärzte sollten sich auf die Verhütung und auf die Stimulation der natürlichen Heilkräfte des Körpers konzentrieren!** Die meisten Medikamente verhüten nur die Veräusserung der Krankheitssymptome. Die Symptome verschwinden, aber die unterliegende Krankheit wird allmählich schlimmer."
Towanda Times, August 10, 1999

Homogenisierung

Die Milch wurde über die Jahre in eine unkenntliche physikalisch-chemische flüssige Substanz verwandelt, die sehr wenig Ähnlichkeit zur ursprünglichen Milch mit ihren natürlichen Nährwerten aufzeigt.
Kurt Oster, MD, Chief of Cardiology and Chairman of the Department of Medicine, Park City Hospital, Bridgeport, Connecticut

Pasteurisierte, homogenisierte Milch? Da kann man ja genauso gut Wasser mit Kreide trinken.
Dan Logue, Dairy Farmer, Woodbury, Connecticut

Dinge sind niemals so, wie sie scheinen; Magermilch scheint wie Sahne zu sein.
William S. Gilbert

Der Prozess für die Homogenisierung wurde mit der Emulgation der Margarine erfunden. 1899 begann man, die Milch zu homogenisieren. In diesem Prozess wird die Milch mit hohem

Druck und unter hoher Hitze durch Löcher, die den Durchmesser eines Haares haben, hindurch gepresst, um die Fettkügelchen zu zerschlagen. Die Fettkügelchen sind danach viel kleiner als in der Naturmilch: Sie bleiben vermengt, und die Milch rahmt nicht mehr auf. Vor dem Homogenisieren kann auch Rahm entnommen werden, um andere Produkte wie Butter herzustellen. Nach dem Prozess wird die Milch mit 1, 2 oder 3½ Prozent Sahne angereichert und muss sofort pasteurisiert werden, um nicht ranzig zu werden.

Die Pasteurisation ermöglicht längere Transporte, und die Homogenisierung löst Probleme hinsichtlich des Scheidens der Milch und der Sahne.

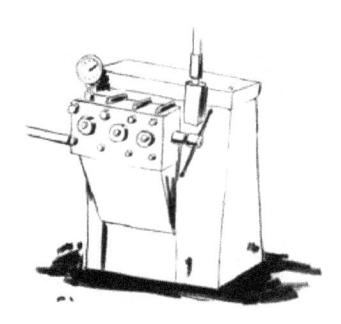

Die Effekte dieser Prozesse auf die Struktur und Vollständigkeit der Moleküle sind unbekannt. Forscher entdeckten jedoch neulich etliche sehr positiv wirkende Komponenten im Milchfettkügelchen-Membran, die zur Unterdrückung von Krankheitserregern und zum Schutz gegen Multiple Sklerose, Alzheimer, Depression und Stress beitragen. Diese Komponenten sind nicht mehr aktiv, wenn Sahne zu Butter verarbeitet wird. Sie entfalten ihre Wirkung nur in der Sahne und in der Milch, die nicht homogenisiert ist.

Spitsberg, V. L. Invited Review: Bovine Milk Fat Globule Membrane as a Potential Nutraceutical. *Journal of Dairy Science.* 88:2289-2294, 2005, Stefferl A. and others. Butyrophilin, a Milk Protein, Modulates the Encephalitogenic T Cell Response to Myelin Oligodendrocyte Glycoprotein in Experimental Autoimmune Encephalomyelitis. *Journal of Immunology* 2000, 165:2859-2865.

Rohe Sahne verhütet auch die Steifheit der Gelenke.
Annual Review of Biochemistry, 18:435, 1944

Aufgrund der Homogenisierung kann der Verbraucher nicht mehr feststellen, welchen Sahne—oder Fettanteil die verarbeitete Vollmilch hat. Bevor die Homogenisierung aufkam, achteten Mütter darauf, Milch mit einem höchstmöglichen Sahnegehalt zu kaufen; dies war ein Hinweis dafür, dass die Milch von einer gesunden Weidekuh stammte. Die Milch von früher hatte einen Butterfett-Anteil von 4 bis 8 Prozent; das Butterfett rahmte oben auf der Milch dick auf.

Intensive Werbekampagnen überzeugten jedoch die meisten Verbraucher, Milch mit reduziertem Milchfett zu kaufen. Intensives Lobbying zur 'Verhütung' von Herzkrankheiten und Gewichtszunahme eliminierte die vollfette Schulmilch für heranwachsende Kinder.

Das Butterfett bringt der Milchindustrie einen höheren Profit, wenn es für die Herstellung von Speiseeis verwendet werden kann, anstatt es in der Milch zu belassen. Der Verbraucher wird betrogen, aber mit der Homogenisierung erkennt er dies nicht!

Anmerkung der Guelph University im *Dairy Science and Technology:*

"Die Oxidation vom Milchfett wird katalysiert durch Kupfer und gewisse Metalle mit Luftsauerstoff. Dies setzt die gefährlichen freien Radikale frei."

Ist Fluor in Milchprodukten harmlos?

Dr. Paul Connett: 50 Gründe sprechen gegen die Fluoridierung.

Abstract: Dem Trinkwasser werden Fluoride zugegeben (ein Teil pro Million, 1 ppm), um Karies zu verhüten. Die ersten Proben fingen in den USA 1945 an; bevor jedoch diese ersten Proben beendet waren, wurde die Fluoridierung des Trinkwassers vom US Public Health Service (Gesundheitsamt der USA) 1950 genehmigt. Seitdem wurde Fluor mit allgemeiner Begeisterung von den US-Gesundheitsbehörden gefördert und als 'sicher und wirksam' im Kampf gegen Karies angewendet. Viele Länder folgten jedoch nicht dem amerikanischen Beispiel, und deren Bevölkerungen weisen genau so gute, wenn nicht bessere Zähne auf. Dr. Paul Connett schildert nach gründlicher Überprüfung der wissenschaftlichen Literatur 50 Gründe, Risiken und Vorteile, sich Fluor zu widersetzen. Dokumentationen zeigen, dass die Vorteile der Einnahme von Fluor übertrieben sind und die unzähligen Risiken verschwiegen werden.

Die eingesetzten Chemikalien für fluoridiertes Wasser sind nicht von pharmazeutischer Qualität. Sie kommen von der Superphosphat-Düngemittelindustrie. Diese Chemikalien (90 % Natriumfluorsilikat und Hexafluorokieselsäure) sind als gefährliche Abfälle eingestuft, die durch verschiedene Unreinheiten kontaminiert sind. Kürzlich durchgeführte Tests der 'National Sanitation Foundation' lassen vermuten, dass sie relativ hohe Mengen an Arsen enthalten . . . (NSF 2000 and Wang 2000)

Dr. Paul Connett, Professor of Chemistry, St. Lawrence University, NY.

http://www.fluoridealert.org/irish.forum-critique.htm
http://www.fluoridealert.org/ Fluor ist nicht nötig. (Anhang 2)
Systematisch giftige Effekte: *www.Slweb/org/bibliography.html*
Dr. Connett zitiert 189 Nachweise zu Gesundheitsproblemen.

Fluor wird in vielen Ländern auch dem Salz zugegeben. Die Schweiz war 1955 das erste Land, das dies tat: zuerst mit einer Zugabe von 90 ppm, später von 250 ppm (200—350 ppm), d.h. 2,5 mg Fluor pro 10 Gramm Salz. Frankreich folgte 1986, dann Jamaica, Costa Rica, Kolumbien, Deutschland . . . (http:poisonfluoride.com/pfpc/html/countries.htm)

(Vereinigte Schweizerische Rheinsalinen/ICCIDD 2003)
(*http://poison* fluoride.com/pfpc/html/salt_facts.html)
Viele behaupten, Fluor im Salz sei ein wissenschaftlicher Betrug:
http://www.sonic.net/kryptox/nutri/sulfurylFluoride.htm
(Natriumfluorid für die trockene Methode, Kaliumfluorid im Nassverfahren.) Schadstoffe sind: Blei, Arsen, Cadmium und Quecksilber.

Wie bereits erwähnt, hatten Menschen, die in abgelegenen Tälern wie dem Gomstal oder dem Lötschental in der Schweiz lebten, auch ohne Fluor tadellose Zähne!

Ein aufrüttelnder Film zu fluorgeschädigten Zähnen und Knochen:

http://articles.mercola.com/sites/articles/ archive/2011/02/05/breaking-news-us-finally-admits-too-much-fluoride-in-the-water.aspx

Trotz seiner Wirkungslosigkeit wird Fluor in den USA weiterhin eingesetzt, jedoch nicht ohne Folgen. Fluor, das wir durch Wasser, Zahnpasta, Mundspülung, konventionelle und verarbeitete Nahrung, Vitamin-Tabletten, Fruchtsäfte, Sodawasser, Tee usw. einnehmen, hat negative Auswirkungen auf die Gesundheit:
  -Fluor sammelt sich in den Knochen an, macht sie spröde und anfälliger für Brüche.
  -Das Hormon Melatonin (hilft zu Beginn der Pubertät) könnte in der Zirbeldrüse gehemmt werden.
  -Fluor schadet dem Zahnschmelz (Fluorose) und kann die Fortpflanzungsfähigkeit beeinträchtigen.
  -Fluor erhöht die Aufnahme von Aluminium im Gehirn und von Blei im Blut.
  -Fluor hemmt das Formen der Antikörper im Blut.
  -Fluor verwirrt das Immunsystem, so dass es zum Angriff auf körpereigenes Gewebe kommt. Es kann bei Menschen, die für Krebs anfällig sind, das Wachstum von Tumoren anregen.
  www.fluoride-journal.com, www.cadvision.com/fluoride/
  http://SaveTeeth.org/
  Buch: *The fluoride deception* von Christopher Bryson
  Recherche auf Google: National Health Federation/ fluoride—Rudolf Ziegelbecker, Graz/Fluor—Österreich

Auf der Verpackung einer Zahnpasta mit Fluor steht die Warnung: Nicht schlucken, im Fall einer versehentlichen Einnahme: Gift-Notrufzentrale anrufen.
  1944 sagte L. P. Anthony, Zahnchirurg und damaliger Redakteur beim *Journal of the American Dental Association*: "Fluor ist eine hoch giftige Substanz . . . "
  Ein Artikel im *Journal of the American Dental Association* aus dem Jahr 1936 erklärt, dass Fluor in einer Konzentration von 1 ppm gleich giftig wie Arsen und Blei ist.
  Das *Journal of the American Medical Association* gibt in der Ausgabe vom 18. September 1943 an, dass Fluoride generell

protoplasmatische Gifte sind, die die Durchlässigkeit der Zellmembran durch bestimmte Enzyme verändern können.

"Trinkwasser mit 1,2 ppm Fluor wird Entwicklungsstörungen auslösen. Wir können das Risiko, solch ernsthafte Störungen im Körper hervorzurufen, nicht eingehen."
Journal of the American Dental Association, October 1, 1944

Fluor ist ein starkes Gift und wird gegen Ratten und Kakerlaken eingesetzt.

Kenne deinen Käser, kenne seine Produkte! Sie werden dann noch besser schmecken!

Buch (englisch): *"Phosphate Fluorides—Toxic Torts",* by Gary O. Pittman (page 26) und *Earth Island Journal—Special Feature: "Fluoride and the Phosphate Connection."*

> Unsere Nahrungsmittel sollen Heilmittel und unsere Heilmittel sollen Nahrungsmittel sein.
> ~ Hippokrates

10

Vollmilch oder Magermilch?

Ein zweijähriger Junge ist in Tränen aufgelöst: Im Kindergarten wurde ihm sein 'ungesundes' Käsesandwich weggenommen!
Daily Mail Reporter, 28. April 2010
Die Mutter des Jungen sagt, dass das Essen im Kindergarten bei ihrem Sohn Bauchschmerzen verursache.

Stell dir vor, dass Bauern in den vergangenen Jahren tierische Fette wie Sahne und Butter den Schweinen verfütterten! Ist es nicht gerade umgekehrt, dass Magermilch und Molke für die Schweinemast und als Hühnerfutter gebraucht wird, während Vollmilch, Butter und Vollfettkäse schon immer dem Menschen als Nahrung dienten? Aus welchem Grund haben wir heute solche Angst vor Fett, und ist Fett WIRKLICH schädlich?

Forschungsinstitut Liebefeld

Im Sommer 2006 führte ich Mitglieder der Weston A. Price Foundation (alles Rohmilchtrinker!) auf eine 15-tägige Rundreise durch die Schweiz, während der wir die Stationen der Schweiz-Reise von Dr. Weston Price besuchten. Zudem besuchten wir auch die Forschungsanstalt ALP (Milchsektor) in Liebefeld, Kanton Bern. Wir sind dem Lebensmittelingenieur Dr. Ernst Jakob sehr dankbar, der sich unter anderem auch die Zeit nahm, meiner internationalen Gruppe eine aufschlussreiche Präsentation über Milchfette vorzuführen und mich auf weitere Information der *Schweizer Milchproduzenten* aufmerksam machte:

Das Ernährungsparadox

Dänemark wies in Europa den tiefsten durchschnittlichen BMI (body mass index oder Körpermasse-Index) auf, verzeichnete aber die höchste Fetteinnahme (42 % der Einnahme von Ernährungsenergie).

Südafrika: 60 % Fettleibigkeit bei Personen mit Magerfetteinnahme (23 % der Einnahme von Ernährungsenergie).

USA, Grossbritannien, Niederlande: eine mässige Zunahme der Anzahl fettleibiger Personen, obschon der Fettverbrauch abnehmend ist.

Die Studie zeigte einen negativen Zusammenhang zwischen der Einnahme von Fett und dem Körpergewicht bei Frauen auf.

Cholesterin im Blutserum und die Einnahme von Milch

Ernährungsexperimente und Studien zeigten:
Der Konsum von Vollfettmilch erhöht das Cholesterin nicht.

Der Konsum von Milch und Herzkrankheiten

Generelle Behauptung:
Milchfett = gesättigte Fette = erhöhtes Risiko für Herzkrankheiten.
Milchfett wies jedoch eine schützende Wirkung auf!

Fettsäuren mit funktionellen Eigenschaften

In tierischen Lebensmitteln, vor allem aber in Milch und Fleisch kommen fetthaltige Verbindungen und Fettsäuren vor, denen man 'funktionelle Eigenschaften' zuschreibt. Das sind u.a.

Sphingomyelin
Buttersäure
Konjugierte Linolsäuren

Sphingomyelin und Buttersäure werden Krebs hemmende, und den Konjugierten Linolsäuren zusätzlich noch anti-entzündliche, anti-thrombotische und anti-arteriosklerotische Eigenschaften zugesprochen.

Natürliches Vorkommen
Sphingomyelin ist ein Phospholipid. Es wird von Pansenbakterien gebildet und ist ein natürlicher Bestandteil der Plasmamembranen vieler Zellen bei Säugetieren und auch ein wichtiger Bestandteil der Fettkügelchenmembran der Milch.

Buttersäure

Typische Komponente in der Kuhmilch. Sie beeinflusst das Blutserumcholesterin nicht (wasserlöslich).

Buttersäure ist Bestandteil verschiedener Nahrungsmittel. Reich davon sind vor allem Milch und Milchprodukte. In 100 ml Milch sind etwa 120 Milligramm Buttersäure enthalten. Andererseits wird sie von Bakterien, insbesondere von der Bifido-Flora im Darm aus Ballaststoffen bzw. resistenter Stärke synthetisiert. Sie ist ein Endprodukt des bakteriellen Kohlenhydratabbaus im Darm des Menschen und vieler Tiere. Jedes dritte Triglycerid des Milchfetts enthält Buttersäure.

Milch und daraus hergestellte Produkte enthalten selbstverständlich alle Energie liefernden Nährstoffe und eine extrem breite Palette an Vitaminen, Mineralstoffen und Spurenelementen. Es überrascht aber vor diesem Hintergrund keinesfalls, dass Milch und Milchprodukte darüber hinaus noch Verbindungen enthalten, die über die reine Ernährung hinausgehen und eine Vielzahl von Körperfunktionen aktiv fördern. Da damit nach derzeitigem Wissen mit hoher Wahrscheinlichkeit ein verbesserter Gesundheitsstatus oder ein gesteigertes Wohlbefinden und/oder eine Reduktion von Krankheiten erzielt werden kann, muss man Milch und Milchprodukte eigentlich zur Gattung des 'Functional Food' rechnen.

Die Stoffwechselwirkungen der konjugierten Linolsäuren

In den letzten Jahren wurde in zahlreichen Tierexperimenten ein Krebs hemmender und ein LDL-Cholesterin bzw. Triglycerid senkender und damit anti-arteriosklerotischer Effekt von CLA nachgewiesen. Daneben werden weitere Eigenschaften wie der positive Einfluss auf Diabetes beschrieben. Die genaue Wirkung der CLA ist noch nicht im Einzelnen geklärt. In einigen Versuchen zeigte sich eine antioxidative Wirkung. CLA schützt dabei als Radikalfänger die Zellen vor Schäden. Weiterhin kann CLA toxisch auf Krebszellen wirken und in der Zellaussenschicht (Zellmembran) Krebs erzeugende Fettsäuren verdrängen und damit deren Wirkung und das weitere Wachstum der Krebszelle verhindern.

CLA wirkt sich auch—vor allem in der Wachstumsphase—positiv auf das Verhältnis Muskelmasse zu Fettgewebe aus. Die Körperfettmenge wird reduziert bei gleichzeitiger Erhöhung der Muskelmasse. CLA hat daneben offenbar auch eine das Immunsystem modulierende Eigenschaft und unterstützt somit die Immunreaktion. Die im Tierversuch wirksamen Konzentrationen deuten darauf hin, dass eine für den Menschen effektive Dosierung bereits durch normale Mahlzeiten, die Milch, Milchprodukte und Fleisch von Wiederkäuern enthalten, erreicht werden kann. Da CLA in diesen Nahrungsmitteln eine hohe Stabilität aufweist, kommt es während der Zubereitung von Speisen nicht zu Verlusten.

Diplom-Ernährungswissenschaftlerin, Elisabeth Bührer, wirft das Thema 'Ist Magermilch ebenso gesund wie Vollmilch?' auf:

Nein. Magermilch enthält kaum noch Milchfett. Da sich im Fett auch wertvolle Fettsäuren und fettlösliche Vitamine wie A, D und E befinden, gehen beim Entrahmen diese Bestandteile verloren. Unter dem Fettentzug leidet auch der Geschmack, denn Fett ist ein wichtiger Aromaträger. "Vollmilch enthält deutlich mehr wertvolle Fettsäuren und Vitamine als entrahmte Milch."

Hat es in der Magermilch auch weniger Kalzium?

Auf den Kalziumgehalt der Milch hat das Entrahmen kaum Einfluss. Der Kalziumgehalt eines Lebensmittels sagt aber noch nichts darüber aus, wie viel der Körper davon tatsächlich aufnehmen kann. Bestimmte Begleitstoffe wie Milcheiweiss, Milchzucker und Vitamin D, welches nur in Vollmilch reichlich vorhanden ist, **begünstigen die Kalziumaufnahme im Körper.**

Brustkrebs

Wie geschrieben im Maillaiter Mai 2011: Brustkrebs ist die häufigste Krebserkrankung bei Frauen und eine der führenden Todesursachen in der industrialisierten Welt. Nach einer alten These fördert Fettkonsum das Brustkrebsrisiko. Als besonders risikoreich werden dabei oft die gesättigten Fettsäuren oder auch das tierische Fett eingestuft. Da Milchfett relativ reich an gesättigten Fettsäuren ist, wird häufig vor einem höheren Konsum von Milch und Milchprodukten gewarnt. Übersehen wird dabei, dass Langzeitstudien, die diesen Zusammenhang in der Vergangenheit überprüft hatten, keinen klaren Zusammenhang, sondern eher einen gegenläufigen Trend, aufzeigen konnten.

Dong JY, Zhang L, He K, Qin LQ. Dairy consumption and risk of breast cancer: a meta-analysis of prospective cohort studies. Breast Cancer Res Treat 2011; epub; DOI 10.1007/s10549-011-1467-5

Schweizer Milchproduzenten, factsandnews@swissmilk.ch

Kolorektales Karzinom
Maillaiter Juni 2011
Schutz durch Milchprodukte: Ergebnisse
Einen generellen Trend konnte man feststellen: Je höher der Konsum von Milch und Milchprodukten insgesamt, desto geringer das Risiko für Kolorektalkarzinom. Vor dem Hintergrund diverser biologisch plausibler Wirkmechanismen—(...) kommen die Wissenschaftler entsprechend zur Schlussfolgerung, dass der reichliche Konsum von Milch und Milchprodukten vor kolorektalem Karzinom schützt.
Aune D, et al. Dairy products and colorectal cancer risk: a systematic review and meta-analysis of cohort studies. Annals of Oncology, Advance Access published May 26, 2011
Schweizer Milchproduzenten, factsandnews@swissmilk.ch

Jogurt schützt vor Darmkrebs
Maillaiter Oktober 2011
Neben der günstigen Wirkung auf die Gewichtskontrolle diskutiert man seit langem einen Schutzeffekt für Milchprodukte in Bezug auf Darmkrebs. Dabei nimmt man einen dualen Effekt an: Zum einen werden durch eine hohe Kalziumzufuhr mehr Gallensäuren gebunden und ausgeschieden. Zum anderen haben milchtypische Bakterienstämme wie S. thermophilus and L. bulgaricus einen krebshemmenden Einfluss.

Im Ergebnis zeigte sich ein von anderen bekannten Risikofaktoren unabhängiger Schutzeffekt durch Jogurtkonsum.
(1) Pala V., Sieri S., et al. "Yogurt consumption and risk of colorectal cancer in the Italian European prospective investigation into cancer and nutrition cohort." *Int J Cancer* 2011;129:2712-2719.
Schweizer Milchproduzenten, factsandnews@swissmilk.ch

Magermilch und die Verbindung zu Prostatakrebs

Gemäss zwei Studien kann das Trinken von Magermilch das Risiko für Prostatakrebs erhöhen, während die Einnahme von Kalzium und Vitamin D wenig oder keinen Einfluss aufweist.

Die erste Studie mit 82 000 Männern im Alter zwischen 45 und 72 Jahren über einen Zeitraum von 8 Jahren zeigte, dass weder Kalzium noch Vitamin D irgendeines Ursprungs das Risiko für Prostatakrebs erhöhte. Nach weiteren Analysen der Universität Hawaii fanden Forscher der *'Nahrungsgruppen und Einnahme von Milchprodukten'* heraus, dass **das Trinken von Mager—und fettloser Milch das Risiko für lokale Tumore und nicht aggressive Tumore steigert, während Vollmilch das Risiko senkt.**

In einer zweiten Studie des *National Cancer Institute* (Nationales Krebsinstitut der USA) und der *National Institutes of Health* (Nationale Gesundheitsinstitute der USA) wurde das Verhältnis von Kalzium, Vitamin D und Prostatakrebs bei ungefähr 300 000 Männern untersucht.

Nach ungefähr sechs Jahren wurde festgestellt, dass **Magermilch einen Zusammenhang mit dem Fortschreiten von Prostatakrebs aufweist . . . .**

Reuters January 2, 2008, *American Journal of Epidemiology* 2007 166(11):1259-1269, *American Journal of Epidemiology* 2007 166(11):1270-1279.

Vollfettmilch: geringere Gewichtszunahme

Eine schwedische Studie stellte fest, dass Frauen, die jeden Tag mindestens eine Portion Vollmilchprodukte konsumierten, 30 Prozent weniger Gewichtszunahme hatten als Frauen, die keine Vollmilchprodukte verzehrten.

Forscher des Karolinska-Instituts in Stockholm untersuchten die Wirkung des Verzehrs von Voll-, Sauer-, Halbfett—und Magermilch sowie von Käse und Butter bei 19 352 schwedischen Frauen im Alter zwischen 40 und 55 Jahren.

Die Forscher fanden heraus, dass ein fortwährender und gleich hoher Verzehr von Vollmilch, Sauermilch und Käse eine bemerkenswerte Verbindung zu einer **umgekehrten Gewichtszunahme** aufwies; **das bedeutet: Jene Frauen, die Vollmilchprodukte konsumierten, nahmen nicht zu, während sich bei den anderen Gruppen das Gegenteil zeigte.**

Ein ständiger Konsum von Voll- und Sauermilch (mindestens eine Portion pro Tag) führte zu einer Senkung der Gewichtszunahme von 15 Prozent; bei Käse betrug die Rate 30 Prozent.
American Journal of Clinical Nutrition, 2007;84(6):1481-1488).

Kalifornien zwingt Schulkinder zu Magermilch

Zustimmung zu einem neuen Gesetzesentwurf: Es ist den öffentlichen Kinderkrippen und dem ganzen Schulsystem in Kalifornien untersagt, Vollmilch an Kinder ab dem Alter von 2 Jahren bis zur 12. Klasse (etwa 18 Jahre alt) abzugeben. Diese minimalen Standardmassnahmen kommen jetzt vor den Senat.
Los Angeles Times, June 8, 2009

Das Magermilch-Gesetz kam durch. Die Abgabe von Vollmilch in öffentlichen Kinderkrippen und Schulen ist jetzt verboten und wird streng bestraft. (Alliance for a **Healthier Generation/** Google-Recherche mit den Stichworten "California and lowfat milk in schools")

Schon seit vielen Jahren wird in den USA der Konsum von Magermilch gepredigt. In Restaurants, Krankenhäusern, Seniorenheimen usw. ist es oftmals schwierig, überhaupt noch Vollmilch zu bekommen . . . und die Epidemie der Fettleibigkeit steigt immer mehr an! . . . müssen wir uns da noch wundern?

Magermilch direkt von der Kuh!?

Kühe, die Magermilch produzieren, werden wahrscheinlich bald auf Weiden zu finden sein, meldet Cath O'Driscoll im *Chemistry & Industry*, dem Magazin der Society of Chemical Industry (SCI). Forscher in Neuseeland entdeckten, dass gewisse Kühe Gene besitzen, die ihnen die natürliche Möglichkeit geben, Magermilch zu produzieren. Sie planen, aufgrund dieser Information Herden solcher Magermilchkühe zu züchten.

Es ist auch geplant, konventionelle Kuhherden zu züchten, deren Milch über die einzigartige Eigenschaft verfügt, Butter zu produzieren, die gekühlt streichfähig ist. Forscher von ViaLactia

(Biotech-Firma) haben schon eine Kuh namens Marge identifiziert, die 'Gene' hat, die dafür geeignet sind. Sie erklären, dass eine derartige konventionelle Herde im Jahr 2011 existieren könnte. Deren Milch enthält sehr wenige gesättigte Fette und sollte also einen hohen Gehalt an mehrfach ungesättigten und einfach ungesättigten Fettsäuren aufweisen. Diese Milch enthält auch viele Omega-3-Fettsäuren.

Experten erklären, dass diese Entdeckung die Milchindustrie revolutionieren kann. Ed Komorowski, technischer Direktor von Dairy UK, der Dachorganisation der britischen Milchindustrie, sagte, dass der Ansatz aus Neuseeland auch dazu dienen könnte, Kühe zu züchten, die immer noch Vollfettmilch geben, die aber nur die guten Fette enthält, was das Ansehen der Vollfettmilch wieder verbessern könnte. In Grossbritannien sind nur 25 Prozent der verkauften Milch Vollfettmilch. "Wenn in der Zukunft Milch mit ungesättigten Fetten produziert werden kann—die gut für die Gesundheit sind—, könnte dies bedeuten, dass die Verbraucher wieder auf Vollmilchprodukte wechseln. Das Wichtige bei Milchprodukten ist der Geschmack. So könnte man die Vorteile des Geschmacks ohne die Nachteile der gesättigten Fette nutzen," lautet die Aussage von Komorowski.

www.timesonline.co.uk/tol/news/uk/science/article1845223.ece

Science News May 28, 2007, Skimmed Milk—Straight From The Cow.

Eiskrem und Empfängnis—Magermilch und Unfruchtbarkeit

Vollmilch verschwand nicht nur in den USA, sondern auch in Neuseeland, Australien und England.

In den Schulen haben Kinder die Wahl, verwässerte Magermilch oder gezuckerte Schokoladenmilch zu trinken; dies aufgrund der falschen Vorstellung, dass das Butterfett die Ursache von späteren Herzkrankheiten ist. So kann es vielleicht etwas peinlich sein, wenn eine neue Studie herauskommt, die zeigt, dass Vollfettmilch, ja sogar Eiskrem, einer Frau zur Empfängnis verhelfen kann:

Der Konsum von Eiskrem kann eine Frau in der Empfängnis unterstützen, während Magermilchprodukte ein Risiko für Unfruchtbarkeit bergen können, heisst es in einer Überschrift im Magazin *Science Daily*.

Diese Erkenntnis geht aus einer Studie hervor, die über eine Zeitspanne von acht Jahren mit 18 555 verheirateten Frauen, in deren Familien keine Unfruchtbarkeit vorkam, durchgeführt wurde.

Vollmilch trinken und Eiskrem essen scheinen besser zu sein für Frauen, die auf eine Empfängnis hoffen, als eine Ernährung mit Magermilchprodukten wie Magermilch und Magerjoghurt, laut der Forschungsergebnisse, die im in Europa führenden medizinischen Journal zur Fortpflanzung publiziert wurden.

Human Reproduction, 28. Februar 2007.

Forscher in den USA fanden eine Verbindung zwischen der Magerfettmilch-Ernährung und dem erhöhten Risiko für Unfruchtbarkeit durch das Ausbleiben der Ovulation. Die Studie zeigt, dass das Risiko der mit der Ovulation verbundenen Unfruchtbarkeit um mehr als vier Fünftel (85 %) zunimmt, wenn Frauen zwei oder mehr Portionen Magermilchprodukte pro Tag einnehmen, verglichen mit Frauen, die weniger als eine Portion Magermilchprodukte pro Woche einnehmen. Umgekehrt gilt: Wenn Frauen mindestens eine Portion Vollfett-Milchprodukte pro Tag einnahmen, wurde ihr Risiko für Unfruchtbarkeit um mehr als ein Viertel (27 %) reduziert, verglichen mit Frauen, die nur eine Portion oder weniger Vollfett-Milchprodukte pro Woche einnahmen ...

Der leitende Autor der Studie, Dr. Jorge Chavarro (wissenschaftlicher Mitarbeiter in der Forschung des Ernährungsdepartementes der *Harvard School of Public Health*, Boston, Massachusetts), sagte, dass diese Informationen nicht genügen würden und mehr Studien zu diesem Thema durchgeführt werden müssten, um diese Resultate zu bestätigen.

Weiter sagt er, es sei wichtig, die Rolle von Milchprodukten bei der Unfruchtbarkeit zu klären, da die gegenwärtigen Ernährungshinweise für Amerikaner drei oder mehr Portionen Magermilch oder ähnliche gleichwertige Milchprodukte pro Tag empfehlen würden ...

Er rät Frauen, die schwanger werden wollen, von Magermilch auf Vollmilch umzustellen und Vollmilchprodukte und Eiskrem zu konsumieren. Er empfiehlt ihnen zudem, ihre normale Kalorieneinnahme einzuhalten und den Verzehr gesättigter Fette einzugrenzen, um bei guter Gesundheit zu bleiben. Und er ergänzt: "Sobald eine Frau schwanger ist, sollte sie eher zu einer Ernährung mit Magermilchprodukten zurückkehren, weil es der Konsum von Magermilchprodukten einfacher macht, die gesättigten Fette zu limitieren."

ScienceDaily, February 28, 2007. A prospective study of dairy foods intake and anovulatory fertility.
Human Reproduction. Doi:10.1093/humrep/dem019.

Dies ist eine aufschlussreiche Irrmeinung 'moderner Mediziner', die die traditionelle Ernährung früherer Völker nie studiert oder überprüft haben.

Mitglieder der Weston A. Price Foundation, die Bauern sind, konsumieren alle ihre eigene Vollfett-Rohmilch. Es herrscht in diesen Familien keine Unfruchtbarkeit—ja, es gibt sogar heute noch zehn bis 15 Kinder pro Familie!

. . . während Tausende von Ehepaaren unter unaussprechlichem Schmerz leiden und viel Geld ausgeben . . . ! Mehr Studien! Mehr Forschung! . . . Die Erfinder der Nahrungsmittelpyramide, die eine fettarme Ernährung predigen, sollten sich bei den amischen Bauern mit ihren Dutzenden von Kindern erkundigen!

(Bären-)Fett und Fruchtbarkeit

Jede Nahrung, die zur Fortpflanzung benötigt wird, und jede Nahrung, die als heilig gilt, stammt von Tieren, die fettreiche Nahrungsmittel liefern (Vollmilch ist ein tierisches Fett).

Der Bär und sein Fett dienten den frühen einheimischen Indianern in Nordamerika als Nahrung. Nebst dem Bärenfleisch erachteten sie das Bärenfett als unentbehrlich sowie als nützlich für die Fortpflanzung. In einem Brief aus dem Jahr 1728 fragte der Kolonist William Byrd II eine Indianerin, warum Squaws fortwährend schwanger sein können. Sie antwortete: "Wenn eine Indianerin nach einer gewissen Zeit nach der Heirat nicht schwanger wurde, ernährte sich der Ehemann, um seinen Ruf bei den Frauen zu retten, sechs Wochen lang nur von Bärenfleisch. Das machte ihn so kraftvoll, dass er seiner armen Frau gegenüber äusserst unverschämt wurde und sie in neun Monaten zu einer Mutter machte." Männer bevorzugten dieses Fleisch gegenüber Rehfleisch. Sie waren davon überzeugt, dass Bärenfett Widerstandskraft und dadurch körperliche Stärke verleiht: "Wir essen es manchmal und fühlen uns besser."

Hungry Wolf, *op cit*

Inez Hilger, *Chippewa Child Life, Bureau of American Ethnology*, Bulletin 146, page 96

www.westonaprice.org/bearfat

Die vermehrte Zufuhr von Fetten korreliert mit einer geringeren Wahrscheinlichkeit für Alzheimer. Eine Studie verfolgte 1130 Erwachsene in New York im Alter von 65 Jahren oder älter, die keinen familiären Hintergrund von Demenz oder kognitiver Beeinträchtigung hatten.

http://archneur.ama-assn.org/cgi/content/abstract/67/12/1491

Arch Neurol. 2010;67(12):1491-1497.

Doi:10.1001/archneurol.2010.297

11

Lebendige Rohmilch, Weiden, Omega-3-Fettsäuren und . . .

In der hochkonzentrierten Viehnahrung werden den Kühen als Ersatz für das weggelassene Raufutter Kunststoff-Topfwäscher ins Futter gemengt, um ihren Pansen zu säubern.

Loerch, S. C., 'Efficacy of Plastic Pot Scrubbers as a Replacement for Roughage in High-Concentrate Cattle Diets.'
Journal of Animal Science 69, no 6 (1991): 2321-8

Kühe, die Gras fressen, haben keine Topfwäscher im Magen!

Auszug aus einem Artikel im Magazin *Gesundheitstipp*:

Grünes Futter—Gesunde Milch

Stichprobe bei Rohmilch ab Hof zeigt: Bio-Bauer Sennhauser handelt goldrichtig!

Rohmilch direkt ab Hof—Die Resultate der neuen Stichprobe zeigen noch klarer als bei Milch aus dem Laden: **Der Anteil gesunder Omega-3-Fettsäuren hängt vom Futter der Kühe ab.**

Die Kühe auf dem biodynamischen Bauernhof von Sepp Sennhauser in Rossrüti, Kanton St. Gallen, sind glückliche Tiere, steht im *Gesundheitstipp* 3/2007. Sie fressen den ganzen Tag grünes Wiesenfutter, Kraftfutter gibt er seinen Kühen nicht.

Bei der Stichprobe schneidet die Rohmilch seines Hofs mit Abstand am besten ab. Sie enthält 53 Milligramm gesunde Omega-3-Fettsäuren pro Deziliter—diese sind ein wichtiger Schutz für das Herz.

Zum Vergleich: Vor einem Monat liess der *Gesundheitstipp* pasteurisierte Vollmilch von Grossverteilern und Milchhandlungen untersuchen. Die besten Proben Bio-Vollmilch enthielten zwischen 30 und 35 Milligramm Omega-3-Fettsäuren, die konventionellen Milchproben nur 21 bis 28 Milligramm (*Gesundheitstipp* 1/2007). Durchschnittlich zeigt sich, dass **Bio-Milch mehr Omega-3-Fettsäuren enthält.** Warum das so ist, ist für Lebensmittelingenieur Daniel Wechsler von der Berner Forschungsanstalt Agroscope ALP klar: "Entscheidend für den Gehalt ist das Futter der Kühe." **Frisst eine Kuh vorwiegend Gras und Heu, produziert sie mehr gesunde Fettsäuren in der Milch,** Kraftfutter hingegen senkt den Anteil. In Bio-Betrieben dürfen die Kühe nach den Richtlinien von Bio Suisse höchstens 10 Prozent Kraftfutter fressen.

Andere Bauern begründen die tieferen Werte damit, dass im Winter das Angebot an grünem Futter beschränkt ist.

Tipp: Wer Rohmilch ab Hof mit besonders vielen gesunden Fettsäuren kaufen möchte, erkundigt sich nach dem Futter.

Esther Diener Morscher, Mitarbeit: Tobias Frey
Gesundheitstipp, März 2007

Ernährung und Herz-Kreislauferkrankungen

Ernährung in der Prävention von Herz-Kreislauferkrankungen.

Aus der Zeitschrift *Agrarforschung Schweiz* von Agroscope und ihren Partnern.

An der Weiterbildungsveranstaltung des Schweizer Herz—und Gefässzentrums im Inselspital in Bern sprachen mehrere Referenten der Medizin und Ernährungswissenschaft zum Thema 'Omega-3-Fettsäuren und Ernährung in der Prävention von Herz-Kreislauferkrankungen'. Am Ärzte-Seminar, das am 27. April 2006 stattfand, wurden unter anderem auch die Funktionen der Fettsäuren erläutert:

"Herz-Kreislauferkrankungen gehören bekanntlich zu den häufigsten Todesursachen. Schädliche Ernährungsgewohnheiten, Bewegungsmangel und Rauchen bilden die drei hauptsächlichen Risikofaktoren. Die grundsätzliche und eindeutige Folgerung für eine erfolgversprechende Prävention setzt bei den drei Risikofaktoren an: Es ist notwendig, die Ernährungsgewohnheiten zu ändern, sich systematisch mehr zu bewegen und auf das Rauchen zu verzichten. **Medikamente als präventive Massnahme für Herzinfarkt und plötzlichen Herztod erwiesen sich bis heute als wenig effektiv.**

Omega-3-Fettsäuren haben in den letzten Jahren grosses wissenschaftliches und öffentliches Interesse geweckt. Zahlreiche Studienergebnisse weisen darauf hin, dass Omega-3-Fettsäuren in der Prävention von Herz—und Gefässkrankheiten eine besondere Bedeutung haben."

Weiter erwähnt die Zeitschrift *Agrarforschung Schweiz*, dass nebst Fisch und Meeresfrüchten als Quellen für Omega-3-Fettsäuren auch eine **moderate Zufuhr von fermentierten Milchprodukten wie Joghurt und Käse wertvoll ist!**

Quellen für Omega-3-Fettsäuren: Alpkräuter sind reich an Omega-3-Fettsäuren. Milch (und Fleisch) von Tieren, **die in den Bergen weiden, enthalten deshalb ebenfalls Omega-3-Fettsäuren.**

*Agrar*Forschung, Juli 2006, 13(7):296-297,2006

Eine Studie der US-amerikanischen Purdue Universität hat aufgezeigt, dass Kinder mit einem niedrigen Omega-3-Fettsäurespiegel bedeutend hyperaktiver sind sowie Lernschwierigkeiten und Verhaltensstörungen haben. Die folgenden Krankheiten und Probleme weisen ebenfalls einen Zusammenhang mit einem Defizit an Omega-3-Fettsäuren auf:

Dyslexie (Schwierigkeiten mit Lesen), Depression, Gewichtszunahme, Herzkrankheiten, Allergien, Arthritis, Jähzorn, Schwierigkeiten mit Gedankenspeicherung, Krebs, Ekzeme, Entzündungen, Diabetes (Liste nicht vollständig).

Über 2000 wissenschaftliche Studien demonstrierten die breitgefächerten Probleme, die mit einem Mangel an Omega-3-Fettsäuren zusammenhängen. Die amerikanischen Nahrungsmittel enthalten praktisch keine Omega-3-Fettsäuren.

Geweidete Tiere weisen den besten Gehalt an Omega-3-Fettsäuren auf.
Andererseits: Wenn Tiere mit Körnern gefüttert werden, sinken die Werte der Omega-3-Fettsäuren beträchtlich!
Curr Atheroscler Rop. 2001 Mar;3(2):174-9. /Mercola.

Milchproduktion nur im Talgebiet?

Dies ist die Überschrift eines Leserbriefs von Hansueli Schneider aus Oeschenbach bei Bern in der Zeitschrift *Schweizer Bauer*.
Schweizer Bauer, 20. Juni 2009, S. 3
Bei der Lektüre des Leserbriefs bekommt man den Eindruck, dass dieser besorgte Bauer die Wichtigkeit des bäuerlichen Überlebens, speziell in den Alpen, versteht. Werden wir eines Tages aufwachen und merken, dass unsere Kleinbauern verschwunden sind? Sollte der kostbare weisse Saft nicht sowohl im Tal als auch in den Bergen produziert werden? Warum lohnt sich Letzteres nicht mehr?

Der gesündeste Käse kommt von der Alp!

Stichprobe: Im Alpkäse stecken am meisten Fette fürs Herz.
"Man sollte frischen Alpkäse aus den Schweizer Bergen essen—er enthält besonders viele gesunde Omega-3-Fettsäuren." Diese Aussage steht im Magazin *Gesundheitstipp*, und die Zeitschrift hat völlig recht!
Gesundheitstipp, Oktober 2007
Die klugen Bergbauern wussten schon lange, dass etwas Spezielles im Käse steckt!

Meta-Analyse: gesättigte Fette und Herzkrankheiten

Schlussfolgerung: Die Meta-Analyse erbrachte keine schlagkräftigen Beweise, die den Schluss zulassen würden, dass gesättigte Fette eine Verbindung zu koronaren Herzkrankheiten oder kardiovaskulären Krankheiten haben . . .
Am J Clin Nutr (January 13, 2010). Doi;10.3945/ajcn.27725

Dr. William Connor hält fest: Die Einnahme von Omega-3-Fettsäuren verhütet Herzkrankheiten auf verschiedene Arten.
American Journal of Clinical Nutrition, Vol. 71, No. 1, 171S-175S, January 2000.

Ein Defizit an Omega-3-Fettsäuren weist eine Verbindung zu Unfruchtbarkeit bei Mäusen und Männern auf. Ein iranisches Team stellte fest, dass unfruchtbare Männer weniger Omega-3-Fettsäuren in ihren Spermien haben als fruchtbare Männer.
Safarinejad MR et al. 2009

Gesunde Weiden für gesunde Milch—Lohnt sich dies?

Produktionspotenzial des Vollweidesystems

An einem typischen Standort im Schweizer Mittelland wurde während drei Jahren (April 2001 bis März 2004) die Höhe der Produktivität eines Milchproduktionssystems mit maximalem Weideanteil untersucht. Die Versuchsherde umfasste 14 Fleckvieh—und zwei Jersey-Kühe mit einem mittleren Lebendgewicht von 592 Kilogramm pro Kuh. Nach einem durchschnittlichen Abkalbetermin um Mitte Februar begann das Weiden Ende März und dauerte bis Mitte November. Die Versuchsfläche bestand ausschliesslich aus Grünland, davon 63 Prozent im Jahr 2000 angesäte Gras-Weissklee-Mischungen und 37 Prozent Dauerweide mit 33 Prozent Ausläufer Straussgras. Die Jahres-Besatzstärke lag im Mittel der ersten beiden Versuchsjahre bei 2,5 Kühen pro Hektare und im ausserordentlich heissen und trockenen Jahr 2003 bei 2,0. Die Jahresration der Milchviehherde setzte sich, bezogen auf die Trockensubstanz, wie folgt zusammen: 62 bis 70 Prozent Weide, 5 Prozent beziehungsweise 405 Kilogramm Kraftfutter pro Kuh sowie Grassilage und Dürrfutter. **Die erzielten Milchleistungen pro Hektare Futterfläche übertrafen die Erfahrungswerte der konventionellen Milchproduktionssysteme im Talgebiet deutlich.** Im Mittel der drei Versuchsjahre wurden 14 291 Kilogramm ECM/ha (ECM: Energiekorrigierte Milch) nur aus dem Grünland erzeugt. Das System der saisonalen Vollweide-

Milchproduktion erweist sich damit im Schweizer Mittelland als hochproduktiv und förderungswürdig.
*Agrar*Forschung 11 (8):336-341, 2004

Sicherheit der Ziegenmilch und des Ziegenmilchkäses

In den USA werden etwa 160 Millionen Gallonen Ziegenmilch pro Jahr konsumiert; der grösste Teil davon ist nicht pasteurisiert (konservative Schätzung).

Rohe Ziegenmilch und Ziegenmilchkäse (anstatt Kuhmilch und Kuhmilchkäse) werden in vielen Ländern in grösseren Mengen konsumiert.

Mit weitverbreitetem Konsum, mit oder ohne Kühlung oder Pasteurisierung, hat Ziegenmilch ein beeindruckendes Gesundheitsprotokoll. Auch rohe Ziegenmilch verfügt über wunderbare Gesundheitsvorteile und kann leichter verdaulich sein als Kuhmilch.

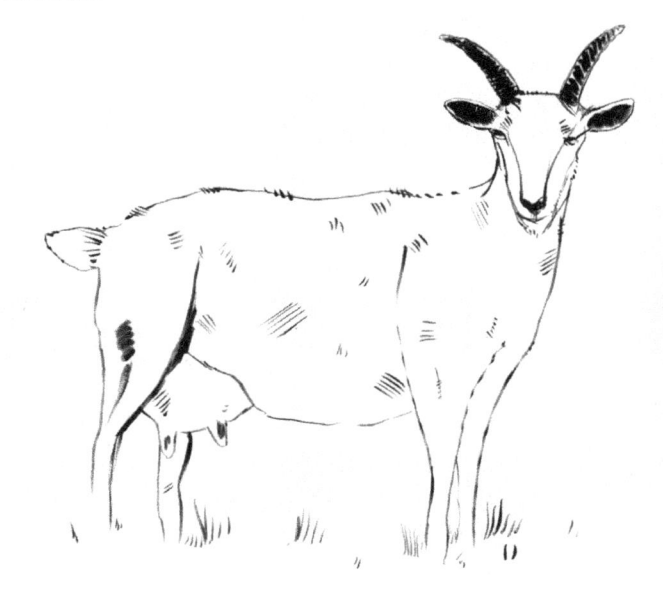

Rohe Ziegenmilch würde vielen Säuglingen, die künstliche Säuglingsnahrung oder Kuhmilch nicht vertragen, das Leben retten.

Mein Ehemann Mike wurde nicht mit Muttermilch aufgezogen, da seine Mutter durch die modernen amerikanischen Esswaren sehr schwach und krank war. Als Säugling trank Mike rohe Ziegenmilch; dies hat ihm das Leben gerettet.

Olympisches Box-Team setzt auf Stutenmilch und Nomaden-Nahrung zur Stärkung

Nomadische Völker wandern mit Herden.

Das Box-Team von Kasachstan setzte für seine Ambition auf eine Goldmedaille an den Olympischen Spielen 2004 in Athen auf traditionelle Nomaden-Nahrung. Das Box-Team war überzeugt, dass diese Nahrung die Ausdauer der Athleten unterstützt, und liess Pferdefleisch und Stutenmilch nach Athen senden.

Der Trainer des kasachischen Box-Teams, der vier Jahre zuvor an der Olympiade in Sydney die Goldmedaille im Halbmittelgewicht gewonnen hatte, nannte die einfache, aber energiespendende Nomadenkost als wesentlichen Grund für seinen Erfolg. Er erklärte, dass ihm sein Vater Pferdefleisch und Kymyz (Stutenmilch) auf die Reise nach Sydney mitgegeben hatte. Auch sein Vater ist der Meinung, dass diese beiden Nahrungsmittel seinem Sohn halfen, die Goldmedaille zu gewinnen.

Kymyz ist fermentierte Stutenmilch, die bei den Kasachen sehr beliebt ist, speziell als kaltes Getränk in den heissen Sommermonaten.

Yahoo News, 30. Juli 2004

Kamelmilch könnte bei Aids und Krebs hilfreich sein

Die arabische Wissenschafts—und Technologie-Stiftung arbeitet an einem Projekt, um aus Antikörpern, die in Kamelmilch gefunden wurden, rekombinante RNS (Ribonucleinsäure) für die Behandlung verschiedener Krankheiten wie Krebs, Alzheimer, Hepatitis C, abgesehen von Aids, zu produzieren.

Die Forscher sind optimistisch, finanzielle Unterstützung für ihr Projekt zu bekommen. Labortests haben die Leistungsfähigkeit dieser Komponente der Milch als Medikament zur Behandlung

verschiedener Krankheiten bewiesen. Trotz der enormen Heilfähigkeit der Kamelmilch für viele Krankheiten werde der Fokus auf der Heilung von Alzheimer, Aids, Krebs und Hepatitis liegen, sagte Imad Ghandour, der Geschäftsdirektor der Stiftung zur *Khaleej Times*.
Khaleej Times Online, December 28, 2004.

Feta-Käse aus Rohmilch

. . . hat eine natürliche Komponente gegen Nahrungsmittelvergiftung.

"Der griechische Rohmilch-Feta-Käse könnte eine nützliche Lösung sein für die Verhütung von Nahrungsmittelvergiftungen," meldeten Forscher an der 162. Zusammenkunft der *Society for General Microbiology,* die am 3. April 2008 im internationalen Konferenzzentrum in Edinburgh stattfand.
"Wir konnten die laktosesäuernde Bakterie isolieren. Sie wurde im Schafskäse von kleinen Bauernhöfen in der Provinz Mazedonien im Norden Griechenlands entdeckt. **Etliche dieser nützlichen Bakterien produzieren natürliche Antibiotika, die die Fähigkeit haben, gefährliche Bakterien wie Listerien abzutöten,**" erklärte Panagiotis Chanos, Forscher an der Universität Lincoln. "Interessanterweise identifizierten wir diese nützlichen Bakterien als Enterokokken, die generell als Bakterien in Krankenhäusern bekannt sind, die äusserst resistent gegen Antibiotika sind. Wir fanden heraus, dass einige Stämme davon bis zu drei verschiedene natürliche Substanzen produzieren können, die im Kampf gegen unterschiedliche Krankheitserreger in Lebensmitteln eingesetzt werden könnten."
ScienceDaily (Apr. 3, 2008)

Warum wird Rohmilch wieder populär?

Dr. Mercola schreibt in einem Artikel: "Ich bin glücklich zu sehen, wie Familien die Vorteile der Rohmilch erkennen und eine Änderung vornehmen, trotz der Warnungen des Gesundheitsamts . . . "

Menschen spüren den gesundheitlichen Vorteil

Pasteurisierte Kuhmilch steht in Amerika an der Spitze der Ursachen von Nahrungsmittelallergien. In anderen Ländern ist diese Nahrungsallergie auch auf dem Vormarsch. Die Symptome und Krankheiten sind:

Durchfall	Wachstumsprobleme bei Kindern
Krämpfe	Herzkrankheiten
Blähungen	Krebs
Flatulenz	Arteriosklerose
Blutungen im Darm	Pickel
Eisendefizit	Ohreninfektionen bei Kindern
Hautausschläge	Typ-1-Diabetes
Allergien	Rheuma
Kolik bei Säuglingen	Unfruchtbarkeit
Knochenschwund	Leukämie
Mehr Zahnschäden	Autismus
Arthritis	

Rohmilch dagegen weist keinen Zusammenhang mit diesen Problemen und Krankheiten auf. Personen, die allergisch auf pasteurisierte Milch reagieren, vertragen normalerweise Rohmilch und haben damit auch eine sehr gute Gesundheit.

"Rohmilch ist wirklich eine ausgezeichnete Nahrung; fängt man damit an, wird man den Unterschied spüren. Frische Rohmilch ist cremiger und schmeckt besser als pasteurisierte Milch. Auch Personen, die den Geschmack konventioneller Milch nicht mögen, finden, dass Frischmilch beruhigend und wohltuend ist und einen angenehmen Geschmack hat, dem sie nicht widerstehen können."

The Real Reasons Why Raw Milk is Becoming More Popular 4/24/04
Dr. Joseph Mercola and Rachael Droege

Gute Bakterien bekämpfen die Grippe

Bakterien, die natürlich im Körper und auch in der Nahrung vorkommen, können Erkältung und Grippeviren bekämpfen.

Eine Studie hat gezeigt, dass junge Kinder, die diese Bakterien als Probiotika tranken, weniger Erkältungen hatten, weniger Antibiotika einnehmen mussten und weniger lang dem Schulunterricht fernblieben.

Forscher bestätigten, dass die Einnahme von Probiotika von Vorteil für Kranke ist. Sie vermuten, dass die Bakterien die Reaktion des Immunsystems gegen Eindringlinge erhöhen.

ABC News July 27, 2009; *Reuters* July 27, 2009

Ist Kolostrum gesund?

Das bovine Kolostrum ist die Milch, die von der Rinderbrustdrüse während der späten Schwangerschaft und der ersten paar Tage nach der Geburt des Nachwuchses produziert wird. Ältere Leute aus früher noch abgelegenen Orten wie dem Lötschental im Kanton Wallis können sich noch gut an die 'Biestchüechli' (wie kleine Pfannkuchen) erinnern, die aus Kolostrum gemacht wurden. Leider verabscheuen heute viele das nahrhafte frische Kolostrum.

Aufgrund einer Anfrage der Europäischen Kommission wurde das Gremium für diätetische Produkte, Ernährung und Allergien der Europäischen Behörde für Lebensmittelsicherheit (EFSA) aufgefordert, eine wissenschaftliche Meinung zu einer Liste von gesundheitlichen Vorteilen des bovinem Kolostrums abzugeben (gemäss Artikel 13 der Verordnung (EG) Nr. 1924/2006). Diese Stellungnahme befasste sich mit der wissenschaftlichen Untermauerung der gesundheitsbezogenen Angaben in Bezug auf Rinder-Kolostrum.

Gegenstand der gesundheitsbezogenen Angaben war das Rinder-Kolostrum, welches die folgenden Wirkungen haben soll: Immungesundheit/Quelle für Immunoglobuline; unterstützt die Immunfunktion während intensiver Bewegung; unterstützt Gewichtsabnahme; unterstützt die Erholung nach intensivem Training . . . Verdauungsgesundheit: Rinder-Kolostrum kann in der Behandlung von Kolitis mithelfen; verhindert Durchfall; vermindert

Koliksymptome; Rinder-Kolostrum ist wirksam in der Behandlung von Magen-Darm-Erkrankungen . . .

Weiter wird erklärt, dass als Referenzen für die Begründung der gesundheitlichen Angaben das konzentrierte Rinder-Kolostrum-Protein, das vollständige Rinder-Kolostrum in Pulverform oder das mit Immunglobulinen angereicherte Rinder-Kolostrum herangezogen wurden und dass die Charakterisierung des Lebensmittels, welches Gegenstand der gesundheitsbezogenen Angaben ist (namentlich also das Rinder-Kolostrum), unklar ist.

Bovine colostrum related health claims 2, EFSA Journal 2011;9(4):2048

Andere Dokumente nennen weitere gesundheitliche Vorteile und liefern Angaben, in welchen Fällen Kolostrum als Nahrungsergänzung eingesetzt wird.

Colostrum, nature's gift to the immune system, Beth M. Ley, Ph.D.

Colostrum, Geheimnis des Lebens, Christiane Neuendorff

Unbehandeltes Kolostrum kann man in Amerika noch direkt von naturgerecht produzierenden Kleinbauernhöfen beziehen.

Kolostrum, erste Milch gegen Grippe?

Kolostrum wurde in einer dreimonatigen Behandlung (oral) zur Verhütung der Grippe eingesetzt und mit Grippe-Impfungen verglichen. Es wurden gesunde Personen in diese Beobachtungen eingeschlossen.

Im Verlauf der drei Monate war die Anzahl Grippetage dreimal höher bei jenen, die kein Kolostrum einnahmen. Es gab mehr Komplikationen und Krankenhausaufenthalte in der Gruppe, die nur geimpft war, als in der Kolostrum-Gruppe. Kolostrum hatte bei gesunden Personen und bei Patienten mit einem hohen Risiko für kardiovaskuläre Krankheiten mindestens eine **dreifach bessere Verhütungswirkung als die Impfung, und es ist um einiges günstiger.**

Clin Appl Thromb Hemost. 2007 Apr;13(2):130-6.

Substanz in Muttermilch tötet 40 Arten von Krebszellen

Schwedische Forscher entdeckten eine Substanz in der Muttermilch, die Krebszellen töten kann. Dies ergab eine Studie, die im *PloS One Journal* publiziert wurde.

Die Substanz HAMLET (Human Alpha-lactalbumin Made Lethal to Tumor Cells) wurde vor Jahren entdeckt, jedoch erst vor kurzem an Menschen getestet.

In der Studie der Lund-Universität in Schweden wurden Patienten, die an Blasenkrebs litten, mit HAMLET behandelt. Nach jeder Behandlung schieden die Patienten über den Urin tote Krebszellen aus, die gesunden Zellen blieben intakt . . .

Mossberg A-K, Puchades M, Halskau O, Baumann A, Lanekoff I, et al. (2010) HAMLET Interacts with Lipid Membranes and Perturbs Their Structure and Integrity. *PloS ONE* 5(2): e9384.
Doi:10.1371/journal.pone.0009384

Kälber: Ein Vergleich zwischen lebendiger und toter Milch

Von Michael Schmid, ein Deutscher bio-dynamischer Bauer in Ontario, Kanada

Im früheren Teil vom Buch wird über eine Studie vom *West of Scotland Agricultural College* in Auchincruive (1941) geschrieben, wo die Gesundheit von Kälbern verglichen wurde, gefüttert mit roher und pasteurisierter Milch. Die Forscher beobachteten zwei Gruppen zu je acht Kälbern während neunzig Tagen. Eine Gruppe bekam Rohmilch, die andere pasteurisierte Milch. Die Schlussfolgerungen bewiesen, dass Rohmilch bei jedem Kalb besser war.
Nature's Path, March 1941

Jedoch kein anderes College oder keine andere Landwirtschaftliche Universität fand es wichtig genug, in den vergangenen siebzig Jahren dieses interessante Experiment zu wiederholen—weder mit Kälbern noch mit anderen Tieren. Daher entschlossen wir uns hier an der Glencolton Farm (Ontario), unser eigenes Experiment mit zwei Kälbern durchzuführen: Eines wurde mit Rohmilch gefüttert, das andere mit pasteurisierter Milch.

Am Anfang des Experiments hatten beide Kälber ungefähr das gleiche Gewicht. Das eine Kalb trank täglich vier Liter Rohmilch von der Farm, das andere trank vier Liter pasteurisierte Milch aus dem Handel. Die Kälber bekamen auch Heu und Weidegras.

Beide Kälber waren männlich und stammten von der Glencolton Farm, auf der Milchkühe in einer geschlossenen Herde gezüchtet werden; beide Mütter waren genetisch ähnlich.

In den ersten acht Wochen war die Gewichtszunahme bei beiden Kälbern gleich. Danach verzögerte sich die gesamte Entwicklung des mit pasteurisierter Milch gefütterten Kalbs.

Während des viermonatigen Experiments manifestierten sich die Unterschiede im Geruch und in der Konsistenz des Kots. Das Rohmilchkalb hatte einen ziemlich gut geformten Dung von normalem Geruch. Das mit pasteurisierter Milch gefütterte Kalb hatte hingegen einen flüssigen Dung, dessen Farbe grau bis beinahe weiss war. Die Kälber wurden nicht medizinisch behandelt.

Das Fell des Rohmilchkalbs war stark und glänzend; das mit pasteurisierter Milch aufgezogene Kalb hatte ein mattes Fell, dessen Haare leicht ausgerissen werden konnten.

Das Rohmilchkalb war wach und interessiert, das mit pasteurisierter Milch gefütterte Kalb war träge, stumpf und schlafsüchtig.

Nach fünf Monaten hatte das mit pasteurisierter Milch aufgezogene Kalb Schwierigkeiten, ohne Medikamente und Ersatznahrung zu überleben. Beide Kälber wurden geschlachtet. Das Rohmilchkalb wiegte 200 Kilogramm, das mit pasteurisierter Milch gefütterte Kalb 115 Kilogramm. Die Hoden dieses Kalbs waren bedeutend kleiner (etwa 30 Prozent) als jene des Rohmilchkalbs.

Mit der Schlachtung wurden die Unterschiede zweifelsfrei klar. Die Leber des mit pasteurisierter Milch aufgezogenen Kalbs war blass, jene des Rohmilchkalbs war dunkel und hatte eine feste Konsistenz. Bei den Nieren bestanden dieselben Unterschiede. Der Tierarzt, der die beiden Tiere schlachtete, war überrascht vom Aussehen der Nieren und Leber des Rohmilchkalbs. Er erklärte, dass die Nieren und Leber des mit pasteurisierter Milch gefütterten Kalbs 'normal' aussähen, und meinte damit, dass er immer nur Organe in diesem Zustand zu sehen bekommt.

Ein riesiger Unterschied zeigte sich auch im Verdauungstrakt. Der Bauch des Rohmilchkalbs enthielt einen soliden Inhalt ohne unangenehmen Geruch, im Bauch des mit pasteurisierter Milch gefütterten Kalbs befand sich eine widerlich riechende Flüssigkeit.

"Ich bin nur ein Bauer," sagt Michael Schmid, "es gibt in diesem Experiment erhebliche Mängel, und gewisse Fragen bleiben unbeantwortet. Das Experiment sollte mit vielen Kälbern durchgeführt werden, ohne dass man weiss, welche Kälber Rohmilch oder pasteurisierte Milch bekommen.

Die Resultate waren jedoch gleich wie jene von Dr. Francis Pottengers wertvollen Studien mit Katzen. Unter normalen Umständen hätte dies die Neugier der Forscher für weitere wissenschaftliche Studien wecken sollen. Aber wir leben heute nicht in normalen Zeiten, viele Forscher sind in finanzieller Hinsicht von der Wirtschaft abhängig."

Michael Schmid erklärte weiter, dass sie nun Studien mit zwei Gruppen Ratten durchführen würden: "Über etliche Generationen hinweg sollen die Unterschiede zwischen der Gruppe, die Rohmilch bekommt, und jener, die pasteurisierte Milch bekommt, beobachtet werden. Erfahrene Pathologen werden an dieser Studie (Entwicklung, Fütterung und Autopsie) mitarbeiten."

Michael Schmids Blog: *http://thebovine.worldpress.com*

Ganzer Artikel: *Wise Traditions in Food Farming and the Healing Arts,* Volume 11, Number 3, S.85, 86 (Fall 2010)

Gesunde Nahrung für Mensch und Tier . . .

. . . gibt es leider nicht mehr in Amerika. Die USA gibt pro Kopf mehr als jedes andere Land für Krankenversicherungen aus, **die Amerikaner rangieren jedoch nur an 37. Stelle der Weltgesundheit!** Diese Angaben beruhen auf einer Meldung der Weltgesundheitsorganisation (WHO).

Associated Press, World Health Organisation, USA Today, Januar 2000.

Die USA belegen hinsichtlich der Lebenserwartung Rang 49. Der amerikanische Kolumnist Glenn Greenwald kommentiert diese Tatsache im Online-Magazin *Salon* wie folgt: "Es ist einfach, dies zu sagen und zu dokumentieren; schwierig ist es allerdings, zu begreifen, dass die USA auf einen Systemzusammenbruch hinsteuert. Ab und zu stösst man jedoch auf bestimmte Fakten, die unterstreichen, dass dies tatsächlich so ist."

MSNBC, October 7, 2010; *Salon,* October 11, 2010; *Health Affairs,* October 7, 2010

12

Die gesundheitlichen Vorteile der CLA

Es gibt viele Gründe, die dafür sprechen, Tiere weiden zu lassen. Einer davon bezieht sich auf eine Komponente der Milch, die man konjugierte Linolsäuren oder CLA nennt.

CLA kommen unter anderem im Rindfleisch und im Milchfett vor. Das Interesse der Wissenschaft wurde 1988 geweckt, als ein Forscher an der Universität von Wisconsin die krebshemmenden Eigenschaften der CLA entdeckte, als er im Rahmen einer Studie gebratene Hamburger an Ratten verfütterte. Der Körper kann selbst keine CLA herstellen, sondern muss sie aus der Nahrung wie Vollmilch, Butter, Rind—oder Lammfleisch nehmen.

"Es ist interessant, dass die Milch von geweideten Tieren höhere Mengen von CLA enthält als jene von Kühen, die Körner, Heu oder Silage fressen," sagte der Wissenschaftler Larry Satter vom Forschungszentrum für Milchvieh-Fütterung des US-Landwirtschaftsministeriums.

Satter leitete eine Studie, in der er die CLA-Menge in der Milch von geweideten Kühen mit jener von Kühen verglich, die mit Heu oder Silage gefüttert worden waren. Er entdeckte, dass . . .

. . . **die Milch von geweideten Kühen 500 Prozent mehr CLA aufweist als jene von Kühen, die mit Silage gefüttert werden.**

Larry Satter arbeitet am Forschungszentrum für Milchvieh-Fütterung (Dairy Forage Research Center) der

Forschungsabteilung des US-Landwirtschaftsministeriums (UDA-ARS), das sich auf dem Campus der Universität von Wisconsin in Madison befindet.

Haltung und Fütterung der Tiere während der Alpsaison

Ein interessantes Thema wird in der Zeitschrift *Agrarforschung* (November/Dezember 2008, S. 523) aufgeworfen: **Käse über dem Feuer**!? Passt diese Lebensweise noch in unsere moderne Zeit? Ist es noch zeitgemäss, im Sommer mit 20 bis 100 Kühen und Rindern auf eine Alp zu ziehen, zu hirten, Käse über dem Feuer herzustellen und die Käsetücher von Hand auszuwaschen? Kann die Sömmerung wirtschaftlich rentabel sein?

Die folgende Studie, die in der November/Dezember-Ausgabe 2004 (S. 516-520) der oben erwähnten Zeitschrift publiziert wurde, kann eine Antwort auf diese Fragen geben:

> Über den saisonalen Verlauf von konjugierten Linolsäuren (CLA) in Alpbutter.

(Daniel Wechsler, Marius Collomb, Pius Eberhard und Robert Sieber, Agroscope Liebefeld-Posieux, Eidgenössische Forschungsanstalt für Nutztiere und Milchwirtschaft (ALP), CH-3003 Bern.)

Hier die Zusammenfassung der Studie: Verschiedene Arbeiten haben die Bedeutung der konjugierten Linolsäuren wie auch die Erhöhung der CLA-Gehalte in der Milchprodukten in Abhängigkeit von der Höhenlage der Weiden aufgezeigt. Die Arbeit erweitert die Kenntnisse über den Einfluss der Alpsaison auf die CLA-Konzentration von alpinen Milchprodukten. Die CLA-Konzentrationen steigen zu Beginn der Saison an, schwanken nur wenig während der Saison und sinken gegen Saisonende wieder ab. Die CLA sind wichtige Bestandteile in Lebensmitteln tierischer Herkunft und können auf Grund ihrer verschiedenen physiologischen Eigenschaften für die menschliche Ernährung von grossem Interesse sein.

Physiologische Bedeutung der CLA

Mitte der 80er-Jahre wurde von Ha *et al.* (1987) erstmals über die antikarzinogene Wirkung von CLA berichtet. Seither sind viele Publikationen erschienen, die sich mit der Synthese, Analytik und biologischen Aktivität der CLA *in vitro* und *in vivo* befassen.—Nach diversen Tierstudien und klinischen Versuchen könnten CLA für die menschliche Gesundheit von Nutzen sein und beispielsweise bei der Kontrolle der Körperfettzunahme, der Stärkung des Immunsystems, der Reduktion von Entzündungen oder bei Diabetes eine Rolle spielen. Weiter wurden für CLA auch im Zusammenhang mit Arteriosklerose, Bluthochdruck und Asthma gesundheitsfördernde Effekte postuliert (Pariza 2004).—Die vielfältigen Wirkungen lassen den Schluss zu, dass die CLA in zahlreiche Stoffwechselprozesse mit Signalfunktion eingreifen.

CLA im Milchfett

CLA finden sich vor allem in Milch, Milchprodukten und Fleisch von Wiederkäuern (Dufey 1999; Sieber 1995).

CLA in Alpenmilch

In früheren Untersuchungen über die Zusammensetzung der Milch von Kühen die im Tal—(600 m), Berg—(1100m) und Alpgebiet (1300-2100 m) gehalten wurden, konnten wir feststellen, dass sich die Zusammensetzung des Milchfettes und der Gehalt an CLA mit zunehmender Höhe positiv veränderten (Collomb *et al.* 2001; 2002a). Die Ergebnisse dieser Studie wurden anhand von Untersuchungen des Fettsäuremusters von Alpenmilch aus verschiedenen Regionen überprüft (Eyer *et al.* 2002). Die festgestellten Unterschiede konnten mit der spezifischen Zusammensetzung der Weiden an den drei Standorten erklärt werden. Auf den Weiden der Alpen wurde eine Vielzahl verschiedener Pflanzen nachgewiesen, während auf den Wiesen des Talgebietes etwa sechs Pflanzen dominierten (Collomb *et al.* 2002b). Unsere Beobachtungen wurden auch in der Arbeit von Hauswirth *et al.* (2004) bestätigt. Diese Autoren fanden in Alpkäse aus dem Berner Oberland 2,5 g und in Alpkäse mit partieller Silagefütterung 2,3 g (*c*9*t*11-CLA/100 g) Fettsäuremethylester (FAME), während es in Käse aus der Milch von mit Leinsamen-Ersatz gefütterten Kühen 1,4 g und im Emmentaler 1,5 g (*c*9*t*11-CLA/100g) FAME waren. Nach Leiber *et al.* (2004) stehen folgende Faktoren als Ursache für den erhöhten Gehalt an CLA und mehrfach ungesättigten Fettsäuren in Alpmilchfett zur Diskussion: **reine Grundfutterrationen, Qualität des alpinen Grundfutters, Höhenlage** . . .

CLA in Alpbutter während der Alpsaison 2003

Die untersuchten Butterproben stammen von der Muttner Alp, Gemeinde Mutten im Domleschg (Kanton Graubünden). Diese Alp befindet sich auf einer Höhe von 2126 m ü. M., und die dazugehörigen Weiden reichen von etwa 2000 bis 2300 m. 42 Kühe der Rasse Braunvieh kamen am 20. Juni 2003 vom Maiensäss, auf dem nicht gebuttert wird, auf die Muttner Alp, die sie bereits Anfang September wegen des durch die Sommerhitze und Trockenheit bedingten Grasmangels wieder verlassen mussten. Während der ganzen Alpsaison wurde kein Heu zugefüttert. Die meisten Kühe waren in der zweiten bis fünften Laktation. Die Bestimmung der CLA (und Isomere) wurde mit Hilfe der Gas—und der Hochdruck-Flüssigkeitschromatografie mit Silberionen (Ag+) durchgeführt (Collomb und Bühler 2000; Collomb *et al.* 2004a).

Gesamt-CLA

Die erste Probe von der auf dem Alpbetrieb hergestellten Butter wurde drei Tage nach dem Alpaufzug am 23. Juni 2003 erhoben. Im Verlauf der Saison wurden in unregelmässigen Abständen bis zum 2. September 2003 insgesamt elf weitere Butterproben genommen und analysiert. Der Gesamt-CLA-Gehalt erhöhte sich sukzessive von 1,55 auf bis zu 2,36 g/100g und sank am Ende der Saison wiederum auf ein Niveau von 1,91 g/100g ab. Der Gehalt der *trans*-Vaccensäure ist für den CLA-Gehalt der Milch mitbestimmend. In der Milch zeigte sich anfangs ein deutlicher Anstieg der *trans*-Vaccensäure, und gegen Ende der Alpsaison wurde eine deutliche Abnahme beobachtet.

Über den jährlichen Verlauf des CLA-Gehaltes in Milch liegen nur wenige Daten vor. Jahreis *et al.* (1997) haben bei drei Gruppen von Kühen, die unterschiedlich gehalten wurden, während eines Jahres den CLA-Gehalt bestimmt. Dabei schwankte der Gesamt-CLA-Gehalt in der Herde, die während des ganzen Jahres im Stall gehalten und mit Mais-Silage und Getreidezugaben gefüttert wurde, zwischen 0,2 und 0,4 g/100 g FAME. In der Herde, die während des Sommers auf der Weide gehalten und in den anderen Monaten mit Mais—und Grassilage gefüttert wurde, lag der CLA-Gehalt während der Sommermonate über 0,6 und in den anderen Monaten mehrheitlich unter 0,6 g/100 g FAME. **In der Herde eines Bio-Betriebes lag ein deutlich anderer Verlauf vor:** langsamer Anstieg von 0,6 (Anfang Jahr) auf bis zu 1,2 g/100 g FAME gegen Ende September mit einem ersten Peak im März und einem zweiten im Juli und starke Abnahme auf 0,8 g/100 g FAME Anfang Winter. **Auch die Milch von Schafen und Ziegen wies ähnliche saisonale Schwankungen der CLA wie Kuhmilch auf,** wobei die Werte der Schaf—und Kuhmilch im gleichen Bereich und diejenigen der Ziegenmilch etwa um einen Drittel tiefer lagen (Jahreis *et al.* 1999).

Schlussfolgerung, wie sie in der Zeitschrift *Agrarforschung* erschienen ist:

"Für Marker, die über die Herkunft eines Lebensmittels Auskunft geben, besteht ein gewisses Interesse. CLA haben sich für Produkte aus den Alpgebieten in dieser Hinsicht als geeignete Inhaltsstoffe erwiesen."

(Mehr Hinweise in *AGRAR*Forschung, November/Dezember 2004.)

Schafmilch

Zusammenfassung der Studie:
Schafmilch wurde anhand eines ähnlichen Tests auf drei unterschiedlichen geografischen Standorten bezüglich der Fettsäurezusammensetzung untersucht. Zwischen den Milchproben aus dem Tal-, Berg—und Alpgebiet bestehen einige signifikante Unterschiede in der Konzentration verschiedener Fettsäuren. Im Vergleich zum Kuhmilchfett werden nicht immer die gleichen Fettsäuren in der Schafmilch durch die geografische

Höhe beeinflusst, wahrscheinlich aus Gründen der spezifischen Fütterungsbedingungen der Schafe wie dem Weiden auf Naturwiesen oder dem Zusatz von Konzentraten mit pflanzlichen Fetten. **Wie beim Kuhmilchfett ist auch beim Schafmilchfett die Konzentration der konjugierten Linolsäuren (CLA) und der n-3-Fettsäuren in der Alpmilch am höchsten.**

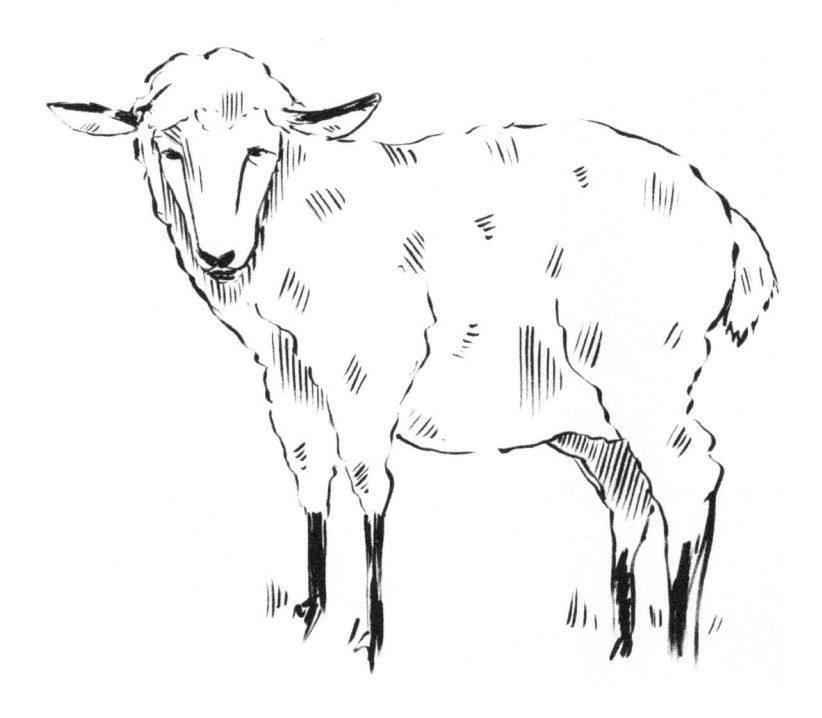

Nach unseren Untersuchungen zum Einfluss der Höhenlage unterscheidet sich die Zusammensetzung des Kuhmilchfettes signifikant in verschiedenen Punkten. So stieg der Gehalt der konjugierten Linolsäuren wie auch der n-3-Fettsäuren mit steigender Höhe deutlich an (Collomb *et al* 2001). Aber auch bei den anderen Fettsäuren waren teilweise deutliche Unterschiede festzustellen (Collomb *et al.* 2002a). **Dabei scheint die Vielfalt der Pflanzen in den Naturwiesen der Berg—und Alpgebiete** und den Kunstwiesen des Talgebietes ein nicht zu unterschätzender Faktor zu sein *(Collomb et al.* 2002b) . . .

Was die n-3-Fettsäuren betrifft, wurden unsere Resultate durch Hauswirth *et al.* (2004) bestätigt, die in Käse aus dem Saanenland einen höheren Anteil nachwiesen . . .

Es ist zu erwarten, dass—wie Kuhmilch—auch Schafmilch in der Zusammensetzung der Fettsäuren auf die Höhenlage anspricht . . .

Im Talgebiet werden die Schafe auf Naturwiesen geweidet, während die Kühe mit Gras von Kunstweiden gefüttert wurden. Nach noch nicht publizierten Resultaten der Forschungsanstalt ALP sind **die Unterschiede in der Konzentration der Fettsäuren zu einem grossen Teil mit der unterschiedlichen Herkunft des Futters zu erklären.**

Die konjugierten Linolsäuren kommen praktisch nur im Fett von Milch und Fleisch vor. Ihnen wird in der Wissenschaft eine hohe Bedeutung zugemessen. Sie weisen verschiedene interessante physiologische Funktionen auf wie eine antimutagene, krebshemmende und blutdrucksenkende Wirkung, eine Verstärkung der Immunfunktionen, eine Reduktion des Körperfettes, die vor allem in Tierversuchen festgestellt wurden, aber für den Menschen noch bestätigt werden müssen . . .

*AGRAR*Forschung, August 2006

Die 'dicksten' Länder der Welt

Ein Überblick der Weltgesundheitsorganisation für den Zeitraum zwischen 2000 und 2008 zeigt, dass Amerika eines der 'dicksten' Länder der Welt ist. Die Gesundheitsbehörden machen die Globalisierung für diese Epidemie verantwortlich! Jede dritte Person in der Welt ist fettleibig!

Dr. Joseph Mercola, Dezember 17, 2009

Fettreduktion für Säuglinge!

Linda Van Horn (Vorsitzende des amerikanischen Komitees für Ernährungsrichtlinien und Chefredakteurin des Magazins der Amerikanischen Ernährungsgesellschaft) behauptet, dass die geänderten Richtlinien die Ernährung wirklich verbessern. "Es gibt einen deutlichen Unterschied in der Meldung von 2010," behauptet Van Horn . . . . Aufgrund der weiterhin steigenden chronischen Krankheiten und der zunehmenden Fettleibigkeit stellt man sich vor, dass die Richtlinien nun wirklich anders werden . . . worin besteht der Unterschied? Gefordert wird eine weitere Verminderung der gesättigten Fette von 10 auf 7 Prozent, und dies nicht mehr ab dem Alter von zwei Jahren, sondern von der Geburt an!

Van Horn gesteht, dass die Fettreduktion bis jetzt noch nicht geholfen habe. Darum wird jetzt von Geburt an anstatt ab dem Alter von zwei Jahren mit der Fettreduktion begonnen. So werden sich die Menschen nicht überessen, und das Dickwerden, die Herzkrankheiten und andere Stoffwechselkrankheiten können verhütet werden.

Leider hat das US-Landwirtschaftsministerium den Berg von Beweisen komplett ignoriert, die besagen, dass eine solche Ernährung die Fettleibigkeit nur anfeuert. Van Horn besteht darauf, dass diese Richtlinien völlig erwiesen sind. (*Journal of the American Dietetic Association,* Nov 2010;110,(11)1638-1645).

Viele Forscher sind jedoch nicht mit diesen Empfehlungen einverstanden. In einem Artikel mit dem Titel 'Angesichts der widersprüchlichen Beweise, Bericht des amerikanischen Komitees für Ernährungsrichtlinien,' der in der Zeitschrift *Nutrition* im Oktober 2010 erschien, wird kritisiert, dass das Komitee viele relevante Studien weggelassen und dafür Studien zur Unterstützung der Aussagen herangezogen hat, die im Widerspruch zu den Schlussfolgerungen stehen.
Wise Tradition, Vol 11, No.4, Winter 2010/S. 11

> *"If people let the government decide what foods they eat and what medicines they take, their bodies will soon be in as sorry state as are the souls of those who live under tyranny."*
> ~ Thomas Jefferson, 1743-1826

Wenn die Menschen die Entscheidungen, welche Nahrung sie essen und welche Medizin sie einnehmen, der Regierung überlassen, dann wird ihr Körper bald in einem so traurigen Zustand sein wie die Seelen jener, die unter der Herrschaft eines Tyrannen leben.

Thomas Jefferson, dritter Präsident der USA von 1801-1809

In Amerika gibt es jetzt auch eine Adipositas-Epidemie (Fettleibigkeit-Epidemie) bei sechs Monate alten Kleinkindern.
Kim et al, obesity15:1107, 2006

In vielen Ländern, auch in der Schweiz, ist das Volk grundsätzlich verwirrt. Man sorgt sich um die traditionellen Fette und verfolgt den modernen Trend. Grosse Strassenplakate warnten 2008: Die Schweiz wird immer dicker.
www.rhetorik.ch, 11. Januar 2008

CLA reduzieren Körperfett bei Übergewicht

In einer unsystematischen placebokontrollierten Doppelblindstudie wurde festgestellt, dass die konjugierten Linolsäuren Körperfette reduzieren und Muskelgewebe bewahren. Laut dem Forschungsprojektleiter wurde im Vergleich zur Placebo-Gruppe eine durchschnittliche Reduzierung von sechs Pfund Fett festgestellt.

Die Studie hielt fest, dass ungefähr 3,4 Gramm CLA pro Tag eingenommen werden müssen, um eine Reduktion des Körperfetts zu erreichen.

Dr. Michael Pariza, der die Forschung an der Universität von Wisconsin in Madison leitete, erklärte vor der *American Chemical Society* im August 2000: "Es macht die grossen Fettzellen nicht klein. Was aber geschieht, ist: Die kleinen Fettzellen werden nicht gross."

Pariza stellte keinen Gewichtsverlust bei der Gruppe von 71 übergewichtigen Personen fest. Er entdeckte jedoch, dass wenn die Versuchspersonen zur gewohnten Nahrung zurückkehrten und sie wieder Gewicht zulegten, die CLA-Gruppe "eher einen Muskelgewinn als eine Fettzunahme aufwies." In einer separaten Studie von der Purdue Universität in Indiana wurde herausgefunden, dass sich bei etwa zwei Dritteln der Diabetiker durch die Einnahme von CLA das Insulin verbesserte sowie der Blutzucker und die Triglyceride reduzierten.

Die Ergebnisse deuten auch auf andere folgende Vorteile der CLA hin:

— Erhöhter Stoffwechsel: positiv für Schilddrüsenpatienten (Schilddrüsenunterfunktion)
— Reduziertes Unterleibfett: Nebennieren-Probleme und Hormonschwankungen rühren oft von Schilddrüsenproblemen her und können eine schnelle Ansammlung von Unterleibfett verursachen. CLA könnten helfen.
— Verstärktes Muskelwachstum: Muskeln verbrennen Fett, CLA verbessern den Metabolismus und helfen beim Gewichtsverlust.
— Senken das Cholesterin und Triglyceride: Viele Schilddrüsenpatienten leben mit einem erhöhtem Wert von Cholesterin und Triglyceriden. Auch während Behandlungen können CLA positive Auswirkungen bei Schilddrüsenpatienten haben.
— Geringere Insulin-Resistenz: Insulin-Resistenz ist ein Risiko für gewisse Patienten mit einer Schilddrüsenunterfunktion. Die Senkung der Insulin-Resistenz kann zur Verhütung von Diabetes beitragen und die Gewichtskontrolle erleichtern.
— Reduzieren von nahrungsbedingten allergischen Reaktionen: CLA könnten die Schilddrüsenpatienten beim manchmal schwierigen Gewichtsverlust unterstützen, da oft auch Allergien mitspielen.
— Stärken das Immunsystem: Da die meisten Fälle der Schilddrüsenkrankheiten autoimmun sind (zu starke Reaktion des Immunsystems auf körpereigenes Gewebe), ist die Stärkung des Immunsystems positiv, damit es möglicherweise wieder richtig funktionieren kann.

Wenn man konjugierte Linolsäuren zur Unterstützung des Gewichtsverlusts einnehmen will, muss man bedenken, dass dies allein keine Zauberformel ist. Man muss ein Programm einhalten, das richtiges Essen, Turnen oder Bewegung umfasst, um das Übergewicht erfolgreich zu bekämpfen.

Die CLA sind einzigartig und kommen in Milchprodukten und Fleisch vor. Studien anhand des Brusttumor-Modells bei Ratten zeigen, dass die CLA eine starke krebshemmende Wirkung aufweisen.)

Conjugated linoleic acid and atherosclerosis in rabbits Lee K.N.; Kritchevsky D.; Pariza M.W. Food Research Institute, Dept. Food Microbiology/Toxicology, University of Wisconsin-Madison. Atherosclerosis (Ireland), 1994, 108/1 (19-25)

CLA und Gewichtsverlust

Eine andere Studie zeigt ebenfalls auf, dass konjugierte Linolsäuren eine Verbindung zu Gewichtsverlust haben. Forscher führten eine Meta-Analyse durch und fanden heraus, dass 3,2 Gramm CLA pro Tag das Gewicht um etwa ein Fünftel Pfund pro Woche verminderten, verglichen mit der Kontrollgruppe. Bei 52 Wochen im Jahr sind dies über 10 Pfund (4,536 kg) pro Jahr.
American Journal of Clinical Nutrition, Vol. 85, No. 5, 1203-1211, May 2007

Interessanterweise wird im Artikel erwähnt, dass man die CLA zu einem Preis von etwa 15 Dollar pro Monat oder für 200 Dollar pro Jahr beziehen kann. Aber weshalb sollten wir nicht die natürlich vorkommenden CLA einnehmen, indem wir Milch beim Naturbauern kaufen?

CLA reduziert Körperfett bei Frauen

Konjugierte Linolsäuren reduzieren das Körperfett bei gesunden Frauen nach den Wechseljahren, heisst es in einer anderen Studie.
Journal of Nutrition, doi:10.3945/jn.109.104471 Vol.139, No. 7, 1347-1352, July 2009

Tierische Fette von Weidetieren vorteilhaft für Diabetiker

Die Ergänzung der Nahrung durch Fettsäuren (CLA) kann für Diabetiker vorteilhaft sein.

Diabetiker hatten nach einer achtwöchigen Einnahme von CLA im Rahmen einer Studie nicht nur eine geringere Körpermasse und einen tieferen Blutzucker, sondern auch einen niedrigen Spiegel des Leptins, eines fettregulierendes Hormons. Ein erhöhter Leptin-Wert kann bei Fettleibigkeit eine Rolle spielen und ist für Diabetiker einer der grössten Risikofaktoren (nicht insulinabhängiger Diabetes mellitus).

Andere Studien stellten bei Ratten eine Verzögerung von Diabetes durch die konjugierten Linolsäuren fest. Eine aktuelle Studie mit Menschen erbrachte den Beweis, dass die Fettsäuren den nicht insulinabhängigen Diabetes mellitus verbessern.

Konjugierte Linolsäuren sind eine Zusammensetzung verschiedener Fettsäuren, deren Isomere unterschiedliche Effekte haben können. Das CLA-Isomer t10c12-CLA (auch 10-12-Isomer genannt) spielt eine Rolle für das Körpergewicht und die Menge an Leptin im Blut.

Die Studie schloss 21 Diabetiker ein (nicht insulinabhängiger Diabetes), die entweder eine Ergänzungsmischung bestehend aus dem 10-12-Isomer, einem primären Isomer, das in der Nahrung vorkommt, die CLA enthält, oder Saflor-Öl (Distelöl) einnahmen.

Nach der achtwöchigen Einnahme dieser Ergänzungen reduzierte sich der Blutzucker fast fünfmal bei den Patienten, die CLA eingenommen hatten, verglichen mit den Patienten, die Saflor-Öl eingenommen hatten.

Aufgrund dieser Ergebnisse vermuten die Forscher, dass die CLA gewisse Symptome unter Kontrolle halten können.

Die Forscher erklärten: "Der ideale Weg zu den CLA geht über Lebensmittel wie Rind—und Lammfleisch sowie Milchprodukte." Obwohl CLA als Nahrungsergänzung erhältlich sind, sind die Effekte einer längeren Einnahme in dieser Form unbekannt.

Science Daily January 29, 2003

13
Was heisst 'biologisch' in Amerika...

Globaler Markt und verwässerte Milch

Wie viel Milch und wie viele Milchprodukte werden heute (aus billigeren Ländern!) importiert, um die Marktmilchpreise tief zu halten? Wo 'spart' man, um diese Produkte billiger herzustellen? Wie steht es um die Kosten der beteiligten Händler, sowie um die Umweltfreundlichkeit beim oftmals langen Transport? Wo ist das Label als Sicherheitssiegel für die Qualität der Nährstoffe: Gesundheit des Bodens, artgerechte Tierhaltung, gesunde Fütterung . . . ?

In Amerika sind nicht alle Bauern, die einen biologischen Betrieb führen, entsprechend zertifiziert. Ich beziehe oftmals Nahrungsprodukte wie Milch von verschiedenen nicht zertifizierten Betrieben.

Eine Zertifizierung kann allenfalls Sicherheit zur Echtheit des Produkts geben, aber dies macht nicht zertifizierte Milch noch lange nicht riskanter oder minderwertiger; auch die Zertifizierung gibt keine Garantie für eine gesunde, tadellose Milch. Die Garantie ist vielmehr dann höher, wenn ich weiss, was die Kühe fressen, wie und wo sie gehalten werden, wie sie im Krankheitsfall behandelt werden und wie es um die allgemeine Pflege auf dem Hof steht. Es ist darum unentbehrlich, den Kontakt zum Bauern zu pflegen, um im Dialog zwischen Verbraucher und Produzent die Erwartungen an ein naturgerechtes Produkt zu besprechen. Ein guter Bauer kann ein Freund sein, und er wird mit Freude und Stolz die Produktion seiner erstklassigen Nahrungsmittel erklären!

Die Hand, die uns ernährt—welch ein ehrenwerter Beruf!

Billig produzieren durch minderwertige Fütterung hat seinen Preis:

Wenn andere Länder 'billiger' produzieren, werden einheimische Milchbauern zu Sklaven und können nicht überleben!!

Edgar Bläsi, Härkingen, Kanton Solothurn, im *Schweizer Bauer,* 17. Juni 2009.

Meine gegenwärtigen Milchbauern im Staat Pennsylvania sind etwa zwei Autostunden von meinem Wohnort im Staat New Jersey entfernt; das sind vier Stunden Hin—und Rückweg . . . nur für Milch! (in New Jersey ist der Rohmilchverkauf noch illegal, aber wir arbeiten auf die baldige Legalisierung hin. Die Rohmilch-Gesetzesvorlage ist jetzt vor dem Senat). Diese Bauern sind Mitglieder der Weston A. Price Foundation und befolgen die Regeln der natürlichen Haltung, wie es die aufgeklärten Verbraucher verlangen: Kühe müssen weiden können, das Futter muss im Sommer mehrheitlich aus Gras und Kräutern und im Winter aus Heu bestehen, eventuell ergänzt durch etwas Knollengemüse oder fermentiertes Gras sowie je nach Situation, durch eine kleine Menge Körner (5-8 %); Sprossen sind jedoch viel besser.

Bei den amischen Rohmilchbauern, von denen ich gegenwärtig Milch beziehe, wird keine Silage und kein Kraftfutter gefüttert. Die Tiere weiden im Sommer und fressen Heu im Winter. Die häufigsten Rassen sind Guernsey, Brown Swiss oder Jersey, manchmal auch Dexter.

Um den Rohmilchverkauf vor dem Staat Pennsylvania zu schützen, gründeten im Jahr 2005 Bauern und Verbraucher die private Organisation CARE (Community Alliance for Responsible Eco-Farming). Auf diese Weise haben die Mitglieder auch einen eigenen Inspektor, der die Höfe kontrolliert. Das US-Landwirtschaftsministerium macht den Bauern in Pennsylvania den Verkauf von Milchprodukten nicht einfach.

CARE wuchs von 85 im Gründungsjahr auf über 6000 Mitglieder im Jahr 2011, und die Mitgliederzahl steigt weiter! Dies bedeutet: Die Verbraucher wollen die Wahl haben, gute Qualität einzukaufen, und sind bereit, die Bauern dafür mit gerechten Preisen zu unterstützen! So steht es im CARE-Newsletter, der viermal im Jahr allen Mitgliedern zugestellt wird.

Hat man heute noch Vertrauen in Industrie-Esswaren? Hat der Begriff 'biologisch' in Amerika überhaupt noch einen Wert? Wird er überhaupt verstanden? Bedeutet er nicht 'Leben,' hat er nicht mit etwas Lebendigem zu tun?

Heute meiden viele Menschen in Amerika die gefährlichen, gespritzten konventionell hergestellten Produkte und kaufen viel mehr Bio-Produkte. Auch die Industrie hat sich nun entschlossen, auf den Bio-Zug aufzuspringen. Es besteht jedoch heute leider eine starke Verwässerung des biologischen Begriffs, weil Unternehmen um ihr Überleben auf dem Markt kämpfen müssen.

Dazu ein Auszug aus einem Interview mit Ronnie Cummins von der Organic Consumers Association (Bio-Verbrauchervereinigung):

Der Standart für Bio-Milch hat besonders gelitten, weil die Firma Horizon Organic, die die Supermarktkette Walmart beliefert, die Bundesstandardverordnung fortwährend nicht befolgt—insbesondere lässt sie die Kühe nicht weiden.

Ihre 'Bio-Milch' stammt aus Milchfabriken, die Tiere werden von konventionellen Höfen zugekauft und schon als Kälber ständig eingesperrt. Und wenn diese Tiere je weiden können, so ist das Gras sehr ungeeignet und welkt in der Hitze.

Das Problem wurde so unkontrollierbar, dass die Organic Consumers Association mit der Unterstützung von Verbrauchern zu einem Boykott gegen die 'Bio-Produkte' von Horizon und deren Partnerfirma Aurora Organic aufrief.

News Target.com, April 2, 2007

Supermarktketten trüben die Sichtweise von Bio-Produkten

Bio-Milch ist sehr populär unter den Bio-Produkten. Für viele Leute ist es das erste Bio-Produkt, das sie probieren. Der Riese

Walmart plant, eine eigene Bio-Milchmarke zu lancieren, zu tieferen Preisen als die Konkurrenten.

Aktivisten sagen, dass Walmart und andere Einzelhandelskonzerne die Milch von riesigen Fabrikhöfen beziehen. Die Kühe fressen dort nicht frisches Gras, sondern ein getreidereiches Futter.

Die Bio-Milch von Walmart unter dem Namen 'Great Value' wird von Aurora Organic Dairy produziert und auch an Costco, Target, Wild Oats und Safeway geliefert.

Experten sagen, dass bei Aurora auf folgende Weise gespart wird, um die Milch billiger zu produzieren: "Die Kühe fressen nur Gras, wenn sie nicht gemolken werden oder am Ende des Laktationszyklus, also höchstens etwa drei Monate lang."

Das Resultat: Aurora produziert mehr Milch pro Jahr (20 000 Pfund pro Kuh) als der durchschnittliche Bio-Hof (bis zu 18 000 Pfund). Aurora melkt auch dreimal im Tag, was nicht normal ist.

Viele Bio-Bauern sind der Meinung, dass die Grasfütterung unentbehrlich für die Produktion von Bio-Milch sei und dass Milch von grasgefütterten Kühen mehr nutzvolle Nährstoffe enthalte.

New York Times, September 16, 2006, *The Lakeland Ledger* (FL), September 16, 2006

Wie steht es in deinem Land?

14

Wer trinkt Rohmilch?

Menschen in Not wollen gesunde Milch

Auszug aus dem Artikel: Ist Rohmilch gesund für den Körper?
Trotz der Gesundheitswarnungen gibt es Menschen, die alles auf sich nehmen, um zu roher Milch zu kommen!

In Illinois ist es verboten, nicht pasteurisierte Milch direkt von der Kuh zu verkaufen. Aber es ist nicht illegal, diese zu trinken. Immer mehr Städter wollen diese teure Milch: Frische Bauernprodukte sind für sie der Schlüssel zu einem gesunden Lebensstil.

Die lokalen Einschränkungen des Milchverkaufs haben zur Gründung eines Untergrundnetzwerks geführt, sodass die Verbraucher das schwierig erhältliche Produkt direkt ab Hof kaufen können.

Rohmilchtrinker werden Mitglieder einer Bauernkooperative, indem sie eine Milchkuh erwerben oder Rohmilch kaufen, die absichtlich falsch als Tiernahrung deklariert ist.

"Die Rohmilch hat meiner Gesundheit sehr gut getan," sagte Kevin Kosiek aus Wheaton, Besitzer von Milchkühen einer Farm aus der Gegend von Springfield. "Sie hat meinen Darm geheilt!"

Zweimal im Monat fährt Kosiek nach Springfield, um Gallonen dieser nicht pasteurisierten Milch, auch Schaf—und Ziegenmilch, zu holen, die er dann an die Mitglieder der Kooperative seiner MooGrass Farms Inc. verkauft. Kosiek baut auf seiner Farm alte

Sorten Gemüse an und hält grasgefütterte Rinder und freilaufende Hühner.

"Dies bringt die Farm wieder zurück in die Stadt, und die Leute bekommen die beste Nahrung," sagt Kosiek.

Er und andere Befürworter sagen, dass die nicht pasteurisierte Milch von grasgefütterten Tieren sie von Krankheiten wie Verdauungsproblemen, Allergien oder Diabetes geheilt habe und dass sie überdies Kindern helfen könne.

Vertreter der öffentlichen Gesundheit bezweifeln dies. Sie sagen, es gebe keine wissenschaftlichen Beweise, die diese Aussagen stützen würden, und die cremige Rohmilch würde nicht mehr Nährstoffe enthalten.

Laut dem Center of Disease Control (CDC, Zentrum für die Kontrolle von Krankheiten) sind schon viele Leute wegen Rohmilch oder Rohmilchkäse erkrankt.

Rohmilch sei ein Träger von Salmonellen, Listerien und anderen Krankheitserregern, sagen das CDC, das Gesundheitsdepartment des Staates Illinois und die American Academy of Pediatrics.

Bundesgesetze verlangen, dass die meisten Milchprodukte über 60 Tage alt sein müssen, bevor sie über die Bundesstaatsgrenzen hinweg zum Verkauf zugelassen sind.

Jeder Staat hat andere Gesetze. In Kalifornien zum Beispiel kann Rohmilch in Läden verkauft werden.

"Trotz Gesundheitswarnungen gibt es einen wachsenden Markt von Verbrauchern, die nach der natürlichsten Naturmilch durstig sind," sagt Steve Holesinger, Besitzer eines kleinen Hofs, eine Stunde westlich von Rockford gelegen, der Kunden aus Chicago hat.

"Ich mache beim Rohmilch-Verkauf mit, weil es ein grosses Bedürfnis dafür gibt," erklärt er.

Er hat drei Kühe, die Gras oder biologisches Heu fressen. Es werden keine Hormone, Getreide oder gentechnisch veränderte Nahrung gefüttert.

Sheri Giachetto aus Lemont, Illinois, sagt, dass das Interesse an Rohmilch durch ihre "Frisch von der Farm"-Kooperative über die letzten fünf Jahre konstant gewachsen sei.

"Die Leute sind krank und hinterfragen das gegenwärtige System," erklärt sie.

Die Mitglieder der Kooperative zahlen 45 Dollar pro Jahr und holen ihre Bauernmilch mit anderen Bauernprodukten bei einer Kirche ab, deren Standort Giachetto nicht nennt.

"Wir sollten unsere eigenen Entscheidungen treffen können zu dem, was wir essen," sagt Giachetto. "Viele Leute haben die Nase voll von der Regierung, die uns zu beherrschen versucht!"

16. Mai 2009, von Kara Spak Staff *Reporter/kspak@suntimes.com*

Der *Farm-to-Consumer Legal Defense Fund* (FTCLDF) klagte 2010 die FDA (US-Lebensmittelbehörde) wegen des Verkaufsverbots von Rohmilch an.

Die FDA äusserte in ihrer Stellungnahme ihre Position in der Ernährungspolitik wie folgt:

*Die FDA ist der Meinung, dass das Volk kein Recht auf unbehandelte Nahrung hat, ausser wenn die FDA eine Bewilligung dafür gibt.

*Sie ist der Meinung, dass es kein Recht auf Gesundheit gibt, ausser wenn sie eine entsprechende Regulierung dazu erlassen hat.

*Sie ist der Meinung, dass es kein Recht auf private Verträge zu Nahrungsmitteln gibt.

The Complete Patient, April 30, 2010

In der *New York Times* heisst es: "Grosser Missbrauch und schlimme Lügen—Die schockierende Wahrheit. Mehr Tiere denn je leiden unter Verletzungen und Stress auf Fabrikhöfen . . . und dann der Tod von Tausenden von Tieren . . . "

New York Times, February 18, 2010

Wer trinkt Rohmilch von Naturhöfen? Es sind Menschen, die sich aufgrund eigener Erfahrungen Gedanken zu ihrer Gesundheit machen und ein Wissen über Bakterien haben, sowie Menschen, die den Unterschied zwischen den verschiedenen Verarbeitungen der Milch kennen und spüren!

Ziegenmilch

In einem Artikel hiess es: "Die Nachfrage auf dem Markt im Südwesten Floridas explodiert! Die Milch stammt nicht nur von Kühen! Der Verkauf von Ziegenmilch steigt, und die lokalen Naturkostläden haben Mühe, Milch in genügender Menge zu finden, um die Nachfrage jener zu decken, die auf den Geschmack dieses anderen weissen Safts gekommen sind!"

Russ Blenblatt, Manager der Filiale der Bio-Supermarktkette Whole Food Markets in Naples, erklärte, dass die Ziegenmilch vor einigen Jahren langsam an Beliebtheit gewonnen habe und sich die Popularität stetig gesteigert habe, bis vor kurzem die Nachfrage regelrecht explodiert sei.

"Warum Ziegenmilch so beliebt ist, lässt sich nicht genau sagen. Aber ich meine, dass der Genuss des frischen Ziegenkäses wie Chèvre dazu beigetragen hat," sagt er. "Die Leute haben ihn entdeckt und gern bekommen, dann fingen sie an, Ziegenmilch zu trinken und aus ihr Joghurt, Butter oder Eiskrem zu machen."

Frank Oaks, der Besitzer des Bio-Cafés mit Laden *Food and Thought* in Naples, glaubt, **"dass Aufklärung hinter diesem Bedürfnis steht!"**

"Wir sind dabei, die Vorteile der Ziegenmilch weiter bekannt zu machen," sagt er. "Ziegenmilch ist weltweit die erste Wahl, wenn es um Milch geht. Sie muss nicht homogenisiert werden, weil sich die Fettkügelchen nicht separieren lassen wie bei der Kuhmilch."

Food and Thought bezieht die rohe Ziegenmilch von einer zertifizierten amischen Bio-Farm in Pennsylvania. Diese bekam die Zertifizierung mit der Unterstützung von *Food and Thought*. Der Laden verkauft die Milch in Glasflaschen, was den Preis der Milch um 90 Cents erhöht. Eine halbe Gallone Milch (1,89 Liter) kostet 6,99 Dollar.

"Ich habe Käufer, die sogar aus Miami und Sarasota kommen, um diese Milch zu kaufen," erklärt Oaks.

In Florida ist es illegal, Rohmilch zu verkaufen; deshalb steht auf den Flaschen von *Food and Thought*: 'Verbrauch nur für Haustiere' (pet consumption only).

"Für uns ist es erfreulich, dass dieses spezielle traditionelle Produkt nun auch beim durchschnittlichen Verbraucher Begeisterung findet," erklärt Blenblatt. "Florida hat viel Weideland, und es entstehen neue Ziegenbauernhöfe, oder es gibt Milchbauern, die Ziegen in ihre Herden aufnehmen."

Rose O'Dell King, February 3, 2010, www. news-press.com/ article.

Kanada und Rohmilch

In Kanada ist der Rohmilchverkauf auch nicht legal. Die Kunden des deutschen Milchbauern Michael Schmidt (1983 eingewandert) nehmen oft eine stundenlange Anfahrt in Kauf, um seine rohe Kostbarkeit zu beziehen! Schmid selber fährt auch etliche Stunden, um diese Kunden zu treffen und seine Ware zu vermarkten!

Michael Schmidt, der seine Kühe einer alten kanadischen Rasse in der Nähe des Dorfes Durham in Ontario hält, gewann am 28. Januar 2010 einen drei Jahre langen Krieg (bezüglich des Rechts auf Rohmilchverkauf im Rahmen eines Cow-Share-Programms . . ., mehrere Verbraucher erwerben einen Teilbesitz an einer Kuh) gegen die kanadische Regierung! Der Richter urteilte, dass Michael Schmidt nicht gegen das Milch-Marketing der Provinz Ontario oder gegen die öffentliche Gesundheitsverordnung verstossen hatte. Aus diesem Grund wurde er in allen 19 Anklagenpunkten freigesprochen!

Die Angelegenheit hatte 2006 begonnen, als die Polizei Michaels Bauernhof, die Glencolton Farm, stürmte und beinahe all seine Einrichtungen für die Milchproduktion samt den Tieren beschlagnahmte! Der Bauer vertrat seit langem die Ansicht, dass er nicht gegen das Gesetz arbeite, sondern jedes konstitutionelle Recht habe, die Milch den Besitzern der Kühe auszuteilen! Das Misstrauen der industriellen Nahrungsmittelhersteller hatte zur Anhäufung von Anklagen—insgesamt 19—geführt. In diesem Fall ging es in Wirklichkeit darum, wie frei Verbraucher bei der Wahl ihrer Nahrungsmittel sein sollen und ob sich das konstitutionelle Recht auch auf den Einkaufskorb, die bäuerlichen Absatzmärkte und die Verbraucher, die einen Anteil an einem Bauernhof besitzen, ohne jedoch dort zu leben, erstrecken soll.

Jetzt kann Michael legal seinen 200 Kunden dienen, die einen Anteil an einer seiner Kühe erworben haben (der Bauer melkt die Kühe, und die Milch gehört den Besitzern der Kühe). Der gewöhnliche Rohmilchverkauf ist in Kanada nicht gestattet.

Der Küchenchef und Restaurantbesitzer Jamie Kennedy aus Toronto war eine von mehr als hundert Personen, die vor dem Gerichtsgebäude auf das Urteil warteten. Er erklärte: "Das ist der wunderbare erste Schritt, damit Rohmilch in der Gesellschaft anerkannt wird; es gibt Menschen, die diese Nahrung für ihre Familien wählen wollen!"

Kennedy sagte in Bezug auf sein *Gilead Café & Bistro*: "Der nächste Schritt ist, dass diese Milch für jeden, der in Ontario danach fragt, erhältlich ist. Ich hoffe, eines Tages Rohmilch in meinem Restaurant servieren zu können!"

Art Hill, Professor und Vorsitzender des *Department of Food Science* (Abteilung für Nahrungswissenschaft) an der Universität in Guelph (Ontario), sagte: "Die Entscheidung bereitet den Weg für einen legalen Milchkonsum in Ontario und für die Bauern, die ihr Produkt frisch ab Hof verkaufen wollen. Sie wird wahrscheinlich Veränderungen in der Milchindustrie auslösen.

Diese Entscheidung ist ein Zeichen dafür, ein System zu schaffen, um sichere Rohmilch erhältlich zu machen. In Grossbritannien und etwa der Hälfte der amerikanischen Bundesstaaten darf der Verbraucher Rohmilch kaufen, entweder direkt vom Hof oder im Einkaufsladen."

The Globe and Mail National, 1/29/2010

Leider wurde am 29. September 2011 gegen dieses Urteil Berufung eingelegt. Michael Schmidt wurde in den 15 Anklagepunkten von den insgesamt 19 schuldig gesprochen.

(Google-Recherche mit den Stichworten Michael Schmidt, milk farmer, Canada).

Ein Artikel von Naomi Fournier: "Hier in Britisch-Kolumbien, wo ich wohne, ist es sehr schwierig, echte Eiskrem zu finden. Beinahe alle Produkte sind 'gefrorene Nachspeisen'. Echte Butter ist auch schwierig zu finden. Die meisten Produkte sind entweder Margarine oder eine 50/50-Kombination. Es gibt viel Magermilch, mit einem Fettgehalt von 1 %, 2 % und selten von 3,25 %. Die Sahne für Kaffee ist meistens keine echte Sahne, sondern sehr verdünnt. Ich bin nicht sicher, wohin all die Sahne geht—das Wenige, das es überhaupt gibt (da die Sahne nur von den hochgezüchteten Holsteiner Kühen kommt)—, ausser sie wird für die Käseherstellung verwendet.

Ich weiss nur, dass ich glücklich bin, meine eigene Herde von Jersey-Kühen zu besitzen und viel frische, sahnige Rohmilch trinken zu können, hausgemachtes Jogurt, Käse und Butter essen zu können—und natürlich auch hausgemachte Eiskrem mit dem 'tödlichen' Eigelb.

Ich bin auch sehr glücklich diesen Segen mit anderen, über das Kuhanteilprogramm, teilen zu können."

Naomi Fournier, Birdsong Farm, WAPF Chapter Leader, Enderby, BC, Kanada. *http://naomisbirdsongfarm.webs.com/*

15
Kühe, Futter und Gase

Kühe als Ursache für die globale Erwärmung?

Tatsache ist: Es gab vor 600 Jahren in Nordamerika beinahe dreimal so viele Pflanzenfresser wie heute. Wären Pflanzenfresser die Ursache der globalen Erwärmung, hätten wir heute sehr heiss . . . !
　　The Politics of Food by Joel Salatin, *Wise Traditions,* Winter 2010

Weniger Fleisch und Milchprodukte essen?

　　Weniger Fleisch und Milchprodukte zu essen wird nicht viel zur Verminderung der globalen Erwärmung beitragen, obschon es immer wieder entsprechende Aussagen über den Treibhauseffekt der Fleisch—und Milchproduktion gibt.
　　Dr. Frank Mitloehner PhD., ein Spezialist für Luftqualität an der *University of California Davis*, erklärte in einer Präsentation, **"dass es wissenschaftlich nicht korrekt ist, den Kühen und Schweinen die Schuld am Treibhauseffekt zuzuschieben . . ."**
　　"Der Fokus hinsichtlich des Klimawandels sollte auf eine kluge Tierhaltung gerichtet sein, nicht auf weniger Landwirtschaft. Die entwickelte Welt sollte den Fokus auf eine effektive,

wirkungsvolle Landwirtschaft richten. Sicher können wir Treibhausgase vermindern, nicht aber, indem wir weniger Fleisch und Milchprodukte essen," sagte Mitloehner. "Weniger Fleisch und Milch zu produzieren würde nur mehr Hunger in den armen Ländern bedeuten. Die entwickelten Länder sollten sich auf eine Verbesserung der Nahrungsmittelproduktion und eine Reduktion der Gas-Emissionen konzentrieren.

Sie sollten die Verwendung von Öl und Kohle für Elektrizität, Heizungen und Autos reduzieren. Transporte verursachen 26 Prozent aller Treibhausgase in den USA, wohingegen die Kühe und Schweine, die als Nahrung gebraucht werden, nur 3 Prozent dazu beitragen.

Die Verwirrung um die Rolle von Milch und Tieren im Klimawandel rührt von einem kleinen Abschnitt in der Zusammenfassung des Berichts der Ernährungs—und Landwirtschaftsorganisation der UNO her, der 2006 erschienen ist: "Der lange Schatten der Viehzucht: Das Vieh ist ein Hauptverursacher, der für 18 Prozent der Treibhausgas-Emissionen verantwortlich ist, die in CO_2-Äquivalenten gemessen werden (CO_2e). Dieser Anteil ist höher als jener des Transports."

Mitloehner sagt: "Es gibt keinen Zweifel, dass Tiere einen grossen Anteil am Ausstoss von Methan haben, das eines der Treibhausgase ist." Aber er beschuldigt den Bericht mit dem Titel "Der lange Schatten der Viehzucht," ein Methan-Mythos zu sein. Seine Begründung dafür: Die Zahlen für den Viehsektor wurden anders kalkuliert als jene für den Transport. Bei der Erhebung der Tieremissionen wurden auch Gase eingerechnet, die bei der Produktion des Tierfutters, der Verdauung der Tiere und der Verarbeitung von Fleisch und Milch zu Esswaren entstehen. Die Analyse des Transports berücksichtigte nur die Emissionen, die während der Fahrten durch fossile Brennstoffe entstehen, jedoch nicht alle anderen am Prozess beteiligten Faktoren.

"Diese einseitige Analyse ist ein klassischer Vergleich zwischen Äpfeln und Birnen, der wirklich Verwirrung zu diesem Thema gestiftet hat," sagte er.

ACS Chemistry for Life, March 22, 2010, global warming

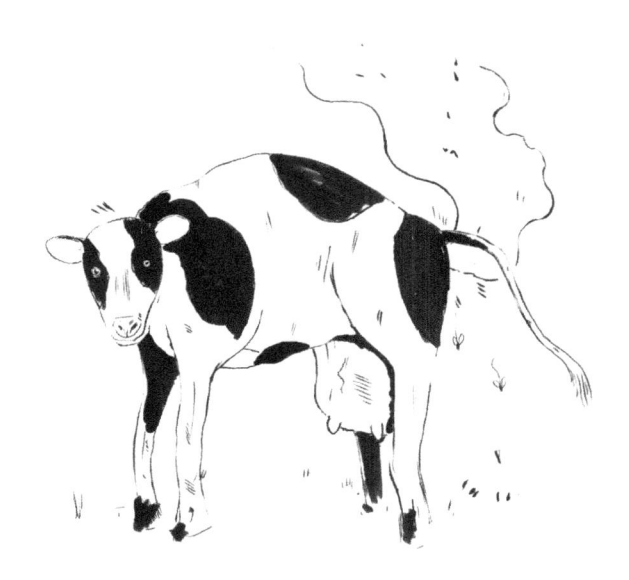

Kühe und das Methangas

In den letzten Jahren wurden Kühe stark mitverantwortlich für das Problem der weltweiten Erwärmung gemacht. Die Ansammlung von Methangas in der Erdatmosphäre hat sich in den letzten 200 Jahren beinahe verdoppelt.

Nach dem *Worldwatch Institute* stammen etwa 15 bis 20 Prozent der globalen Abgase von Kühen (Viehbestand). John Robbins, Autor des Buches *Food Revolution and Diet for a New America,* sagt, dass Methangas 24-mal klimaschädlicher ist als Kohlendioxid. Für diese Aussage gibt es genügend Belege: Das US-Landwirtschaftsministerium meldete, dass die Tiere in der US-Fleischindustrie 61 Millionen Tonnen Abfall pro Jahr produzieren, das ist 130-mal mehr als die jährliche Abfallmenge eines Menschen, sprich 5 Tonnen für jeden Amerikaner. Zusätzlich zu diesem Klimaschaden hat der Abfall von Schweinen, Hühnern und Kühen nach Angaben der *US Environmental Protection Agency* (EPA, US-Agentur für Umweltschutz) Flüsse auf einer Länge von 35 000 Meilen in 22 Staaten verschmutzt und das Grundwasser in 17 Staaten verseucht.

Ronnie Cummings, nationaler Direktor der *Organic Consumers Association* (Vereinigung der Bio-Verbraucher), sagt, dass sich die Nahrungskette mit Fleisch an der Spitze nicht aufrechterhalten lasse, und dies nicht nur, weil sie sehr zum Ausstoss von Treibhausgasen beitrage, sondern auch, weil sie zu wenig grosse Weideflächen für die Tiere bereitstelle.

Das US-Landwirtschaftsministerium sagt zum Beispiel, dass fast 80 Prozent der landwirtschaftlichen Nutzfläche in Amerika und etwa die Hälfte des Wasservorrats nötig sind, um genug Futter für diese Industrie-Tiere zu erzeugen.

Das Schlachtvieh konsumiert 90 Prozent der Sojaernte, 80 Prozent der Maisernte und 70 Prozent der Getreide-Ernte der USA.

"Wenn alles Getreide, das den Tieren verfüttert wird, direkt an die Verbraucher ginge, könnten sich beinahe 800 Millionen Menschen davon ernähren," sagt der Ökologe David Pimentel von der Cornell-Universität in Ithaca (New York). Er fügt hinzu, dass eine unverantwortliche Landwirtschaft direkt oder indirekt verantwortlich sei für den grössten Teil der Bodenerosion in den USA.

Leider sind Umweltprobleme im Zusammenhang mit Nutztieren nicht nur auf die USA begrenzt. Nach dem internationalen Umweltmagazin *Earth Times* wuchs die Fleischproduktion weltweit um mehr als fünfmal während der zweiten Hälfte des letzten Jahrhunderts.

Da sich die Intensiv-Landwirtschaft von den Vereinigten Staaten in andere Länder ausgebreitet hat—in vielen davon mit viel schlimmeren Überwachungs—und Durchführungsregeln sowie mit zwingenderen Standards als in den USA—, wird diese Art von Verschmutzung sicher eine noch gewichtigere Rolle bei zukünftigen Umweltproblemen spielen.

Organic Consumers Association/Worldwatch Institute
Earth Talk, January 2006

Neues Gras entwickeln gegen Methan-Emissionen?

Wissenschaftler von Gramina (einem Biotech-Joint-Venture des australischen kooperativen Forschungszentrums für Molekularpflanzen-Züchtungen und des neuseeländischen Agrardienstleisters PGG Wrightson Genomics) entwickelten ein neues Gras, das nicht nur die Menge der Gase vermindert, die Kühe beim Wiederkäuen produzieren, sondern auch in einem heissem Klima wachsen kann . . .

'Burpless' Grass Cuts Methan Gas From Cattle, May Help Reduce Global Warming.
Science Daily, May 8, 2008

Grüneres Futter reduziert das Rülpsen

Die Milchbauern Tim Maikshilo und Kristen Dellert aus Vermont änderten das Futter ihrer Kühe, um das Rülpsen der Tiere zu vermindern.

Ihr Hof, die Coventry Valley Farm, ist einer von 15 Höfen, welche die Stonyfield Farm Inc. mit Milch für die Herstellung von Bio-Joghurt beliefern. Das Futter ihrer Kühe besteht seit der Umstellung aus Flachssamen, Alfalfa (Luzerne) und Gräsern, die viele Omega-3-Fettsäuren enthalten, welche das Methan im Darm der Kühe reduzieren.

"Ich nahm einfach an, dass eine Kuh das macht, was sie machen muss, wenn es um Gase und dergleichen geht. Ich war ziemlich schockiert, dass das biologisch angebaute Futter einfach nicht ausreichend ist. Da wir eine biologische Landwirtschaft betreiben und damit dem Boden und dem Planeten Sorge tragen, dachte ich wirklich, wir hätten genug getan," sagte Dellert.

"Der Anteil der Milchindustrie am totalen Treibhausgas-Ausstoss beträgt etwa 2 Prozent," erklärte Rick Naczi, Vizepräsident der Dairy Management Inc., die Forschungen finanziert und Milchprodukte fördert. Der grösste Teil davon kommt von der Kuh, das Übrige von der Herstellung des Futters sowie der Verarbeitung der Milch bis hin zu ihrer Auslieferung.

Das *Innovation Center for U.S. Dairy* in Rosemont, Illinois, analysierte den Prozess von der Futterproduktion bis hin zur Lieferung der Milch und Milchprodukte, um die Abgase bis ins Jahr 2020 um 25 Prozent zu reduzieren. "Diese Reduktion entspräche der Abschaffung von 1,25 Millionen Autos pro Jahr in den USA," sagte Naczi, der Manager des Programms.

"Eine Lösung wäre, die Tiere mit Alfalfa, Flachs und Gräsern (alle reich an Omega 3 Fettsäuren) zu füttern, anstatt mit Mais oder Soja," sagt Nancy Hirshberg, Leiterin des Stonyfield-Projekts 'Greener Cow.' "Die Nahrung bringt den Pansen der Kuh, also den ersten Vormagen von Wiederkäuern, ins Gleichgewicht und vermindert die Gase," erklärte sie. "Ein anderer Weg wäre, die Bakterien im Pansen auszuwechseln," fügte sie an.

Stonyfield begann in den späten 1990er-Jahren ihren Beitrag zur globalen Erwärmung zu analysieren, unter der Annahme, dass die Fabrik in Londonderry, New Hampshire, die meisten Treibhausgase produziert.

"Als wir den Bericht durchsahen, waren wir völlig schockiert, dass die Milchproduktion an der Spitze der Verursacher des Klimawandels ist," erklärte Naczi.

Eine Studie stellte als einzige grösste Ursache die Darmgase der Kuh fest.

Hirshberg erfuhr, wie die französische Danone-Gruppe, die Besitzerin von Stonyfield (Danone-Produkte in den USA), das Problem des Methans behandelte: Die Kühe bekamen als Futter Alfalfa, Flachs und Gräser, was die Gasemissionen verminderte.

Seit Januar 2009 ist das Rülpsen der Kühe auf der Coventry Valley Farm um 13 Prozent zurückgegangen, auf einem anderen Hof um 18 Prozent.

Maikshilo und Dellert **beobachteten auch andere Veränderungen bei ihren Kühen: " . . . das Fell der Tiere glänzt heller, und sie haben weniger Klauenprobleme und keine Stoffwechselkrankheiten,"** erklärten sie.

"Wir haben einen Erfolg erzielt, das ist der richtige Weg," sagt Naczi.

Greener diet reduces dairy cows' methan burps—*http://news.yahoo.com/s/ap/20090621/ap* on re us/us burpless cows (6/22/2009)

Mehr Informationen über Kühe und die globale Erwärmung: Carbon Farmers of America, 2929 Lower Newton Road, Swanton, VT 05488, USA—email general: *mail@carbonfarmersofamerica.com*, *abe@carbonfarmersofamerica.com*, *hannah@carbonfarmersofamerica.com*.

Weiden und Methan

Es ist an der Zeit, die Tatsachen auf den Tisch zu legen . . .

. . . heisst es im *CARE*-Newsletter vom Frühling 2010; hier ein Auszug aus dem Blog der Website animalwelfareapproved.org, 'Beware of Bad Science' (Vorsicht mit schlechter Wissenschaft), von Andrew Gunther:

. . . Zu oft sind die lautesten Stimmen jene, die die meiste finanzielle Unterstützung bekommen, und nicht jene, hinter denen die beste Forschung steht.

Die Behauptungen, dass grasgefütterte Tiere schlimmer für die Umwelt seien als Tiere in den konventionellen Mastindustrien, verdienen eine genauere Untersuchung.

Das richtige Tier auf der richtigen Weide produziert keinen Überschuss an Treibhausgasen.

Während die Wissenschaftler sich beeilen, Wege zu finden, um das Methan, das Kühe ausstossen, durch zusätzliche Massnahmen zu verringern, ist es wichtig anzumerken, dass dies von der Natur her schon lange so eingerichtet ist.

Fumarsäure wird nun eingekapselt, verarbeitet und dem Tierfutter zugefügt, um die Methan-Emissionen zu reduzieren. Fumarsäure kommt jedoch natürlich in verschiedenen Weidepflanzen wie Lotus corniculatus (gewöhnlicher Hornklee), Plantago (Wegerich), Salvia (Salbei) und den gewöhnlichen Fumariaceae (Erdrauchgewächse) vor. Ist es da nicht viel einfacher, die Tiere grasen zu lassen?

Studien zeigen, dass die Ergebnisse der Messungen des Methans (der Kuh wird ein Sack an ihr Hinterteil befestigt, in dem das ausgestossene Methan aufgefangen wird) den Gesamtzusammenhang nicht berücksichtigen. Das Tier existiert ja nicht in einem Vakuum: Es geht also nicht nur um den 'Flatus,' den die Kuh ausstösst, sondern auch um den Boden, auf dem sie steht, oder um ihr Futter. Auf Weideflächen wird während Jahrtausenden überschüssiger Kohlenstoff in den Wurzeln der Pflanzen und der Erde zurückgehalten. Durch diese Speicherung wird die Konzentration von CO_2 in der Atmosphäre reduziert. Diesen Vorgang nennt man Kohlenstofffixierung.

Die Tiere aus der Intensivmasthaltung leben auf unproduktivem Land, das völlig gegenteilige Eigenschaften hat. Die Produktion von Mais und Soja für die Tierindustrie führt zu beträchtlich höheren Treibhausgas-Emissionen. Im Bericht der Ernährungs—und Landwirtschaftsorganisation (FAO) der UNO von 2006 **heisst es eindeutig, dass durch den Einsatz von Stickstoffdünger für**

die wachsenden Futtermittelkulturen wie Mais, der für die Intensiv-Tierhaltung angebaut wird, der weltweite Ausstoss an Kohlendioxid jährlich 131 Millionen Tonnen beträgt.

Von diesen Emissionen werden 90 Millionen Tonnen nur durch die Futtermittelproduktion verursacht. Wir sprechen hier ausschliesslich von der intensiven Tierhaltung. Weidehaltungen sind nicht abhängig von Futtermittelkulturen und Dünger für den Anbau. Die FAO sagt in ihrem Bericht: " .... wenn Futtermittel hauptsächlich von natürlichem Grasland oder pflanzlichen Rückständen stammen, ist das Problem klein oder unbemerkbar, im Vergleich zur intensiven Tierhaltung."

Nach der *Energy Information Administration* (einer Sektion des US-Energieministeriums) sind mehr als 75 Prozent der Emissionen Stickstoffoxid, das 310-mal schädlicher als Kohlendioxid ist. Das Treibhausgas Stickstoffoxid entsteht bei der Produktion von künstlichem Dünger, der für die riesigen Soja—und Maiskulturen benötigt wird, welche die Intensiv-Tierhaltung braucht, um die wachsende Nachfrage nach billigem Fleisch und anderen Produkten zu decken.

Berücksichtigt man auch diese Faktoren werden, werden wir uns bewusst, dass diese scheinbar effizienten Fressplätze gar nicht so effizient sind.

Weidehaltung ist die Antwort. Bevor die europäischen Siedler nach Amerika kamen, waren die amerikanischen Prärien von Millionen von Bisons, Elchen und Rehen bevölkert. Seit dem 18. Jahrhundert wurden Tausende von riesigen Flächen 'verbessert:' Hier wachsen heute meistens nur noch Mais und Soja, die als Futtermittel für die Intensivmast oder für die Produktion von Bioethanol verwendet werden.

Wenn wir auf die 1930er-Jahre zurückblicken mit den sogenannten 'verbesserten' Staubflächen, den niedrigen Kohlenstoffdioxid-Werten, der fortwährenden Subvention für den vermehrten Einsatz künstlicher Dünger und Vertilgungsmittel, sollten wir vielleicht etwas weiter zurückschauen—auf die frühen Produktionssysteme, die damals alles unterstützt hatten.

Der Boden der Erde ist das grösste Kohlenstoff-Reservoir: Er enthält dreimal mehr Kohlenstoff als die Atmosphäre und fünfmal mehr als die Wälder. Wenn wir uns von der intensiven Tierhaltung ab—und nachhaltigeren Bewirtschaftungsmethoden zuwenden, hat der Boden die Fähigkeit, CO_2 aus der Atmosphäre zu binden und damit dessen Konzentration deutlich zu mindern, was eine Hilfe gegen die globale Erwärmung ist.

Voller Text mit Daten: *www.animalwelfareapproved.org*

An der *Southeastern Pennsylvania Grazing Conference* machte Jerry Brunetti (ein bekannter Dozent in den USA) eine Aussage, die zum Nachdenken anregt:

"The specialist knows more and more about less and less and finally knows everything about nothing."

"Der Spezialist weiss immer mehr über immer weniger, und schliesslich weiss er alles über nichts."

Community Alliance For Responsible Eco-Farming, Frühling 2010

Bodenmikroben absorbieren das Methan des Viehs

Artikel von Keva Gocher.

Professor Mark Adams, Dekan der Fakultät für Landwirtschaft an der Universität in Sydney, bewies, **dass das einheimische Grünland gesunde Bodenbakterien enthält, die mehr Methan pro Tag absorbieren, als eine Kuh in einem ganzen Jahr produziert!**

Er sagt: "Die Regierung sollte beide Seiten der Sache betrachten und nicht einfach Gelder zahlen, um herauszufinden, wieviel Methan weidende Tiere produzieren, sondern vielmehr, wie viel Methan der Boden aus der Atmosphäre absorbieren kann.—Eine extensive Weidewirtschaft ist der Schlüssel zum Erfolg, sowohl für die Umwelt als auch für eine nachhaltige Landwirtschaft.

ABC Rural/<*www.abc.net.au/rural/*> (Country Hour. Australian Broadcasting Corp. Recherche: soil microbes destroy cattle methane August 10, 2009)

Ist Grasfütterung möglich . . . mit Unkräutern?

Der Titel eines interessanten Vortrags an der PASA (Pennsylvania Association for Sustainable Agriculture, Vereinigung für nachhaltige Landwirtschaft in Pennsylvania) war: "Kühe fressen Unkraut!"

"Tiere sind wie Kinder und müssen 'trainiert' werden," wurde erklärt. "Was die Mutter nicht frisst, fressen die Jungen auch nicht!"

Ein Auszug aus einem Artikel im Magazin *The Stockman Grass Farmer* von Kathy Voth:

"Ich trainierte vier verschiedene Gruppen von Kühen darauf, sechs verschiedene Unkrautarten zu fressen, als ich 2004 mit der Entwicklung des Programms 'Wir würden das fressen!' (We'd eat it!) angefangen habe.

Es gibt genügend Kühe und Unkräuter, um den Erfolg aufzuzeigen, aber es ist auch klar, dass noch viel mehr gelernt werden muss.

Trainierte Tiere probieren unbekannte Pflanzen. Die erste Kuh, die ich trainierte, probierte auch eine Musk Thistle (Distelart), und es schien, als ob die Tiere auch andere unbekannte Pflanzen ausprobieren wollten.

Bei meiner Rückkehr im folgenden Jahr kauten die Tiere an Goldruten, Rosenbüschen, Weiden und allen anderen Pflanzen!

In Kalifornien frassen trainierte Rinder Italian Thistle und Bull Thistle (zwei Distelarten).

Ähnliches hörte ich von einem anderen Bauern, der auf seinem Hof fünfzig Rinder auf Milk Thistle trainierte (onopordum acanthium oder Eseldistel). Er erklärte, dass die Kühe dann auch Italian Thistle und Schwarzen Senf zu fressen begannen."

The Stockman Grass Farmer, June 2007, Volume 07 #6

Weitere Informationen: *www.livestockforlandscapes.com*

In einem Vortrag legte Jim Gardiner (aufgewachsen auf einem Milchbauernhof und gegenwärtig Bauer in New York) die ausserordentliche Wichtigkeit der verschiedenen Wildpflanzen und Unkräuter für die Kühe dar. 1986, als er seinen ersten Hof im Staat New York kaufte, beobachtete er wie jeder konventionelle Bauer den Wind. Er erlernte jedoch schnell, wie man natürliche Landwirtschaft betreibt. Jede Pflanze hat aufgrund ihrer Zusammensetzung eine spezielle Eigenschaft und wirkt nicht nur ernährend, sondern auch heilend auf das ganze System. Jim erklärt: "**Gesunde Kühe, gesunde Milch. Was vorne in die Kuh hineingeht, hat einen Effekt auf das, was am anderen Ende herauskommt."** (Sein Betrieb ist seit 1989 biologisch.)

"Diese Naturpflanzen und Unkräuter haben auch medizinische Wirkungen auf eine Kuh. Kühe mit Nahrung zu heilen ist Vorbeugung. Die Vorbeugung ist: Die Kuh so lang wie möglich weiden lassen! Oftmals sagen Bauern, wir müssen das Feld wieder pflügen, um dieses oder jenes Unkraut wegzubringen . . ., ist das wirklich nötig?

Wer hat schon Goldruten, eine wunderbar pfeffrige Pflanze, die die Verdauung einer Kuh unterstützt! Kühe fressen Kamillen. Das stimuliert Organe wie die Leber, Milz und Nieren zur Reinigung und reinigt auch das Blut.

Aber was ist denn der Wert dieser Fütterung?

Pflanzen enthalten wertvolle Öle, die den Wert dieses Futters ausmachen und die Gesundheit fördern, die Fortpflanzung eingeschlossen.

Wenn die Tiere Zugang zu einer Weide haben, ist dies auch ein Teil ihrer Nahrung. Sie enthält Eiweiss, Energie und natürlich das schmerzlindernde Salicin (Salicylsäure), aus dem Aspirin hergestellt wird."

Jim schilderte, dass er früher nicht immer den besten Mais kultivieren wollte. Aber bald merkte er, dass **Kühe KEINE Vögel sind. "Vögel fressen Körner und lieben sie, Kühe aber nicht. Wenn man den Kühen das richtige Futter gibt, sind sie gesünder, geben gesunde Milch und leben länger.** Das Gesetz der Natur zeigt dies, und so ist es geschrieben im ältesten Buch, der Bibel: Psalm 104.14. Eine Kuh, die Stress hat und Medikamente bekommt, gibt keine gesunde Milch. Eine moderne Kuh hat eine Laktation von zwei bis drei Jahren, aber Laktationen von acht, zehn, zwölf Jahren und mehr müssen bei einer gesunden Kuh mit einer langen Lebensdauer der Fall sein!"

Jim sprach weiter über Amarant: "Amarant enthält mehr Protein und Energie als Alfalfa (Luzerne), auch mehr als Mais (Silage). Amarant hat auch einen höheren Gehalt an Mineralien und Aminosäuren—sogar im Samenstadium. Die Bauern bezahlen für Spritzmittel, um ihn los zu werden. Studiert man aber die Geschichte, zeigt sich, dass diese Pflanze früher als Nahrung für die Tiere genutzt wurde! Diese Pflanze macht stark!

Genau das war mein 'Glück im Unglück': Ich säte Mais, aber es kam viel Amarant. Dieser wuchs sehr gut, und ich sagte mir: Ich werde ihn als Futter brauchen, wir werden sehen, wie das geht!

Nachdem alles trocken war, fuhr ich aufs Feld mit meinem Heuwagen, schnitt den Amarant und brachte ihn ein. Dies war der Test. Die Kühe liebten ihn, die Milch war gut, die Tests ausserordentlich!

In den Jahren 1991/92/93 fanden Wettkämpfe in der nordöstlichen Region für Wildpflanzen-Bauern statt, und ich gewann in all diesen drei Jahren in der Kategorie Silage!"

Jim sprach über unzählige Wildpflanzen, so auch über das Wildkraut Ambrosia (gegen das viele Menschen allergisch sind) oder Arctium Lappa (Grosse Klette), das nicht nur einen grossen Nährwert besitzt, sondern auch Gifte ausleiten kann.

> "Diese Fütterung meiner Tiere hat auch MEINE zwei kranken Kühe geheilt: meinen Geldbeutel und mein Bankkonto!," sagte Jim lachend.

The Grazing Conference, February 2007, Quarrytown, PA.

Wilde Pflanzen: Unkräuter, warum nicht probieren?

Wilde Pflanzen wachsen überall verstreut auf der ganzen Welt. Seit Tausenden von Jahren leben die Tiere davon, ohne Mithilfe des Menschen, und bewahren ihre Gesundheit und Fruchtbarkeit. Warum limitiert der Mensch die Naturnahrung des Tiers?

Ein interessanter Artikel erschien in der *BauernZeitung* (Schweiz): "Im Fokus: Wiesenknöterich oder Schlangenknöterich: Der futterbauliche Wert des Wiesenknöterichs ist mittel bis wertvoll. Er beinhaltet hohe Magnesiumgehalte, ist jedoch auch ziemlich reich an Gerbstoffen und wird aufgrund des herb-bitteren Geschmacks auf der Weide meist ungern gefressen."
BauernZeitung, 10. Juli 2009

Ist es normal, wenn sich ein Tier weigert, gewisse Pflanzen zu fressen, weil es sie nicht gewohnt ist? Macht der Mensch dies nicht genau gleich? Mein Vater zitierte immer das Sprichwort: "Was der Bauer nicht kennt, isst er nicht!" Sollte die Nahrung aller Lebewesen nur Genussnahrung sein, um den Bauch zu füllen?

Sollte sie nicht auch als vorbeugende Medizin für die Gesundheit dienen?

Eine weitere Wiesenpflanze wird in der Zeitschrift *BauernZeitung* erwähnt: Das Wohlriechende Geruchgras (Anthoxanthum odoratum). Es gedeiht vom Tiefland bis ins Alpgebiet, auf trockenen bis feuchten, von kalziumhaltigen bis stark sauren Böden, auch in fast allen Magerrasen und Fettwiesen. Der futterbauliche Wert dieses Grases wird als mittel eingestuft, und es wird angenommen, dass die Inhaltsstoffe die Schmackhaftigkeit des Futters erhöhen.—Weiter ist erwähnt, dass es in der Volksmedizin benützt wird!
BauernZeitung, 3. Juli 2009

Eine dritte Wildpflanze, in Amerika von den meisten Menschen gehasst, ist der Wiesenlöwenzahn! Auch er gedeiht auf verschiedenen Höhen und Böden. Während man in Amerika diese Pflanze ausrottet mit allerhand chemischen Giften, ist sie in Wirklichkeit eine starke Heilpflanze für Mensch und Tier! Der futterbauliche Wert dieser manchmal etwas bitteren Pflanze wird als wertvoll eingestuft!
BauernZeitung, 24. Juli 2009
(Quelle: Wiesen—und Alpenpflanzen, 3. Auflage 2007)

Ein weiter Artikel mit ähnlichem Text: Mit Weidegras viel Geld sparen!
Schweizer Bauer, 8. Juli 2009

Für eine lebendige, gesunde Agrikultur: Tiere weiden lassen!

Artikel aus dem Magazin *Acres USA:*
Aus ökologischer, wirtschaftlicher und emotionaler Sicht gibt es kaum etwas so Vielversprechendes wie die Weidehaltung. Sie bringt den Bauern jedoch auch negative Meldungen ein—Stichworte dazu sind die Überweidung, die Zerstörung der Wasserwege und in jüngster Zeit die Vogelseuchen auf gewissen Betrieben.
Tiere auf einem Hof zu halten bedeutet noch lange nicht, Erfolg zu haben. Richtige Weidehaltung heisst, den Grasflächen genügend

Ruhe zu gönnen, damit sie sich erholen können, unterstützt durch einen guten Zugang für die Tiere. Für den Erfolg kommt es auf den Umgang mit den Tieren und den Weidewechsel an.

Der Bauer Joel Salatin aus Virginia erklärt: "Wilde Tiere bewegen sich immer vorwärts. Dies verbreitet ihre Exkremente über die ganze Fläche; der Kot bleibt nicht nur an einem Ort. Parasiten bleiben so auch fern. Die Ruhezeit für die Grasflächen hält aber nicht nur Krankheitserreger fern, sondern sie fördert auch das Graswachstum. Wenn Gras etwas länger wachsen kann, nimmt es mehr Sonnenenergie auf und kann somit mehr Kohlenstoff in Biomasse binden."

"Einheimische Herden fressen keine Körner oder Gärprodukte, ganz sicher fressen sie nicht tote Kühe oder Hühnermist! Tiere lernen, zu überleben und passen sich dem Klima der Umgebung an. Das Schöne an den Wiederkäuern ist, dass sie Pflanzen in ein nährstoffdichtes Produkt wie Fleisch und Milch umwandeln!

Was möchten Kühe gern fressen? Ich halte es mit der Strassengraben-Mentalität: Was im Graben neben der Strasse wächst, ist wahrscheinlich die beste klimatische und leistungsfähigstee Nahrung für dieses Gebiet! (nicht neben Hauptstrassen!)

Jahr für Jahr kommen diese Pflanzen zurück. Niemand muss viel dafür tun. Neumodische Pflanzen sind oftmals mit einem Preis für ihren Unterhalt verbunden!

Ja, sie können vielleicht mehr Volumen produzieren, aber stimmen dabei Aufwand und Ertrag? Volumen ist nicht gleich Leistungsfähigkeit. Wäre dies so, müsste die am meisten produzierende Kuh am meisten Profit einbringen. Dies ist leider nicht so.

Mineralien sind sehr wichtig für die Kühe. Das ist ein Ansatzpunkt, um viele Krankheiten und krankheitserregende Schwächungen zu verhüten. Der Aufbau eines guten Immunsystems beginnt mit einer guten Mineralbasis."

Joel erklärt auch im Detail die Wichtigkeit eines lebendigen Bodens, um die Fruchtbarkeit zu unterstützen. Durch den Zusatz von Spurenelementen, Kompost, Holzasche usw., die Rotation der Tiere auf den Weiden und die Ruhezeiten für die Weiden ist seine Polyface Farm im Shenandoah Valley ein Modell für einen einzigartigen, abwechslungsreichen, starken Bauernhof.

Acres USA, The Voice of Eco-Agriculture, sample edition pg 16.

Joel Salatin ist Autor etlicher Bücher, die das durch die amerikanische Regierung erschwerte Bauernleben aufzeigen: *Everything I Want to Do Is Illegal, War Stories from the Local Food Front* (Alles, was ich machen will, ist illegal, Kriegsgeschichten von der Front der einheimischen Nahrung); *The Sheer Ecstasy of being a Lunatic Farmer*; und sein neustes: *Folks, this ain't normal* (Menschen, das ist nicht normal).

Weiden ist wichtig: Tiere, die Maissilage und anderes ungeeignetes Futter fressen, tragen viel eher E. coli 0157:H7-Bakterien in sich als Kühe, die Gras fressen.
Herriott, D. E., D. D. Hancock, et al. (1998). "Association of herd management factors with colonization of dairy cattle by shiga toxin-positive Escherichia coli 0157." J Food Prot 61(7): 802-7.

Die moderne Industrie versteht die Weidehaltung nicht und kehrte zu den Swill Dairies aus dem frühen 18. Jahrhundert zurück, indem sie—um möglichst viel Geld zu sparen—Körner, die aus der Bierbrauerei anfallen, verfüttert!
Zero Tolerance for Waste, MillerCoors Brewery Serious About Recycling 6/22/10 *The Daily News Record,* Harrisonburg, VA.

Die weisse Flüssigkeit, die aus einer solchen Produktion stammt, enthält Industrie-Bakterien und ist nicht zum Rohtrinken geeignet.

Die Heilung des Gras—und Weidelandes der Welt. Der Fokus der Tätigkeit des **Savory Institute** liegt auf der Lehre und Praxis des ganzheitlichen Managements mit ganzheitlichen Entscheidungen. Durch die Beratung und Schulung dieses Instituts verwandeln sich verwüstete Landstriche wieder in blühende Weiden mit einer grossen Artenvielfalt; Bäche, Flüsse und Wasserquellen werden wieder lebendig; Armut und Hunger werden bekämpft und die nachhaltige Nahrungsmittelproduktion gesteigert. Und überdies wird dadurch dem globalen Klimawandel ein Ende gesetzt. *www.savoryinstitute.com, www.rangemagazine.com*
Range Magazine, Spring 2011

Medizin der Erde: (englisch) In Afrika waren es die Rinder, die aus dürren Staubflächen wieder nutzbare Weiden machten. http://donmatesz.blogspot.com/2011/03/operation-hope-meat-is-medicine-for.html

(Empfehlung eines Buches auf Deutsch: Agrarkultur im 21. Jahrhundert: Die Kuh ist kein Klima-Killer! Wie die Agrarindustrie die Erde verwüstet und was wir dagegen tun können. Dr. Anita Idel, Tierärztin)

16

Soja für Kuh ... und Mensch?

In den USA wird seit geraumer Zeit enorm für Soja als Ersatz für echte Milch geworben. Millionen von Menschen sind durch industrieabhängige Studien und Werbung davon überzeugt, dass Sojaprodukte eine gesunde Nahrung für Mensch und Tier sind. Angesichts des Billionen-Dollar-Geschäfts der Soja-Industrie scheint dies oberflächlich betrachtet auch so zu sein.

Soja wird heute in vielen Ländern immer noch traditionell zubereitet, aber in den Industrieländern ist dies eine völlig andere Sache, von welcher der durchschnittliche Verbraucher eigentlich nichts hört oder versteht.

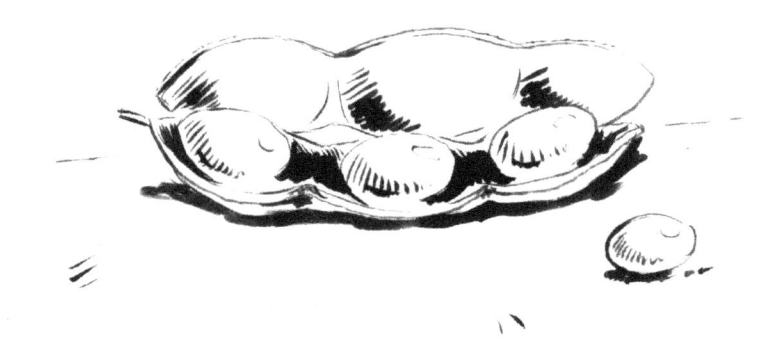

In Amerika sind heute beinahe alle Sojabohnen gentechnisch verändert. Diese Tatsche hat ihre eigene Geschichte. (Das Buch *Seeds of Deception* ist auch auf Deutsch erhältlich: *Trojanische*

Saaten; und für Interessierte, die Englisch verstehen: *Genetic Roulette, the DOCUMENTED HEALTH RISKS of GENETICALLY ENGINEERED FOODS.*)
Institute for Responsible Technology, Jeffrey Smith.

Die natürliche Soja enthält das Hormon Östrogen, das ein biologisch aktives Pflanzenöstrogen (Phytoöstrogen) ist. Eine Kuh, die Soja frisst, wird dieses Hormon über die Milch ausscheiden, und es gelangt so in den Körper von milchtrinkenden Menschen und Tieren, wo es unzählige Probleme auslösen kann.

In frühen Zeiten, bis etwa vor 2500 Jahren, wurde Soja zur Verbesserung des Stickstoffgehalts im Boden angebaut. Die Bohne galt nicht als essbar. Weshalb die Menschen damals jedoch wussten, dass Soja nach dem Kochen immer noch Gifte enthält, bleibt unbeantwortet. Soja wurde erst zum Nahrungsmittel für Menschen nach der Entdeckung des Gärungsprozesses, durch den die Trypsin-hemmenden Giftstoffe mehrheitlich inaktiv werden. Die Gärung eliminierte Darmprobleme, und der Verzehr von Soja führte zur Senkung des Testosteronspiegels beim Mann. Die Mönche im Altertum schätzen deshalb diese Bohne. Traditionelle Völker essen heute noch fermentierte Sojabohnen, die sie in kleinen Mengen einer nahrhaften Fischbrühe zufügen, die mit ganzen Fischköpfen zubereitet wird. Diese Brühe enthält viel Vitamin A (von diesen Fischköpfen), das für die Unterstützung der Schilddrüse unentbehrlich (also absolut notwendig) ist.

Dr. Kaayla, T. Daniel, PhD, CCN *the whole soy story*, the dark side of America's health food (Die ganze Geschichte zu Soja: die dunkle Seite der amerikanischen Gesundheitsnahrung).

Gegenwärtig läuft eine Klage der Weston A. Price Foundation (WAPF) gegen die Soja-Industrie wegen ihrer lügnerischen Werbung. Die Stiftung sammelte über Jahre hinweg unzählige Briefe von Einzelpersonen, Familien und deren Kinder sowie von Sportlern, die durch die moderne Soja erhebliche gesundheitliche Schäden erlitten.

Aufgrund vieler wissenschaftlicher Dokumentationen belegt die WAPF, dass Säuglinge und Kleinkinder kein Soja essen sollten. Das Hormon Östrogen hat einen enormen Effekt auf Mensch und Tier. Neben anderen Problemen verursacht es eine Schilddrüsenschädigung (Kropf), regt Brustkrebs an und fördert eine vorzeitige sexuelle Entwicklung bei Jungtieren, Säuglingen und heranwachsenden Kindern beiderlei Geschlechts. Das Hormon bewirkt bei erwachsenen Frauen eine Verlängerung des Menstruationszyklus. Bei Männern senkt es den Testosteronspiegel, was nur wünschenswert ist, wenn der Mann ein Mönch sein will! Der Verzehr von Soja kann auch zu Unfruchtbarkeit führen. Die Amerikaner essen heute oft grosse Mengen von gen-manipuliertem Soja.

Historisch betrachtet ist es in milchproduzierenden Ländern wie den USA und den europäischen Staaten unüblich, Esswaren aus Soja zu konsumieren. Die Industrie macht jedoch bereits vielerorts Propaganda dafür:

Im Sommer 2005 war ich sehr erstaunt, von einer Bergbäuerin in der Schweiz zu erfahren, dass ein Schweizer Kinderarzt Sojamilch für ihr damals etwa 5-jähriges Enkelkind empfohlen hatte. Die Bäuerin erklärte mir, dass sie ihre Tochter nicht von echter Milch für das Kind überzeugen konnte!

Im Staat Illinois wurde vor etlichen Jahren die tägliche Ernährung der Gefängnisinsassen umgestellt, um die Lebensmittelkosten tief zu halten: Sie erhielten kein Fleisch mehr, dafür viel Soja. Die WAPF bekam seither unzählige Briefe von Gefangenen, die über starke Verdauungsschmerzen klagten und denen sogar Teile des Darms operativ entfernt werden mussten. Mehr Informationen dazu unter *www.westonaprice.org* (soy and inmates).

In einem Zeitungsartikel über Schweinezucht in der *Berner Zeitung* vom 17. Februar 1997 steht, dass "... die Fruchtbarkeit bei Schweinen seit Monaten sinkend ist. Die befragten Züchter vermuten einen direkten Zusammenhang mit der Umstellung auf rein pflanzliche Futtermittel, welche die Fenaco und andere grosse Mischfutter-Fabrikanten unter dem Druck von Migros und Coop seit letztem Sommer vorgenommen haben." Der allgemeine Tenor: "Das Vegi-Futter macht unfruchtbar."
Ein Mitglied der Fenaco-Geschäftsleitung sagte, er persönlich glaube nicht, dass ein Zusammenhang zwischen pflanzlichem Eiweiss und abnehmender Fruchtbarkeit bestehe. Es handle sich

eher um eine "Depressionsphase," die bei Schweinen immer wieder vorkommen würde.

Der Artikel erklärt jedoch auch, dass sich der Wissenschaftler und Leiter des Schweinegesundheitsdienstes der Universität Bern vorsichtig äusserte über einen "ausgeprägten Rückgang" an neugeborenen Schweinen und eine "zeitliche Übereinstimmung" mit dem Ersatz vom tierischen Eiweiss durch pflanzliches Eiweiss im Trockenfutter. Ein direkter Zusammenhang sei aber wissenschaftlich nicht gesichert. Der Umstand, dass es Züchter gebe, die ihre Schweine seit Jahren vegetarisch füttern und keine Einbusse der Fruchtbarkeit beklagen, lasse eher auf Umstellungsprobleme schliessen, behauptet er. "Man kann nicht schlagartig und ohne Austestung von einem Fütterungssystem auf das andere wechseln, ohne dass es Störungen gibt."

Berner Zeitung 12. Februar 1997, 17. Februar 1997

Vorkommen und Bedeutung der Isoflavone Daidzein und Genistein in der Säuglingsanfangsnahrung

Dies ist der Titel eines umfangreichen Berichts von Dr. Bernhard Zimmerli und Dr. Josef Schlatter, Bundesamt für Gesundheit, Abteilung Lebensmittelwissenschaft, Bern.

Die Zusammenfassung des Berichts erwähnt: Pflanzen wurden in Kulturen seit alters her, unter anderem auch zur Förderung oder Senkung der Fruchtbarkeit, verwendet. Dass Pflanzen natürlicherweise Stoffe enthalten, die eine östrogene Wirkung haben können (Phytoöstrogene), wurde Mitte der 20er-Jahre entdeckt. So soll im alten China eine Flüssigkeit, die durch das Einweichen gemahlener Sojabohnen in wenig Wasser und durch Abpressen gewonnen wurde, für Abtreibungen verwendet worden sein.

(S. Wakelin, Rural News, New Zealand, March 20, 1995)

Mitte der 40er-Jahre wurde in Australien eine östrogene Wirkung gewisser Kleearten bei Schafen beschrieben, die bis zur Unfruchtbarkeit der Tiere führte (Kleekrankheit).

Seit Mitte der 80er-Jahre beschäftigt sich das Schweizerische Bundesamt für Gesundheit intensiv mit biologisch aktiven, natürlichen Stoffen in Lebensmitteln pflanzlicher Herkunft (sekundäre Pflanzenmetaboliten).

Im Zusammenhang mit Umweltproblemen (Fortpflanzungsstörungen und Missbildungen bei Wildtieren) und mit Hinweisen auf eine Verminderung der Spermienzahl und—qualität bei Männern im Verlauf der letzten Jahrzehnte geben derzeit auch synthetisch hergestellte Stoffe mit einer östrogenen Wirkung Anlass zu Diskussionen (sogenannte Xenoöstrogene).

. . . kürzlich konnte gezeigt werden, dass eine tägliche orale Zufuhr von nur 2 ug Bisphenol A/kg Körpermasse (KM) bei trächtigen Mäusen zu einer Vergrösserung der Prostata bei männlichen Nachkommen führen kann.

Pflanzen wie Soja besitzen biologisch aktive Stoffe; wenn sie einem Stress ausgesetzt werden (z. B. Viren, Bakterien, Pilze oder Insekten), aktivieren sie ihre natürlichen Pestizide (Vertilgungsmittel). Die in Soja vorkommenden Phytoöstrogene Daidzein und Genistein (und die daraus hergestellten Produkte) gehören chemisch gesehen zur Gruppe der Isoflavone.

Die Verwendung von Sojaprodukten in der Anfangsnahrung für Säuglinge wurde damals nicht berücksichtigt. **Diese Produkte enthalten relativ viel Isoflavone und könnten dadurch eine potenzielle Gesundheitsgefährdung darstellen.**

Die hormonelle Umgebung des Neugeborenen hat u.a. tiefgreifende Effekte auf die sexuelle Verhaltensdifferenzierung, die Entwicklung der Geschlechtsorgane, des Nervensystems und des Gehirns . . . . In Tierversuchen haben Gaben von Isoflavonen bei Föten und Neugeborenen negative Effekte im Sinn einer Feminisierung ausgelöst . . .

Natürlich produzierte Stoffe von Pflanzen können nicht unbesehen als harmlos oder gar gesundheitsfördernd bezeichnet werden, wie das heute gewisse Kreise hartnäckig propagieren oder suggerieren . . .

Ein Neugeborenes, das ausschliesslich mit Soja ernährt wird, erhält täglich 6 bis 20 mg/kg KM dieser Stoffe. Dies entspricht der 8—bis 25-fachen Menge, die bei Frauen zu einer geringen, aber signifikanten Verlängerung des Menstruationszyklus führte. **Der Gehalt von Phytoöstrogenen in der täglichen Sojanahrung eines Säuglings entspricht der Menge von drei bis fünf Antibabypillen.**

Neuere Messungen bei Säuglingen, die ausschliesslich mit Sojaprodukten ernährt werden, zeigten Plasmakonzentrationen von 0,5 ug/ml. Verglichen mit den Konzentrationen von 30 bis 60 pg/ml Östradiol entspricht dies etwa einer 20 000-fachen Menge an Isoflavonen. Zum Vergleich: Der endogene Östradiolspiegel bei der Frau liegt bei 30 bis 200 pg/ml.

Fest steht, dass allfällige chronische Auswirkungen infolge der Zufuhr hoher Dosen an Isoflavonen auf den Menschen und insbesondere auf Neugeborene sehr schlecht bis gar nicht erforscht sind . . . Die Sojamehl induzierte Schilddrüsenvergrösserung war bei Säuglingen in den 50er—und 60er-Jahren ein bekanntes Phänomen. Durch Jodzusätze liessen sich diese Effekte vermeiden. Die Goitrogene (kropfbildende Substanzen) konnten unseres Wissens nie eindeutig identifiziert werden. Um Isoflavone scheint es sich dabei aber kaum zu handeln. Obwohl heute für Säuglingspräparate nicht mehr Sojamehl, sondern die deutlich reineren isolierten Proteine Verwendung finden und den Präparaten vermutlich stets Jod zugesetzt wird, werden mögliche, später auftretende negative Wirkungen, z. B. Autoimmunerkrankungen der Schild—und Bauchspeicheldrüse, bei mit Sojaprodukten ernährten Säuglingen weiterhin diskutiert.

Sojareiche Nahrung mag bei Erwachsenen verschiedene chronische Erkrankungen vermutlich positiv beeinflussen . . .

Schlussfolgerungen:

Für den Säugling ist Muttermilch die natürliche Nahrung in den ersten Lebensmonaten. In ihr ist alles enthalten, was das Neugeborene zum Leben und für die Entwicklung seiner Körperfunktionen braucht. Das Stillen wird denn auch seit Jahrzehnten von verschiedensten nationalen und internationalen Organisationen in den Vordergrund der Säuglingsernährung gestellt. Wenn ein Neugeborenes nicht vollständig mit Muttermilch versorgt werden kann, sollte Anfangsnahrung auf Sojabasis nur bei präziser medizinischer Indikation, das heisst bei erwiesener Unverträglichkeit von Produkten auf Kuhmilchbasis, verwendet werden. Eine analoge Empfehlung wurde von der Ernährungskommission der Schweizerischen Gesellschaft für Pädiatrie in einem Merkblatt bereits vor mehr als zehn Jahren abgegeben, allerdings nicht im Hinblick auf die in diesen Produkten enthaltenen östrogen wirksamen Stoffe, sondern in erster Linie bezüglich des hohen allergenen Potenzials von Sojaproteinen.

Bulletin de l'Office Fédéral de la Santé Publique, No. 28, 20. Juli 1992 *PAEDIATRICA*, VOL. 8, Nr. 5, 1997, Seiten 14/15

Studien an Ratten, Schafen, Affen und anderen Tieren, sowie immer mehr Meldungen von Kinderärzten und Eltern zeigen, **dass das Östrogen in Soja-Kleinkindernahrung unumkehrbaren Schaden anrichten kann in der späteren sexuellen Entwicklung und der Fortpflanzungsfähigkeit.**

Irvine, C. H. G., Fitzpatrick, M.G. et al., Phytoestrogens in soy-based infant foods: concentrations, daily intake and possible biological effects.

Proc Soc Exp Biol Med, 1998, 217, 247-253.

Fitzpatrick, M., Soy formulas and the effects of isoflavones on the thyroid. *NZ Med J* 2000, 113, 1103, 24-26.

Soja behindert die sexuelle Reifung von Knaben: Männliche Säuglinge haben einen Testosteronschub in den ersten paar Monaten ihres Lebens und produzieren so viele Androgene wie ein erwachsener Mann. Im frühen Säuglingsalter wird enorm viel Testosteron benötigt, um das Kind auf seine spätere Entwicklung zu programmieren. Wenn sich dann zeitgerecht die sexuellen Organe entwickeln, ist dies der Anfang des Ausdrucks der männlichen sexuellen Identität. Sind aber die Rezeptor—oder Empfangsstationen, die für Testosteron bestimmt sind, schon durch Soja-Östrogen besetzt, können notwendige Entwicklungen nicht stattfinden.

Santii, R., Makela, S. et al., Phytoestrogens: potential endocrine disrupters in males. *Toxicol Envir Health*, 1998,14, 1-2, 223-237.

McKinnell, Atanassova et al.

Atanassova, N., McKinnell, C. et al., Comparative effects of neonatal exposure of male rats to potent and weak (environmental) estrogens on spermatogenesis at puberty and the relationship to adult testis size and fertility: evidence for stimulatory effects of low estrogen levels. Endocrinol, 2000, 141, 10, 3898-3907.

Eine werdende Mutter, die Milch von einer mit Soja gefütterten Kuh trinkt, wird die Isoflavone des Sojas über ihren Körper an den Fötus und später über die Muttermilch an den Säugling weitergeben.

Soja weist auch einen hohen Gehalt an Phytinsäure auf, die die Absorption von Mineralien wie Kalzium, Magnesium, Kupfer, Eisen und Zink im Körper blockiert. Die einzige Möglichkeit, diese Säure zu vermindern, besteht darin, Sojabohnen lange zu gären, wie dies traditionell bei Miso, Natto, Sojasauce, Tempeh usw. gemacht wird. Die Herstellung von Sojamilch und Tofu ist eine aufwendige Arbeit, bei der Kühlung notwendig ist, da diese Produkte schnell verderben. Sie enthalten Phytinsäure (die auch viel Aluminium und Fluor enthält) und sind moderne, von der Nahrungsmittelindustrie angepriesene Produkte.

Dr. Ryan Drum PhD, erzählte von seiner erfolglosen Suche nach Sojamilch und Tofu in ländlichen Gebieten im Orient in den 1960er-Jahren. Er fand niemanden, der diesen aufwendigen Arbeitsprozess ausführte, und er fand auch keine Kühltruhen, um diese Esswaren haltbar zu machen.

Die folgenden Studien über die mit Soja verbundenen Probleme sollen die Leser zum Nachdenken anregen, die entweder selbst Soja als Gesundheitsnahrung zu sich nehmen oder jemanden kennen, der dies tut.

Das Magerfett Soja, ein Ersatz für gesunde Vollmilch?

Die Sojaindustrie in Amerika ist sehr mächtig. Es geht ihr beim Verkauf dieses Fabrikprodukts um den allmächtigen Dollar! Obschon es unzählige Dokumentationen über die Gefahren und die Schädlichkeit von Soja gibt, wird Soja von Industrie, Ärzten, Krankenhäusern und Alterssiedlungen weiter als Gesundheitsnahrung angepriesen und verkauft resp. verwendet. Aus diesem Grund vermitteln die folgenden Seiten dieses Buches viele wissenschaftliche Informationen, um möglichst viele Wissenslücken zu schliessen und eine vollständige Argumentation zugunsten des Milchtrinkens zu liefern.

Der erste Teil jedes Abstracts ist auf Englisch für jene, die den Text im Original lesen möchten; der zweite Teil ist auf Deutsch.

1954 Carter, M. and others. Effect of Genistin on Reproduction of the Mouse. *J Nutr* 1954;55:639. Exposure to the phytoestrogen genistin caused significant advancement of the vaginal opening and a decrease in the number of litters born.

Die Aussetzung gegenüber dem Phytoöstrogen Genistein verursachte bei Mäusen eine erhebliche Weiterentwicklung der Vagina und einen Rückgang der Anzahl von Jungen.

1956 Matrone, G. and others. Effect of Genistin on Growth and Development of the Male Mouse. *J Nutr,* 1956,235-240. "The evidence presented indicates that genistin at certain dose levels has a detrimental effect on survival, growth rates and spermatogenesis in mice . . . the higher dose appeared to be lethal. It appears that genistin in relation to soy estrogenic activity has a greater depressing effect on growth then does stilbestrol."

Die Wirkung von Genistein auf Wachstum und Entwicklung männlicher Mäuse. Die Beweise zeigen, dass Genistein in bestimmten Dosen einen schädlichen Effekt auf das Überleben, die Wachstumsraten und die Spermienbildung bei Mäusen hat. Höhere Dosen können tödlich sein.

1962 Wong, E. Estrogenic Activity of Red Clover Isoflavones and some of their Degradation Products. *J Endocrinology* 1962;24:341-348. This was a comparative in vivo (mice on uterine effects) study of estrogenic effects of several red clover isoflavones 'The bioassays showed that genistein was the most potent of the isoflavones.'

Studie zur östrogenen Wirkung mehrerer Rotklee-Isoflavone. Genistein war das wirksamste der Isoflavone.

1967 Braden and others. The oestrogenic activity and metabolism of certain isoflavones in sheep. *Australian Journal of Agricultural Research* 1967, 18:335-348. 'Some plants that are commonly grazed nevertheless contain substances that are harmful to the animals ingesting them and one group of such compounds (phyto-estrogens) can cause reproductive disorders in females.'

Östrogene Aktivität und Metabolismus gewisser Isoflavone bei Schafen. "Einige Pflanzen, die normalerweise beim Grasen gefressen werden, enthalten Substanzen, die schädlich sind für das Tier, das sie frisst, und eine Gruppe dieser chemischen Verbindungen (Pflanzenöstrogene) kann eine Fruchtbarkeitsstörung bei weiblichen Schafen hervorrufen."

1971 Wallace, G. M. Studies on the Processing and Properties of Soymilk. *J Sci Food Agri* 1971 Oct;22:526-535. In order to neutralize the protease inhibitors (enzymes that inhibit the digestion of protein) in soy, it must be heated to very high temperatures under pressure and for a considerable time. This process unfortunately denatures the overall protein content of soy, rendering it largely ineffective.

Studien zur Verarbeitung und zu den Eigenschaften der Sojamilch. Um die hemmenden Protein-Enzyme in Soja zu neutralisieren (Enzyme, welche die Verdauung von Protein hemmen), muss Soja über eine längere Zeit sehr hohen Temperaturen und einem Druck ausgesetzt werden. Dieses Verfahren denaturiert leider den gesamten Proteingehalt und macht Soja weitgehend wirkungslos.

1972 Rackis, J. J. Biological Effects. *Soy Beans: Chemistry and Technology,* AK Smith and SK Circle, eds. Avi Publishing, Inc. Westport, CT, 1972. This is an industry text book that lists a number of established toxic effects from soybeans, with copious reference lists for each chapter.

Biologische Effekte. Sojabohnen: Chemie und Technologie . . .
In diesem Industrie-Handbuch werden die erwiesenen toxischen Wirkungen von Sojabohnen mit umfangreichen Referenzlisten für jedes Kapitel aufgeführt.

1974 Joseph, J. R. Biological and physiological Factors in Soybeans. *JOACS*, 1974 Jan;51:161A-170A. In feeding experiments, use of soy protein isolate (SPI) increased requirements for vitamins E, K, D and B12 and created deficiency symptoms of calcium, magnesium, manganese, molybdenum, copper, iron and zinc.

Biologische und physiologische Faktoren in Sojabohnen. In Fütterungsexperimenten erhöhte die Gabe von Sojaproteinisolat (Abfall aus der Herstellung von Sojaöl) den Bedarf an Vitamin E, K, D und B12 und verursachte einen Mangel an Kalzium, Magnesium, Mangan, Molybdän, Kupfer, Eisen und Zink.

1975 *Nutrition during Pregnancy and Lactation.* California Department of Health, 1975. Soy is listed as a minor source of protein in Japanese and Chinese Diets. Major sources of protein listed were meat including organ meats, poultry, fish and eggs.

Ernährung während der Schwangerschaft und Laktation. Gesundheitsdepartement von Kalifornien, 1975. Soja wird in der japanischen und chinesischen Ernährung als unbedeutende Eiweiss-Quelle aufgeführt. Als bedeutende Eiweiss-Quellen werden Innereien, Geflügel, Fisch und Eier genannt.

1975 Farnsworth, N. R. and others. Potential Value of Plants as Anti-fertility Agents. *J Pharm Sci.* 'Phytochemical interest in plant estrogens . . . increased in the 1950s due to the recognition that infertility in animals and humans could follow excessive ingestion of plants rich in estrogenic activity.' Genistein and Daidzein were identified in soybeans 'A large reduction in sperm numbers was observed in prolonged grazing of sheep in clover pasture' . . . . 'Genistein has a remarkable structural similarity to DES.'

Potenzieller Wert von Pflanzen als Verhütungsmittel. Das Interesse an Pflanzenöstrogenen wuchs in den 1950er-Jahren aufgrund der Erkenntnis, dass eine übermässige Einnahme von Pflanzen mit östrogener Wirkung bei Tier und Mensch zu Unfruchtbarkeit führen kann. Das Vorkommen von Genistein und Daidzein in Sojabohnen wurde festgestellt. "Es wurde eine starke Verminderung der Spermienzahl bei Schafen beobachtet, die über einen längeren Zeitraum auf Kleeweiden grasten."

1976 Searle, C. E. ed, *Chemical Carcinogens,* ACS Monograph 173, American Chemical Society, Washington, DC, 1976. Asians throughout the world have high rates of thyroid cancer.

Weltweit leiden Asiaten häufig an Schilddrüsenkrebs.

1976 *Chemical Carcinogens,* M. F. Beringer. ed. American Chemical Society, pp 658-664. 'The younger the animal the more susceptible it is to the action of estrogens, as it frequently is to other carcinogens.'

Je jünger ein Tier, desto anfälliger ist es auf die Wirkung von Östrogen, wie es oft auch bei anderen krebserregenden Substanzen der Fall ist.

1976 Leopold, A. S. and others. Phytoestrogens: Adverse effects on reproduction in California Quail. *Science,* 1976 Jan 9;191(4222):98-100. During dry years, phytoestrogens, including genistein, are produced in leaves of stunted desert annuals. When ingested by California quail, these compounds apparently inhibit reproduction and prevent the production of young that would not have adequate food. In a wet year, forage grows vigorously and phytoestrogenic substances are largely absent. Quail then breed prolifically and the abundant seed crop carries the enlarged population though the winter.

In trockenen Jahren werden Pflanzenöstrogene, auch Genistein, in den Blättern von verkümmerten Einjahrespflanzen in der Wüste produziert. Wenn die Kalifornischen Schopfwachteln diese Blätter fressen, hemmen die chemischen Verbindungen offensichtlich die Fruchtbarkeit und verhindern dadurch den Nachwuchs, der während einer Trockenperiode zu wenig Nahrung haben würde. In einem Jahr mit viel Feuchtigkeit wächst das Grünfutter kräftig und enthält praktisch keine östrogenen Substanzen. Die Wachteln vermehren sich stark, und dank des reichlichen Pflanzenvorkommens kommt die grössere Population durch den Winter.

1976 Shutt, D. R. The Effects of Plant Estrogens in Animal Reproduction. *Endeavour* 1976:110-113. 'In high concentrations, a weak plant estrogen can exert a significant estrogenic effect in the animal and can produce hormonal imbalance . . . when high blood concentrations are maintained, they can exert a maximal estrogenic effect . . . From the wider viewpoint of evolution, it is interesting that compounds have evolved in plants that not only give the plant some protection from pathogens, but also reduce fertility of animals ingesting the plant.'

'In hohen Konzentrationen kann ein schwaches Pflanzenöstrogen eine bedeutende östrogene Wirkung auf das Tier ausüben und die Hormone aus dem Gleichgewicht bringen . . . Eine lang anhaltende Konzentration im Blut kann eine maximale östrogene Wirkung haben . . . Aus der Perspektive der Evolution ist es interessant, dass sich in Pflanzen chemische Substanzen entwickelt haben, die nicht nur die Pflanze vor Krankheitserregern schützen, sondern auch die Fruchtbarkeit der Tiere vermindern, die diese Pflanzen fressen.'

1977 Chang, K. C. ed. *Food in Chinese Culture: Anthropological and Historical Perspectives,* New Haven, 1977. This survey found that soy foods accounted for only 1.5 percent of calories in the Chinese diet, compared with 65 percent of calories from pork.

Diese Erhebung stellte fest, dass Sojaprodukte nur 1,5 Prozent der Kalorien in der chinesischen Ernährung ausmachen, während es für Schweinefleisch 65 Prozent sind.

1978 Martin, P. M. and others. Phytoestrogen interaction with estrogen receptors in human breast cancer cells. *Endocrinology* 1978 Nov;103(5):1860-7. Phytoestrogens "translocate the cytoplasmic estrogen receptor and bind to unfilled nuclear estrogen receptors in whole cells. Bound nuclear receptors are then processed in a manner similar to estradiol which rapidly decreases total cellular estrogen receptors. The phytoestrogens are also biologically active; they can markedly enhance tumor cell proliferation."

Pflanzenöstrogene sind auch biologisch aktiv; sie können das Wachstum von Tumorzellen deutlich fördern.

1978 FDA ref 72/104, Report FDABF GRAS—258. . . . Soyprotein had not been used in food until 1959 and was not even in common use by the early 70ties, also did not have GRAS status . . . (generally recognized as safe)

... Sojaeiweiss wurde bis 1959 nicht als Nahrung verwendet und war bis in die frühen 1970er-Jahre nicht einmal in üblicher Verwendung; es wurde auch nicht 'als generell sichere Nahrung' anerkannt (GRAS status).

1979 Evaluation of the Health Aspects of Soy Protein Isolates as Food Ingredients. Prepared for FDA by Life Sciences Research Office, *Federation of American Societies for Experimental Biology,* 9650 Rockville Pike, Bethesda, MD 20014, Contract No, FDA 223-75-2004, 1979. In this document the FDA expresses concern about nitrites and lysinoalanine in processed soy. Even at low levels of consumption—averaging one-third of a gram per day at a time—the presence of these carcinogens was considered too great a threat to public health to allow GRAS status. Soy protein did have approval for use as a binder in cardboard boxes ...

Die FDA äussert sich besorgt über Nitrate und Lysinoalanin in verarbeiteter Soja. Auch bei einem geringen Verzehr—durchschnittlich ein Drittel Gramm pro Tag und Mal—wurde das Vorkommen dieser Karzinogene als eine zu grosse Gefahr für die Gesundheit der Bevölkerung erachtet, um solchen Produkten den GRAS-Status zu verleihen. **Das Sojaprotein wurde nur als Bindemittel (Leim) in Kartonschachteln zugelassen.**

1979 Torum, B. Nutritional Quality of Soybean Protein Isolates: Studies in Children of Preschool Age. *Soy Protein and Human Nutrition,* Harold L Wilcke and others, eds, Academic Press, New York, 1979. A group of Central American children suffering from malnutrition was first stabilized and brought into better health by feeding them native foods, including meat and dairy products. Then for a two-week period these traditional foods were replaced by a drink made of soy protein isolate and sugar. All nitrogen taken in and all nitrogen excreted were measured. The researchers found that the children retained nitrogen and that their growth was 'adequate,' so the experiment was declared a success. However, the researchers noted that the children vomited 'occasionally,' usually after finishing a meal; over half suffered from periods of moderate diarrhea; some had upper respiratory infections; and others suffered from rashes and fever. It should be noted that the researchers did not *dare* to use soy products to help children recover from malnutrition, and were obliged to supplement the soy-sugar mixture with nutrients largely absent in soy products, notably vitamins A, D, B12, iron, iodine and zinc.

Eine Gruppe unterernährter Kinder aus Zentralamerika wurde zunächst mit einheimischer Nahrung, die auch Fleisch und Milchprodukte umfasste, stabilisiert. Danach wurde diese Nahrung für zwei Wochen durch einen Drink aus Sojaproteinisolat und Zucker ersetzt. Der eingenommene und der ausgeschiedene Stickstoff wurden gemessen. Die Forscher stellten fest, dass die Kinder Stickstoff speicherten und ihr Wachstum 'angemessen' war, so dass das Experiment als erfolgreich bezeichnet werden konnte. Die Forscher beobachteten jedoch, dass die Kinder 'gelegentlich' erbrachen, meistens nach einer Mahlzeit. Über die Hälfte der Kinder litten zeitweise unter mildem Durchfall, einige hatten Infektionen der oberen Atemwege, andere hatten Ausschläge und Fieber. Es ist erwähnenswert, dass die Forscher es nicht wagten, Sojaprodukte einzusetzen, um die Kinder von der Unterernährung zu kurieren, und sie gezwungen waren, die Soja-Zuckermischung durch Nährstoffe zu ersetzen, die nicht in Soja vorhanden sind, namentlich Vitamin A, D, B12, Eisen, Jod und Zink.

1981 Lebenthal, E. and others. The development of pancreatic function in premature infants after milk-based and soy-based formulas. *Pediatr Res* 1981 Sep;15(9):1240-1244. Soy formula fed to premature babies caused an increase in digestive enzymes compared to milk-fed babies, indicating low digestibility of soy formula.

Die Einnahme von Soja-Säuglingsnahrung verursachte bei Frühgeborenen eine Vermehrung der Verdauungsenzyme verglichen mit milchernährten Säuglingen, was auf eine geringere Verdaubarkeit der Soja-Säuglingsnahrung hindeutet.

1982 Murphy, P. A. Phytoestrogen Content of Processed Soybean Foods. *Food Technology.* 1982:50-54. One hundred grams of soy protein, the maximum suggested cholesterol-lowering dose in the FDA-sanctioned health claim, can contain almost 600 mg of isoflavones.

Hundert Gramm Sojaeiweiss, die maximale Dosis zur Senkung des Cholesterinspiegels, die die FDA als Empfehlung angibt, können fast 600 Milligramm Isoflavone enthalten.

1983 Wenk, G. L. and Stemmer, K. L. Suboptimal dietary zinc intake increases aluminum accumulation into the rat brain. *Brain Res* 1983,288:393-395. Zinc deficiency will cause more aluminum to be absorbed into the body in general, and into the brain in particular. Aluminum will be absorbed by competing for binding sites on a zinc-containing ligand. Fluoride and phytates in soy formula will induce zinc deficiency.

Eine nicht optimale Zufuhr von Zink erhöht die Ansammlung von Aluminium im Gehirn von Ratten. Ein Mangel an Zink führt zu einer Absorption grösserer Mengen Aluminium im Körper, und speziell im Gehirn. Aluminium wird durch den Kampf um Bindungsstellen auf einem zinkhaltigen Liganden absorbiert. Fluoride und Phytate in Soja-Säuglingsnahrung rufen einen Zinkmangel hervor.

1983 Tait, S. and others. The availability of minerals in food, with particular reference to iron. *Journal of Research in Society and Health,* April 1983;103,(2):74-77. When precipitated soy products like tofu are consumed with meat, the mineral blocking effects of the phytates are reduced. The Japanese traditionally eat a small amount of tofu or miso as part of a mineral-rich fish broth, followed by a serving of meat or fish.

Die Verfügbarkeit von Mineralien in Nahrungsmitteln, speziell von Eisen. Wenn mittels Fällung behandelte Sojaprodukte wie Tofu mit Fleisch konsumiert werden, sind die mineralblockierenden Effekte der Phytate reduziert. Die Japaner essen traditionellerweise eine kleine Menge Tofu oder Miso als Zutat einer mineralreichen Fischbrühe, gefolgt von einem Fleisch—oder Fischgericht.

1983 Ross, R. K. Effect of in-utero exposure to diethylstilbesterol on age at onset of puberty and on post-pubertal hormone levels in boys, *Canadian Medical Association Journal* 1983, May 15,128(10):1197-8. Male children exposed during gestation to diethylstilbesterol (DES), a synthetic estrogen that has effects on animals similar to those of phytoestrogens from soy, had testes smaller than normal on maturation.

Männliche Kinder, die während der Schwangerschaft Diethylstilbestrol (DES) ausgesetzt waren (einem synthetischen Östrogen mit ähnlichen Auswirkungen wie jene der Soja-Isoflavone), entwickelten im Reifungsprozess kleinere Hoden als sonst üblich.

1984 Ologhobo, A. D. and others. Distribution of phosphorus and phytate in some varieties of legumes and some effects of processing. *Journal of Food Science,* January/February 1984;49(1)199-201. The phytic acid in soy is highly resistant to normal phytate-reducing techniques, such as soaking or long, slow cooking.

Die Phytinsäure in Soja ist stark resistent gegen die normalen Phytat-senkenden Methoden, wie das Einlegen in Wasser oder das langsame Garen.

1985 Setchell, K. D. Non Steroidal Estrogens of Dietary Origin. *Estrogens in the Environment,* John A McLaughlin, ed. Elsevier, 1985:69-83. 'Since as little as 8mg of genistein and 10mg of daidzein are sufficient to initiate uterotrophic effects in mice, it is not surprising that the relatively large amounts of isoflavones present in soy protein will readily explain the previously observed estrogenic effects in animals . . . The effects of plant estrogens in man should, however, be of some concern since the newborn infant will be subject to chronic exposure of soja milk, in some cases for up to two years . . . this situation could be considered analogous to sheep grazing on clover.'

Da nur gerade 8 Milligramm Genistein und 10 Milligramm Daidzein genügen, um eine nahrungsbedingte Wirkung bei Föten von Mäusen auszulösen, überrascht es nicht, dass die relativ grosse Menge an Isoflavonen im Sojaprotein eine plausible Erklärung für die vorgängig beobachtete östrogene Wirkung bei Tieren liefert . . . Die Wirkungen der Pflanzenöstrogene auf den Menschen sollten jedoch von Belang sein, da ein Neugeborenes chronisch Soja-Milch ausgesetzt sein wird, in manchen Fällen bis zu zwei

Jahre . . . Diese Situation könnte als analog zur Schafweidung auf Kleewiesen betrachtet werden.

1985 Rackis, J. J. and others. The USDA trypsin inhibitor study. I. Background, objectives and procedural details. *Qualification of Plant Foods in Human Nutrition*, 1985;35. Diets of soy protein isolate high in trypsin inhibitors caused depressed growth, enlargement and pathological conditions of the pancreas, including cancer and enlarged thyroid glands in rats . . . Soy protein isolate and textured vegetable protein made from soy protein isolate are used extensively in school lunch programs, imitation foods, commercial baked goods, diet beverages, meal replacements and fast food products. They are heavily promoted in Third World countries and the basis of many food giveaway programs.

Nahrungsmittel mit Sojaproteinisolat, die viele Trypsin-Inhibitoren (verdauungshemmende Stoffe) enthielten, verursachten die Unterdrückung des Wachstums, eine Vergrösserung und krankhafte Bedingungen der Bauchspeicheldrüse, einschliesslich Krebs und vergrösserten Schilddrüsen bei Ratten . . . Sojaproteinisolat und texturiertes Pflanzenprotein, hergestellt aus Sojaproteinisolat, sind in Schulmahlzeitenprogrammen, Lebensmittel-Imitaten, Fabrikbackwaren, Diätgetränken, Mahlzeitenersatz und Fast Food weit verbreitet. Sie werden in Ländern der Dritten Welt stark gefördert und sind die Basis vieler Nahrungshilfsprogramme.

1986 Fort, P. and others. Breast feeding and insulin-dependent diabetes mellitus in children. *J Am Coll Nutr* 1986;5(5):439-441. Twice as many soy-fed children developed diabetes as those in a control group that were breast fed or received milk-based formula. It was based on this study, that the American Academy of Pediatrics (AAP) took a position of opposition to the use of soy infant formula. This objection was later dropped after the AAP received substantial grants from the Infant Formula Council.

Doppelt so viele mit Soja ernährte Kinder entwickelten Diabetes im Vergleich zu jenen der Kontrollgruppe, die entweder Muttermilch oder Säuglingsmilchnahrung tranken. Aufgrund dieser Studie nahm die *American Academy of Pediatrics* (AAP) eine ablehnende Haltung gegenüber Soja-Kleinkindernahrung ein. Sie liess jedoch ihre Einwände fallen, nachdem sie bedeutende finanzielle Zuschüsse vom Rat für Kleinkindernahrung erhalten hatte.

1986 Freni-Titulaer, L. W. and others. *Am J Dis Child* 1986 Dec;140(12):
1263-1267. Soy infant feeding was associated with higher rates of early development in girls, including breast development and pubic hair before the age of eight, sometimes before the age of three.

Soja-Kleinkindernahrung wurde mit einem vermehrten Auftreten von Frühentwicklungen bei Mädchen assoziiert, einschliesslich der Entwicklung von Brüsten und Schamhaar vor dem 8. Lebensjahr, manchmal vor dem 3. Lebensjahr.

1987 Setchell, K. D. and others. Dietary estrogens—a Probable Cause of Infertility and Liver Disease in captive cheetahs. *Gastroenterology* Aug 93(2):225-233. Captive adult cheetahs consuming approximately 50 mg soy isoflavones per day from soy-based feed develop reproductive failure and liver disease. When chicken-based feed was substituted for soy-based feed, liver function improved. " . . . the relatively high concentrations of phytoestrogens from soybean protein present in the commercial diet fed to captive cheetahs in North American zoos may be one of the major factors in the decline of fertility and in the etiology of liver disease in this species. The survival of the captive cheetah population could depend upon a simple change of diet by excluding exogenous estrogens."

Östrogene aus der Nahrung—eine mögliche Ursache für Unfruchtbarkeit und Leberkrankheiten bei Geparden. Ausgewachsene Zoo-Geparde, die täglich etwa 50 Milligramm Soja-Isoflavone aus sojabasiertem Futter einnahmen, entwickelten Unfruchtbarkeit und Leberkrankheiten. Als sie stattdessen Futter auf der Basis von Hühnerfleisch bekamen, verbesserte sich die Leberfunktion. "Die relativ hohe Konzentration von Pflanzenöstrogenen aus Sojaprotein im konventionellen Futter der Zoo-Geparde in Nordamerika könnte einer der wichtigsten Faktoren für die sinkende Fruchtbarkeit und die Ätiologie von Leberkrankheiten bei dieser Tierart sein. Das Überleben der in Gefangenschaft lebenden Geparde könnte lediglich von der Nahrungsumstellung abhängen, indem die exogenen Östrogene weggelassen werden."

1987 Dabeka, R. W. and McKenzie, A. D. Lead, cadmium, and fluoride levels in market milk and infant formulas in Canada. *J Assoc Off Anal Chem* 1987;70(4):754-7 (1987). Soy based or milk-free formulas contained about 8-15 times more cadmium than milk-based formulas as well as high amounts of fluoride.

Blei, Kadmium und Fluoride in Ladenmilch und Säuglingsnahrung in Kanada. Soja-Säuglingsnahrung und andere Kleinkindernahrung ohne Milch enthielten etwa 8—bis 15-mal mehr Kadmium als Milchsäuglingsnahrung sowie grosse Mengen an Fluoriden.

1987 Katz, S. H. Food and Biocultural Evolution: A Model Investigation of Modern Nutritional Problems. *Nutritional Anthropology,* Alan R. Liss Inc., 1987, p 50. During the Chou Dynasty (1134-246 BC) the soybean was designated one of the five sacred grains, along with barley, wheat, millet and rice. However the pictograph, which dates from earlier times, indicates that it was not first used as a food; for whereas the pictographs of the other four grains show the seed and stem structure of the plant, the pictograph of the soybean emphasizes the root structure. Acricultural literature of the period speaks frequently of the soybean and its use in crop rotation. Apparently the soy plant was initially used as a method of fixing nitrogen. The soybean did not serve as a food until the discovery of fermentation techniques, sometime during the Chou Dynasty. Katz speculates, that the rise of liver cancer in Africa is caused by the introduction of soy foods into the African diet.

Während der Chou-Dynastie (1134 bis 243 v. Chr.) war die Sojabohne eines der fünf heiligen Getreide . . ., das Piktogramm aus früheren Zeiten zeigt jedoch, dass die Sojabohne zu Anfang nicht als Nahrung gebraucht wurde . . . Die Literatur über Landwirtschaft jener Zeitperiode spricht oft von der Sojabohne und ihrem Einsatz in der Fruchtfolge. Offensichtlich wurde die Sojabohne anfänglich gebraucht, um den Stickstoff im Boden zu binden. Die Sojabohne wurde erst zum Nahrungsmittel mit der Entdeckung des Fermentationsverfahrens während der Chou-Dynastie. Katz spekuliert, dass die Ursache für die Zunahme von Leberkrebs in Afrika in der Einführung von Sojanahrungsmitteln in der afrikanischen Ernährung liegt.

1989 El Tiney, A. Proximate Composition and Mineral and Phytate Contents of Legumes Grown in Sudan. *Journal of Food Composition and Analysis* 1989;2:67-68. Soybeans are listed as having some of the highest levels of phytic acid of all legumes. Phytic acid blocks the absorption of zinc, iron, copper and magnesium.

Sojabohnen gehören zu den Hülsenfrüchten mit einem sehr hohen Gehalt an Phytinsäure. **Phytinsäure blockiert die Absorption von Zink, Eisen, Kupfer und Magnesium.**

1989 Jones, A. E. Development and Application of High Performance Chromatographic Method of the Analysis of Phytoestrogens. *Jour Sci Food Agric* 1989;46:157-164. 'It should be emphasised that the effects of long-term low level exposure are unknown . . . Vegetarians, vegans and those relying on 'health' food preparations from alfalfa, legumes or soja in particular would appear to be likely to regularly consume very much higher levels of estrogens then those estimated in the population at large.'

'Es sollte betont werden, dass die Wirkung einer langfristigen niedrigen Einnahme unbekannt ist . . . Bei Vegetariern, Veganern und Personen, die auf sogenannte Gesundheitsnahrung aus Alfalfa, Hülsenfrüchten oder insbesondere Soja setzen, erscheint es wahrscheinlich, dass sie viel grössere Mengen an Östrogenen einnehmen als die Bevölkerung im Allgemeinen.'

1990 Fort, P. and others. Breast and soy-formula feedings in early infancy and the prevalence of autoimmune thyroid disease in children. *J Am Coll Nutr* 1990;9:164-167. This study documents the association of soy formula feeding in infancy with autoimmune thyroid problems.

Diese Studie dokumentiert die Verbindung zwischen Sojanahrung für Kleinkinder und Autoimmunerkrankungen der Schilddrüse.

1991 Ishizuki, Y. and others. The Effects on the Thyroid Gland of Soybeans Administered Experimentally in Healthy Subjects. *Nippon Naibunpi Gakkai Zasshi* 1991, 767:622-629. Feeding 30 grams (2 tablespoons) roasted pickled soybeans per day for three months to healthy adults receiving adequate iodine intake caused thyroid suppression . . . 'These findings suggested that excessive soybean ingestion for a certain duration might suppress thyroid function and cause goiters in healthy people, especially elderly subjects.' Note that 30 grams per day was considered 'excessive' by these Japanese researchers.

Der tägliche Verzehr von 30 Gramm (2 Esslöffel) gerösteten und eingelegten Sojabohnen während drei Monaten verursachte bei gesunden Erwachsenen, die eine ausreichende Zufuhr von Jod hatten, die Unterdrückung der Schilddrüsenfunktion . . . 'Diese Ergebnisse lassen vermuten, dass der übermässige Verzehr von Sojabohnen über eine gewisse Zeit die Schilddrüsenfunktion unterdrücken und die Ursache für einen Kropf bei gesunden Menschen, besonders bei älteren Personen, sein kann.' Man beachte, dass diese japanischen Forscher eine tägliche Ration von 30 Gramm als übermässig erachteten.

1991 Atluru, S. and Atluru, D. Evidence that Genistein, a Protein-tyrosine Kinase Inhibitor, Inhibits CD28 Monoclonal-antibody-stimulated Human T cell proliferation. *Transplantation* 1991 Feb;51(2):448-50. Genistein blocks the production of T cells needed for the immune system. The authors conclude: ' . . . that genistein is a powerful immunosuppressive agent . . . ' and suggest that it has a potential use in the treatment of allograft rejection.

Genistein blockiert die Produktion der T-Zellen, die für das Immunsystem benötigt werden. Die Autoren kommen zum

Schluss, ' . . . dass Genistein ein starker immununterdrückender Wirkstoff ist . . . '

1992 *Bulletin de l'Office Fédéral de la Santé Publique*, No 28, July 20, 1992. The Swiss health service estimates that 100 grams of soy protein provides the estrogenic equivalent of the contraceptive pill. One hundred grams of soy protein contains about 97g total isoflavones according to *USDA-Iowa State University Database on the Isoflavone Content of Foods 1999.*

Das Schweizerische Bundesamt für Gesundheit schätzt, dass 100 Gramm Sojaeiweiss die gleiche Menge an Östrogen liefern wie die die Antibabypille. Hundert Gramm Sojaeiweiss enthalten etwa 97 Gramm Isoflavone; diese Angabe stammt aus der Datenbank über den Gehalt von Isoflavonen in Nahrungsmitteln von 1999, die vom US-Landwirtschaftsministerium und der Universität des Bundesstaates Iowa geschaffen wurde.

1992 Mayr, U. Validation of Two In Vitro Test Systems of Estrogenic Activities with Zearelenone, Phytoestrogens and Cereal Extracts. *Toxicology* 1992;72:135-149. 'Ingestion of these compounds cause diseases of the reproductive system, reversible and irreversible infertility and abnormal fetal development in all kinds of farm animals. Furthermore, an inherent health risk to man cannot be excluded.' This paper contains graphs showing the crossover of phytoestrogens from estrogenic to anti-estrogenic to toxic.

'Die Einnahme dieser chemischen Verbindungen verursacht Krankheiten der Fortpflanzungsorgane, reversible und irreversible Unfruchtbarkeit, sowie eine anormale Entwicklung des Fötus bei allen Nutztierarten. Zudem kann ein anhaftendes Gesundheitsrisiko beim Menschen nicht ausgeschlossen werden.

1992 Traganos, F. and others. Effects of genistein on the growth and cell cycle progression of normal human lymphocytes and human leukemic MOLT-4 and HL-60 cells. *Cancer Res* 1992 Nov 15; 52(22):6200-8. The results suggest that genistein 'is expected to be a strong immunosuppressant.'

Die Resultate lassen darauf schliessen, 'dass zu erwarten ist, dass Genistein ein starkes Immunsuppressivum ist.'

1994 Cassidy, A. and others. Biological Effects of a Diet of Soy Protein Rich in Isoflavones on the Menstrual Cycle of Premenopausal Women. *Am J Clin Nutr* 1994 Sep;60(3):333-340. Six women with regular menstrual cycles were given 60 grams soy protein containing 45 mg isoflavones daily. After one month, all experienced delayed menstruation. Luteinizing hormone and follicle-stimulating hormone were significantly suppressed. The effects were similar to those of tamoxifen, an antiestrogen drug. Regular menstruation did not resume until 3 months following the cessation of soy protein consumption.

Sechs Frauen mit normalem Menstruationszyklus bekamen eine tägliche Dosis von 60 Gramm Sojaprotein, die 45 Gramm Isoflavone enthielt. Nach einem Monat verzögerte sich die Menstruation bei allen Frauen. Das luteinisierende Hormon (LH) und das follikelstimulierende Hormon (FSH) waren deutlich unterdrückt. Die Wirkung war jener von Tamoxifen, einem Antiöstrogen, ähnlich. Die normale Menstruation setzte erst drei Monate nach Beendigung der Einnahme des Sojaproteins wieder ein.

1994 Hawkins, N. M. and others. Potential aluminum toxicity in infants fed infant formula. *J Pediatr Gastroenterol Nutr* 1994;19(4):377-81 (1994). Researchers found aluminum concentrations of 534 micrograms/L in soy formula, as compared to 9.2 micrograms/L in breast milk. The authors concluded, that infants may be at risk from aluminum toxicity when consuming formula containing more the 300 micrograms/L.

Forscher stellten Aluminium-Konzentrationen von 534 Mikrogramm/Liter in Soja-Säuglingsnahrung fest, wohingegen Muttermilch 9,2 Mikrogramm/Liter enthält. Die Autoren schlossen daraus, dass Säuglinge möglicherweise dem Risiko einer Aluminiumvergiftung ausgesetzt sind, wenn sie Säuglingsnahrung mit mehr als 300 Mikrogramm/Liter verzehren.

1994 Watanabe, S. and others. Hepatocyte Growth Factor Accelerates the Wound Repair of Cultured Gastric Mucosal Cells. *Biochem Biophys Res Comm* 1994;199(3). Genistein retarded the repair of gastric mucosal cells, suggesting that genistein may retard the healing of gastric ulcers.

Genistein verzögerte die Wundheilung von Magenschleimhautzellen, was zur Annahme führt, dass es auch die Heilung von Magengeschwüren verzögern könnte.

1995 Keung, W. M. Dietary estrogenic isoflavones are potent inhibitors of B-hydroxysteroid dehydrogenase of P testosteronii. *Biochem Biophys Res Commun* 1995 Oct 24; 215(3):1137-1144. The isoflavones daidzein, genistein, biochanin A and formononetin were found to inhibit enzymes that produce steroid hormones critical to reproductive and neurological function, particularly hormones that produce testosterone.

Die Isoflavone Daidzein, Genistein, Biochanin A und Formononetin hemmen Enzyme, die Steroidhormone produzieren; diese sind unentbehrlich für die Fruchtbarkeit und neurologischen Funktionen, insbesondere jene Hormone, die Testosteron produzieren.

1995 Makela, S. I. and others. Estrogen-specific 17 beta-hydroxysteroid oxidoreductase type 1 (E.C.1.1.1.62) as a possible target in the action of phytoestrogens. *Proc Soc Exp Biol Med* 1995 Jan;208(1):51-9. Effects of dietary estrogens are similar to those observed in women taking tamoxifen and indicate that soy foods have the potential to disrupt the endocrine system.

Die Wirkungen von Östrogenen aus der Nahrung ähneln den Wirkungen, die bei Frauen beobachtet wurden, die Tamoxifen einnahmen, und zeigen auf, dass Soja-Nahrungsmittel die Fähigkeit haben, das endokrine System (Hormonsystem) zu stören.

1995 Woodhams, D. J. Phytoestrogens and parrots: The anatomy of an investigation. *Proceedings of the Nutrition Society of New Zealand* 1995, 20:22-30. Observations in aviaries and in handrearing of parrots with bird-baby food were associated with parrot infertility, premature sexual maturation and in some cases acute symptoms causing death. It was noted that soy protein and/or soy meal were a constant ingredient in all the diets used. This triggered an investigation into the literature on the toxic effects of processed soy products. The first source consulted was *Soy Beans: Chemistry and Technology* by Smith and Circle, an industry text book published in 1972 that clearly listed a number of established toxic effects with copious reference lists for each chapter.

Beobachtungen an Papageien in Vogelhäusern und während der Handaufzucht, denen Futter für Jungvögel verabreicht wurde, zeigten einen Zusammenhang mit Unfruchtbarkeit, vorzeitiger sexueller Entwicklung und in einigen Fällen mit akuten Symptomen, die zum Tod führten. In allen Futtermischungen war Sojaprotein und/oder Sojamehl eine Zutat. Dies führte zu Nachforschungen in der Literatur über die toxischen Wirkungen von verarbeiteten Sojaprodukten. Die erste Quelle, die konsultiert wurde, war das Industrie-Handbuch **Soy Beans: Chemistry and Technology von Smith und Circle aus dem Jahr 1972, in dem eine Reihe klar erwiesener toxischer Wirkungen aufgeführt ist, für die in jedem Kapitel umfangreiche Hinweise aufgelistet sind.**

1996 Petrakis, N. L. and others. Stimulatory influence of soy protein isolate on breast secretion in pre—and postmenopausal women. *Cancer Epidemiol Biomarkers Prev* 1996 Oct; 5(10):785-794. Twenty-four normal pre—and postmenopausal white women, ages 30 to 58 were studied for one year. During months 4-9, the women ingested 38 g soy protein isolate containing 38 mg genistein. Seven of the 24 women developed epithelial hyperplasia during the period of soy feeding, a condition that presages breast cancer. The authors noted that 'the findings did not support our priori hypothesis' that soy protected Asian women against breast cancer. Instead, this pilot study indicates that prolonged consumption of soy protein isolate has a stimulatory effect on the pre-menopausal female breast, characterized by increased secretion of breast fluid, the appearance of hyperplastic epithelial cells and elevated levels of plasma estradiol. These findings are suggestive for an estrogenic stimulus from the isoflavones genistein and daidzein contained in soy protein Isolate.

24 normale Frauen im Alter von 30 bis 58 Jahren vor und nach der Menopause wurden während eines Jahres beobachtet. Vom vierten bis zum neunten Monat nahmen die Frauen 38 Gramm Sojaproteinisolat mit einem Gehalt von 38 Milligramm Genistein ein. Sieben der 24 Frauen entwickelten während der Sojaeinnahme eine Epithelhyperplasie (Veränderungen in der Brust), die auf Brustkrebs hindeutet. Die Autoren wiesen darauf hin, dass 'die Ergebnisse unsere A-priori-Hypothese nicht unterstützen,' die besagte, dass Soja asiatische Frauen vor Brustkrebs schützt. Diese Pilotstudie zeigt stattdessen, dass eine längere Einnahme von Sojaproteinisolat einen stimulierenden Effekt auf die Brust von Frauen vor der Menopause hat, der sich durch eine vermehrte Sekretion von Brustflüssigkeit, dem Auftreten von hyperplastischen Epithelzellen und einem erhöhten Östradiol-Spiegel im Plasma manifestiert. Diese Befunde deuten auf eine östrogene Stimulation durch die Isoflavone Genistein und Daidzein hin, die in Sojaproteinisolat enthalten sind.

1996 Fukutake, M. and others. Quantification of genistein and genistin in soybeans and soybean products. *Food Chem Toxicol* 1996;34:457-461. Average isoflavone consumption in Japan was found to be about 10 mg per day.

Der durchschnittliche tägliche Konsum von Isoflavonen beträgt in Japan etwa 10 Milligramm.

1997 *IEH assessment on Phytoestrogens in the human Diet,* Final Report to the Ministry of Agriculture, Fisheries and Food., UK, November 1997. This exhaustive report on phytoestrogens, prepared by the British government, failed to find much evidence of benefit and warned against potential adverse effects.

Dieser ausführliche Bericht zu Pflanzenöstrogenen, der für das britische Ministerium für Landwirtschaft, Fischerei und Ernährung erstellt wurde, fand kaum Beweise für günstige Effekte und warnte vor den potenziellen nachteiligen Wirkungen.

1997 Herman-Giddens, M. E. and others. Secondary Sexual Characteristics and Menses in Young Girls Seen in Office Practice: A Study from the Pediatric Research in Office Settings Network. *Pediatrics, 1997 Apr;99L4):505-512.* Investigators found that one percent of all girls now show signs of puberty, such as breast development or pubic hair before the age of three; by age eight 14.7 percent of white girls and almost 50 percent of African-American girls had one or both of these characteristics. The widespread use of soy-based formula, beginning in the 1970s, is a likely explanation for the increase in early maturation with girls.

In Untersuchungen wurde festgestellt, dass heute ein Prozent aller Mädchen vor dem Alter von drei Jahren Anzeichen von Pubertät zeigt wie Brustentwicklung oder Schamhaare; im Alter von acht Jahren wiesen 14,7 Prozent der weissen Mädchen und fast 50 Prozent der afro-amerikanischen Mädchen eines oder beide dieser Merkmale auf. Der weitverbreitete Konsum von Soja-Säuglingsnahrung, der in den 1970er-Jahren begann, ist eine mögliche Erklärung für die zunehmende Frühentwicklung bei Mädchen.

1997 Dees, C. and others. Dietary estrogens stimulate human breast cells to enter the cell cycle. *Environ Health Perspect* Apr;105(Suppl 3):633-636. Dietary estrogens were found to increase enzymatic activity leading to breast cancer. "Our findings are consistent with a conclusion that dietary estrogens at low concentrations do not act as anti-estrogens, but act like DDT and estradiol to stimulate human breast cancer cells to enter the cell cycle."

Über die Nahrung aufgenommene Östrogene erhöhen die enzymatische Aktivität, was zu Brustkrebs führen kann. "Unsere Ergebnisse sind im Einklang mit der Schlussfolgerung, dass über die Nahrung aufgenommene Östrogene in niedrigen Konzentrationen nicht als Antiöstrogene reagieren, sondern vielmehr wie DDT und Östradiol, die menschliche Brustkrebszellen dazu anregen, in den Zellzyklus einzudringen."

1997 Connolly, J. M. and others. Effects of dietary menhaden oil, soy, and a cyclooxygenase inhibitor on human breast cancer cell growth and metastasis in nude mice. *Nutr Cancer* 1997;29(1):48-54. Phytoestrogens at levels close to probable levels in humans were found to stimulate cellular changes leading to breast cancer.

Phytoöstrogene in Mengen, die nahe an wahrscheinlichen Werten bei Menschen sind, stimulieren zelluläre Veränderungen, was zu Brustkrebs führen kann.

1997 Anderson, D. and others. Effect of various genotoxins and reproductive toxins in human lymphocytes and sperm in the Comet assay. *Teratog Carcinog Mutagen* 1997;17(1):29-43. Human sperm exposed to the phytoestrogen daidzein had reduced DNA integrity. "The integrity of DNA is necessary not only in the non-cancerous state, but also for the accurate transmission of genetic material to the next generation."

Menschliche Spermien hatten unter Einfluss des Phytoöstrogens Daidzein eine reduzierte DNA-Integrität. "Die Integrität der DNA ist nicht nur für den krebsfreien Zustand unentbehrlich, sondern auch für die einwandfreie Übertragung des Genmaterials auf die nächste Generation."

1997 Rao, C. V. and others. Enhancement of experimental colon cancer by genistein. *Cancer Res* 1997 Sep 1;57(17):3717-22. Administration of genistein to rats caused an increase in colon tumor enhancement.

Die Verabreichung von Genistein an Ratten steigerte das Wachstum von Dickdarmkrebs.

1997 Divi, R. L. and others. Antithyroid Isoflavones from the Soybean. *Biochem Pharmacol* 1997 Nov 15;54:1087-96. This important study identifies the goitrogenic compounds in soy as the isoflavones genistein and daidzein, which were found to inhibit synthesis of thyroid hormone . . . The authors noted that "The soybean has been implicated in diet-induced goiter by many studies."

Diese wichtige Studie identifizierte die Isoflavone Genistein und Daidzein als kropferzeugende Substanzen in Soja, da festgestellt wurde, dass sie die Synthese des Schilddrüsenhormons hemmen . . .

Die Autoren weisen darauf hin, dass "viele Studien die Sojabohne bei nahrungsbedingter Kropfbildung einbeziehen."

1997 Setchell, K. D. and others. Exposure of infants to phyto-estrogens from soy-based infant formula. *Lancet* 1997;3530(9070):23-27. "The daily exposure of infants to isoflavones in soy infant formula is 4-11 fold higher on a body weight basis than the dose that has hormonal effects in adults consuming soy foods. Circulating concentrations of isoflavones in the seven infants fed soy-based formula were 12,000—22,000 times higher than plasma oestradiol concentrations in early life, and may be sufficient to exert biological effects, whereas the contribution of isoflavones from breastmilk and cowmilk is negligible."

"Die tägliche Dosis an Isoflavonen, die Säuglinge über die Soja-Kleinkindernahrung aufnehmen, ist auf einer Körpergewichtsbasis 4—bis 11-fach höher als die Dosis aus Sojalebensmitteln, die bei Erwachsenen hormonelle Auswirkungen hat. Die zirkulierenden Konzentrationen von Isoflavonen bei den sieben Säuglingen, die Soja-Kleinkindernahrung bekamen, waren 12 000—bis 22 000-mal höher als die Östradiol-Konzentrationen im Plasma während der frühen Lebensphase; sie könnten ausreichen, um eine biologische Wirkung zu entfalten, wohingegen die Beteiligung von Isoflavonen aus der Mutter—oder Kuhmilch vernachlässigbar ist."

1998 Strauss, L. and others. Dietary phytoestrogens and their Role in Hormonally Dependent Disease. *Toxicol Lett* 1998 Dec 28;102-103:349-54. Although epidemiological studies suggest that diets rich in phytoestrogens may be associated with low risk of breast and prostate cancer, there is no direct evidence of the beneficial effects of phytoestrogens in humans. It is plausible that phytoestrogens, as any exogenous hormonally active agent, might also cause adverse effects in the endocrine system.

Obschon epidemiologische Studien nahelegen, dass eine Nahrung, die reich an Phytoöstrogenen ist, eine Verbindung zu einem niedrigen Risiko für Brust—oder Prostatakrebs haben könnte, gibt es keine direkten Beweise für die günstige Wirkung von Pyhtoöstrogenen beim Menschen. Es ist plausibel, dass Phytoöstrogene—wie jede körperfremde hormonell wirksame Substanz—nachteilige Effekte auf das endokrine System haben könnten.

1998 Irvine, C. H. and others. Phytoestrogens in soy-based infant foods: Daily intake and possible biological effects. *Proc Soc Exp Biol Med 1998 Mar;217(3):247-53.* Researchers found that soy formulas provide infants with a daily dose rate of 3 mg/kg weight total isoflavones, 'which is maintained at a fairly constant level between 0-4 months of age. . . . this rate of isoflavone intake is much greater than that shown in adult humans to alter reproductive hormones.'

Forscher fanden heraus, dass Soja-Säuglingsanfangsnahrung Neugeborene mit einer täglichen Dosis von 3 Milligramm Isoflavonen pro Kilogramm des gesammten Gewichts versorgt; eine Dosis, "die bis zum vierten Lebensmonat praktisch gleich hoch bleibt . . . Diese Isoflavon-Dosis ist viel höher als jene, die bei Erwachsenen Veränderungen der Fortpflanzungshormone bewirkt."

1998 Yaffe, K. and others. Serum estrogen levels, cognitive performance, and risk of cognitive decline in older community woman. *J Am Geriatr Soc 1998 Jul;46(7):918-20.* Women in the higher estrone quartiles had lower performance on two cognitive tests.

Frauen mit höheren Östron-Quartilen zeigten eine verminderte Leistung in zwei Tests zu kognitiven Fähigkeiten.

1998 McMichael-Phillips, D. F. and others. Effects of soy-protein supplementation on epithelial proliferation in the histologically normal human breast. *Am J Clin Nutr 1998 Dec;68(6Suppl):1431S-1435S.* Forty-eight women with benign or malignant breast disease were randomly assigned a normal diet either alone or with a 60 gram soy supplement containing 45 mg isoflavones, taken for 14 days. The proliferation rate of breast lobular epithelium significantly increased after just 14 days of soy supplementation when both, the day of menstrual cycle and age of patient were accounted for. Thus short-term dietary soy containing isoflavone levels found in modern soy foods stimulates breast proliferation.

In einer randomisierten Studie bekamen 48 Frauen mit gutartiger oder bösartiger Brusterkrankung während 14 Tagen entweder nur normale Nahrung oder Nahrung mit einem Sojazusatz von 60 Gramm, der 45 Milligramm Isoflavone enthielt. Die Wucherungsrate im lobulären Epithel der Brust stieg merklich an nach einer vierzehntägigen Einnahme von Soja, wenn sowohl der Tag des Menstruationszyklus wie auch das Alter der Patientin mitberücksichtigt wurden. Demzufolge stimuliert der kurzzeitige Verzehr von modernen isoflavonhaltigen Soja-Lebensmitteln das Wachstum von Krebs.

1999 Eklund, G. and Oskarsson, A. Exposure of cadmium from infant formulas and weaning foods. *Food Addit Contam* 16(12):509-19 (1999). Cadmium was 6 times higher in soy formulas then cow's milk formulas.

Der Kadmium-Gehalt war in Soja-Kleinkindernahrung 6-mal höher als in Kuhmilch-Kleinkindernahrung.

1999 Sheehan, D. M, and Doerge, D. R., Letter to Dockets Management Branch (HFA-305) February 18, 1999. A strong letter of protest from two government researchers at the National Center for Toxicological Research urging that soy protein carry a warning label rather than a health claim.

Zwei Regierungsforscher des *National Center for Toxilogical Research* (Zentrum für toxikologische Forschung) verlangten in einem dringenden Protestschreiben, dass Sojaprotein mit einem Warnhinweis anstatt einer Gesundheitsempfehlung versehen werden sollte!

1999 White, L. Association of High Midlife Tofy Consumption with Accelerated Brain Aging. Plenary Session #8: Cognitive Function, The Third International Soy Symposium Program, November 1999, page 26. An ongoing study of Japanese Americans living in Hawaii found a significant statistical relationship between two or more servings of tofu per week and 'accelerated brain aging.' Those participants who consumed tofu in mid life had lower cognitive function in late life and greater incidence of Alzheimer's and dementia.

Eine laufende Studie mit japanischen US-Bürgern, die auf Hawaii leben, stellte eine signifikante statistische Verbindung zwischen zwei oder mehr Portionen Tofu pro Woche und der beschleunigten Alterung des Gehirns fest. Jene Teilnehmer, die in mittleren Lebensjahren Tofu konsumierten, hatten geringere kognitive Fähigkeiten im späteren Leben, und es traten bei ihnen vermehrt Alzheimer und Demenz auf.

1999 Casanova, M. and others. Developmental effects of dietary phytoestrogens in Sprague-Dawley rats and interactions of genistein and daidzein with rat estrogen receptors alpha and beta in vitro. *Toxical Sci* 1999 Oct;51(2):236-44. Effects of dietary genistein included a decreased rate of body-weight gain, a markedly increased (2.3 fold) uterine/body weight and a significant acceleration of puberty among females.

Die Effekte von über die Nahrung aufgenommenem Genistein umfassten bei Ratten eine Verringerung der Körpergewichtzunahme, ein merklich erhöhtes Gewicht des Uterus, gemessen am Körpergewicht (2,3-fach), und eine deutliche Beschleunigung der Pubertät bei Weibchen.

1999 Abe, T. Infantile leukemia and soybeans—a hypothesis. *Leukemia* 1999 Mar;13(3)317-20. Genistein from soybeans contributes to DNA strand breaks and may be 'largely responsible' for infantile acute leukemia.

Genistein aus Sojabohnen trägt zu DNA-Strangbrüchen bei und könnte 'weitgehend verantwortlich' für akute Leukämie bei Säuglingen sein.

2000 Quella, S. K. and others. Evaluation of soy phytoestrogens in the treatment of hot flashes in breast cancer survivors: A North Central Cancer Treatment Group Trial. *J Clin Oncol* 2000 Mar;18(5):1068-1074. Soy did not relieve hot flashes in breast cancer survivors.

Soja befreite Brustkrebsüberlebende nicht von ihren Hitzewallungen.

2000 Clarkson, T. B. Soy phytoestrogens: what will be their role in postmenopausal hormone replacement therapy? *Menopause* 2000 Mar-Apr;7(2):71-5. Soy did not prevent bone loss when measured at autopsy in female monkeys who had had their reproductive organs removed.

Messungen bei der Autopsie von weiblichen Affen, denen die Fortpflanzungsorgane entfernt worden waren, ergaben, dass Soja den Knochenverlust nicht verhütet hatte.

2000 North, K. and Golding, J. A maternal vegetarian diet in pregnancy is associated with hypospadias. The ALSPAC Study Team. Avon Longitudinal Study of Pregnancy and Childhood. *BJU Int* 2000 Jan;85(1):107-113. Vegetarian women are likely to consume more soy than the general population. Incidence of hypospadias was twice as great in vegetarian mothers than in non-vegetarian mothers. Hypospadias is a birth defect due to interrupted development of the penis.

Frauen, die sich vegetarisch ernähren, verzehren wahrscheinlich mehr Soja als die Bevölkerung im Allgemeinen. Beim männlichen Nachwuchs der Vegetarierinnen trat Hypospadie doppelt so häufig auf im Vergleich zu den Nicht-Vegetarierinnen. Hypospadie ist ein Geburtsfehler, bei dem die Entwicklung des Penis unterbrochen wurde.

2000 Nakamura, Y. and others. Determination of the levels of isoflavonoids in soybeans and soyderived foods and estimation of isoflavonoids in the Japanese daily intake. *J AOAC Int*

2000;83:635-650. This survey found that average isoflavone consumption in Japan is about 28 mg per day.

Diese Umfrage ergab, dass in Japan der durchschnittliche Verzehr von Isoflavonen etwa 28 Milligramm pro Tag beträgt.

2000 Vegetarian diet in pregnancy linked to birth defect. *British Journal of Urology International,* 2000 Jan;85:107-113. Mothers who ate a vegetarian diet during pregnancy had a fivefold greater risk of delivering a boy with hypospadias, a birth defect of the penis. The authors of the study suggested, that the cause was greater exposure to phytoestrogens in soy foods popular with vegetarians.

Mütter, die sich während der Schwangerschaft vegetarisch ernährt hatten, wiesen ein fünfmal höheres Risiko auf, einen Knaben mit Hypospadie, einem Geburtsfehler des Penis, zu gebären. Die Autoren der Studie gehen davon aus, dass die grössere Aussetzung gegenüber Phytoöstrogenen aus der Sojanahrung, die bei Vegetariern beliebt ist, die Ursache dafür ist.

2000 Bee, G. Dietary Conjugated Linoleic Acids Alter Adipose Tissue and Milk Lipids of Pregnant and Lactating Sows. *J Nutr* 2000;130:2292-2298. Dietary mixtures for pigs which are carefully formulated to promote reproduction and growth, allow approximately 1 percent of the ration as soy in a diet based on grains and supplements. (Pigs have a digestive system similar to humans.) The Central Soy Company, Inc. website gives a range of 2.5 percent to 17.5 percent soy in the diet of pigs, citing a number of anti-nutritional components that 'have been documented to cause gastrointestinal disturbance, intestinal damage, increased disease susceptibility and reduced performance in pigs.'

Bei Futtermischungen für Schweine, die auf der Basis von Getreide und Zusatzfutter sorgfältig zusammengestellt werden, um die Fortpflanzung und das Wachstum zu fördern, ist etwa ein Prozent Soja zugelassen. (Schweine haben ein Verdauungssystem, das dem menschlichen ähnlich ist). Die Website der Central Soja Company, Inc. gibt ein Anteil von 2,5 bis 17,5 Prozent für Soja in Schweinefutter an und führt eine Anzahl für die Ernährung ungünstiger Komponenten auf, 'die als Ursachen von Verdauungsstörungen, Darmschäden, erhöhter Anfälligkeit für Krankheiten und reduzierter Leistung bei Schweinen dokumentiert sind.'

2000 Cassanova, N. and others. Comparative effects of neonatal exposure of male rats to potential weak (environmental) estrogens on spermatogenesis at puberty and the relationship to adult testis size and fertility: evidence for stimulatory effects of low estrogen levels. *Endocrinology* 2000 Oct; 141(10):3898-907. Administration of genistein to rats significantly retarded most measures of pubertal spermatogenesis. Animals fed a soy-free diet had significantly larger testes than controls fed a soy-containing diet. It is concluded that . . . 'the presence or absence of soy or genistein in the diet has significant short-term (pubertal spermatogenesis) and long-term (body weight, testis size, FSH levels and possibly mating) effects on males.'

Die Verabreichung von Genistein an Ratten verzögerte die meisten Prozesse der pubertären Spermatogenese erheblich: Die Tiere, die sojafreie Nahrung bekamen, hatten bedeutend grössere Hoden als jene der Kontrollgruppe, die Sojafutter frassen. Die Schlussfolgerung lautet . . . ' dass das Vorhandensein oder das Fehlen von Soja und Genistein in der Nahrung bedeutende kurzfristige Effekte (pubertäre Spermatogenese), sowie langfristige (Körpergewicht, Hodengrösse, FSH-Werte und eventuell die Paarung) bei Männchen haben.'

2000 Watanabe, S. and others. Effects of isoflavone supplement on healthy women. *Biofactors* 2000;12(1-4):233-41. After one month of taking 20 mg or 40 mg isoflavones daily, 60% of the young women had prolonged menstruation, 20% had shortened menstruation, 17% remained unchanged and 3% became irregular. Other hormonal changes 'suggest that isoflavones influence not only estrogen receptor-related functions but the hypothalamo-hypophysis-gonadal axis.'

Nach einer einmonatigen täglichen Einnahme von 20 oder 40 Milligramm Isoflavon hatten 60 Prozent der jungen Frauen eine verlängerte und 20 Prozent eine verkürzte Menstruation; bei 17 Prozent blieb sie unverändert, und 3 Prozent hatten einen unregelmässigen Zyklus. Andere hormonelle Veränderungen führen zur Annahme, 'dass Isoflavone nicht nur die von den Östrogen-Rezeptoren abhängigen Funktionen beeinflussen, sondern auch die Hypothalamus-Hypophysen-Gonaden-Achse.'

2000 Yang, J. and others. Influence of perinatal genistein exposure on the development of MNU-induced mammary carcinoma in female Sprague-Dawley rats. *Cancer Lett* 2000 Feb 28,149(1-2):171-9.
'.... perinatal genistein is an endocrine disrupter and increases the multiplicity of MNU-induced mammary carcinoma in rats.'

' . . . perinatales Genistein unterbricht das endokrine System und erhöht die Vielfalt der MNU-induzierten Mammakarzinome (Brustkrebs) bei Ratten.'

2000 Salti, G. I. and others. Genistein induces apoptosis and topoisomerase II-mediated DNA breakage in colon cancer cells. *Eur J Cancer* 2000 Apr;36(6):796-802. DNA breakage in colon cancer cells occurred within 1 hour of treatment with genistein.

Bei Darmkrebszellen fand nach einer einstündigen Behandlung mit Genistein ein DNA-Bruch statt.

2000 Lephard, E.D. and others. Phytoestrogens decrease brain calcium-binding proteins, but do not alter hypothalamic androgen metabolizing enzymes in adult male rats. *Brain Res* 2000 Mar 17;859(1):123-31. Animals fed diets containing phytoestrogens for 5 weeks had elevated levels of phytoestrogens in the brain and a decrease of brain calcium-binding proteins. Calcium-binding proteins are associated with protection against neurodegenerative diseases.

Tiere, die während fünf Wochen ein phytoöstrogenhaltiges Futter bekamen, zeigten einen erhöhten Phytoöstrogen-Wert im Gehirn und eine Abnahme der kalziumbindenden Proteine des Gehirns. Diese Proteine haben eine Verbindung zum Schutz vor neurodegenerativen Erkrankungen (entartende Krankheiten).

2000 Strick, R. and others. Dietary bioflavonoids induce cleavage in the MLL gene and may contribute to infant leukemia. *Proc Natl Acad Sci* USA 2000 Apr 25;97(9):4790-5. Researchers found that flavonoids, especially genistein, can cross the placenta and induce cell changes that lead to infant leukemia.

Forscher fanden heraus, dass Flavonoide, vor allem Genistein, die Plazenta passieren und Zellveränderungen induzieren können, die zu Leukämie bei Kleinkindern führen.

2000 Gee, J. M. and others. Increased induction of aberrant crypt foci by 1,2-dimethylhydrazine in rats fed a diet containing purified genistein or genistein-rich soya protein. *Carcinogenesis* 2000;21:2255-2259. Rats fed the isoflavone genistein exhibited pathological changes in the colon.

Ratten, denen das Isoflavon Genistein gefüttert wurde, zeigten krankhafte Veränderungen im Dickdarm.

2000 Ikeda, T. and others. Dramatic synergism between excess soybean intake and iodine deficiency on the development of rat thyroid hyperplasia. *Carcinogenesis* 2000 Apr;21(4):707-13. Excess soybean intake with iodine deficiency caused abnormal growth of the thyroid gland.

Der übermässige Verzehr von Sojabohnen verursachte bei einem Jodmangel ein abnormales Wachstum der Schilddrüse.

2000 Nagata, C. and others. Inverse association of soy product intake with serum androgen and estrogen concentrations in Japanese men. *Nutr Cancer* 2000;36(1):14-8. Researchers found lower testosterone levels and higher estrogen levels in Japanese men who consumed higher levels of soy foods.

Forscher stellten einen tieferen Testosteronspiegel und höhere Östrogenspiegel bei japanischen Männern fest, die grössere Mengen Soja einnahmen.

2000 Chang, H. C. and others. Mass Spectrometric determination of Genistein tissue distribution in diet-exposed Sprague-Dawley rats. *J Nutr* 2000 Aug;130(8):1963-70. Genistein administered to mice via maternal milk or fortified feed showed dose-dependent increases in total genistein concentration in the brain, liver, mammary, ovary, prostate, testis, thyroid and uterus.

Mäuse, denen über die Muttermilch oder über angereichertes Futter Genistein verabreicht wurde, wiesen eine von der Dosis abhängige Erhöhung der Gesamtkonzentration von Genistein im Gehirn, in der Leber, der Brust, den Eierstöcken, der Prostata, den Hoden, der Schilddrüse und der Gebärmutter auf.

2000 Flynn, K. M. and others. Effects of genistein exposure on sexually dimorphic behaviors in rats. *Toxicol Sci* 2000 Jun;55(2):311-9. Noting that genistein 'has adverse effects on animal reproduction,' the researchers administered genistein to pregnant rats and their offspring during growth. Results indicated significantly decreased body weight in genistein-fed rats compared to controls. The results indicate that developmental genistein treatment, at levels that decrease maternal and offspring body weight, causes subtle alternations in some sexually dimorphic behaviors.

Aufgrund der Beobachtung, dass Genistein 'eine negative Auswirkung auf die Fortpflanzung bei Tieren hat,' verabreichten die Forscher Genistein an trächtige Ratten und deren Nachkommen während des Wachstums. Die Ergebnisse zeigten eine deutliche Abnahme des Körpergewichts bei den genisteingefütterten Ratten, verglichen mit der Kontrollgruppe. Sie besagen, dass eine Genistein-Behandlung während des Wachstums subtile Veränderungen einiger sexuell dimorpher Verhaltensweisen verursacht, wenn durch die Menge des Genisteins das Körpergewicht von Mutter und Nachwuchs gesenkt wird.

2000 Habito, R. C. and others. Effects of replacing meat with soybean in the diet on sex hormone concentrations in healthy adult males. *Br J Nutr* 2000 Oct;84(4):557-63. Men consuming tofu instead of meat for 4 weeks had lower testosterone-oestradiol ratios as well as changes in other hormone levels. 'Thus, replacement of meat protein with soybean protein, as tofu, may have a minor effect on biologically-active sex hormones which could influence prostate cancer risk.'

Männer, die während vier Wochen Tofu anstatt Fleisch konsumierten, hatten ein tieferes Testosteron-Östradiol-Verhältnis sowie Veränderungen anderer Hormonspiegel. 'Folglich kann das Ersetzen von Fleischeiweiss durch Sojaeiweiss wie Tofu eine geringe Wirkung auf biologisch aktive Sexualhormone haben, was das Risiko für Prostatakrebs beeinflussen könnte.'

2000 Pino, A. M. and others. Dietary isoflavones affect sex hormone-binding globulin levels in postmenopausal women. *J Clin Endocrinol Metab* 2000;85:2797-2800. Soy consumption increased sex hormone-binding globulin (SHGB) levels in postmenopausal women, which is evidence of endocrine disruption.

Der Verzehr von Soja erhöhte die Konzentration des Sexualhormon-bindenden Globulins (SHGB) bei postmenopausalen Frauen, was ein Anzeichen für Störungen des Hormonsystems ist.

2001 Badger, T. M. and others. Developmental effects and health aspects of soy protein isolate, casein and whey in male and female rats. *Int J Toxicol* 2001 May-Jun;20(3);165-74. Feeding of soy protein isolate was found to accelerate puberty in female rats. Female rats also had reduced serum 17beta-estradiol concentrations.

Das Füttern mit Sojaproteinisolat beschleunigte die Pubertät bei weiblichen Ratten. Weibliche Ratten wiesen auch einen niedrigeren 17beta-Östradiol-Serumspiegel auf.

2001 Declos, K. B. and others. Effects of dietary genistein exposure during development on male and female DC

(Sprague-Dawley) rats. *Reprod Toxicol* 2001 Nov;15(6):647-63. Genistein was administered to rats at various concentrations starting on gestation day 7 and continuing throughout pregnancy, lactation and growth of the pups to day 50. The genistein-fed rats showed a number of variances from the norm: lower weight in both sexes; decreased prostate weight in males; higher pituitary gland to body weight ratios in both sexes; hyperplasia of the mammary glands, abnormal ovarian antral follicles and abnormal cellular maturation in the vagina in females; aberrant or delayed spermatogenesis and deficit sperm in males; and an increase in the incidence and/or severity of renal tubal mineralization in both sexes, even at low doses. 'Dietary genistein thus produced effects in multiple estrogen-sensitive tissues in males and females that are generally consistent with its estrogenic activity. These effects occurred within exposure ranges achievable in humans.'

Genistein wurde in verschiedenen Konzentrationen an Ratten verabreicht, vom 7. Tag der Trächtigkeit über die Laktation bis hin zum 50. Lebenstag der Jungen. Die Genistein-Ratten zeigten etliche Abweichungen von der Norm: geringeres Gewicht bei beiden Geschlechtern; niedrigeres Prostatagewicht; höheres Gewichtsverhältnis zwischen der Hirnanhangsdrüse und dem Körpergewicht bei beiden Geschlechtern; Hyperplasie (Vermehrung von Zellen) der Brustdrüsen, abnormale antrale Follikel in den Eierstöcken und abnormale zelluläre Reifung in der Vagina; abweichende oder verzögerte Spermatogenese, ein Defizit an Spermien sowie ein Anstieg des Auftretens und/oder des Schweregrads der Mineralisierung des Nierentubulus bei beiden Geschlechtern, selbst bei niedriger Dosierung. 'Demzufolge hat durch die Nahrung aufgenommenes Genistein Auswirkungen auf mehrere östrogenempfindliche Gewebe bei Männchen und Weibchen, die in der Regel im Einklang mit ihrer östrogenen Aktivität sind. Diese Auswirkungen fanden innerhalb eines Aussetzungsbereichs statt, der bei Menschen erreichbar ist.'

2001 de Lemos, M. L. Effects of soy phytoestrogens genistein and daidzein on breast cancer growth. *Ann Pharmacother* 2001 Sep;35(9):118-21. 'Genistein and daidzein may stimulate existing breast tumor growth and antagonize the effects of tamoxifen.

Women with current or past breast cancer should be aware of the risks of potential tumor growth when taking soy products.'

'Genistein und Daidzein können das Wachstum bestehender Brusttumore stimulieren und dem Effekt von Tamoxifen entgegenwirken. Frauen, die Brustkrebs haben oder hatten, sollten sich des Risikos eines potenziellen Tumorwachstums bewusst sein, wenn sie Sojaprodukte essen.'

2001 Ju, Y. H. and others. Physiological concentrations of dietary genistein dose-dependent stimulate growth of estrogen-dependent human breast cancer (MCF-7) tumors implanted in athymic nude mice. *J Nutr* 2001 Nov;131(11):2957-62. Genistein stimulated breast tumor growth and cell proliferation in mice in a dose-responsive manner.

Genistein stimuliert das Wachstum von Brusttumoren und die Zellvermehrung bei Mäusen auf eine von der Dosis abhängige Weise.

2001 Strom, B. L. and others. Exposure to soy-based formula in infancy and endocrinological and reproductive outcomes in young adulthood. *JAMA* 2001 Nov 21;286(19):2402-3. Although reported in the media as a vindication of soy infant formula, the study actually found that soy-fed infants had more reproductive problems and more asthma as adults.

Obschon die Medien über diese Studie als Rechtfertigung für Sojasäuglingsnahrung berichteten, stellte sie eigentlich fest, dass mit Soja ernährte Säuglinge mehr Fruchtbarkeitsprobleme und mehr Asthma als Erwachsene hatten.

2001 Massey, L. K. and others. Oxalate content of soybean seeds (Glycine max: Leguminosae), soyfoods, and other edible legumes. *J Agric Food Chem* 2001 Sep;49(9):4262-6. Soy foods were found to be high in oxalates and likely to contribute to kidney stones.

Sojaprodukte haben einen hohen Gehalt an Oxalaten und können zur Bildung von Nierensteinen beitragen.

2001 Lephart, E. D. and others. Dietary soy phytoestrogen effects on brain structure and aromatase in Long-Evans rats. *Neuroreport* 2001 Nov 16;12(16):3451-5. Dietary phytoestrogens significantly change the structure of the sexually dimorphic brain region in male but not in female rats.

Über Nahrung aufgenommene Phytoöstrogene verändern die Struktur der sexuell dimorphen Hirnregion bei männlichen, jedoch nicht bei weiblichen Ratten, deutlich.

2001 Allred, C. D. and others. Soy diets containing varying amounts of genistein stimulate growth of estrogen-dependent (MCF-7) tumors in a dose-dependent manner. *Cancer Res* 2001 Jul 1;61(13):5045-50. Soy protein isolates containing increasing concentrations of genistein stimulate the growth of estrogen-dependent breast cancer cells in vivo in a dose-dependent manner.

Sojaproteinisolat mit zunehmender Konzentration von Genistein stimuliert das Wachstum der östrogenabhängigen Brustkrebszellen in vivo auf eine von der Dosis abhängige Weise.

2001 Allred, C. D. and others. Dietary genistin stimulates growth of estrogen-dependent breast cancer tumors similar to that observed with genistein. *Carcinogenesis* 2001 Oct;22(10):1667-73. Genistin, the glycoside form of genistein, is converted to genistein by human saliva. The glycoside genistin, like the aglycone genistein, can stimulate estrogen-dependent breast cancer cell growth in vivo. Removal of genistin or genistein from the diet caused tumors to regress.

Wurde Genistin oder Genistein aus der Nahrung entfernt, gingen die Tumore zurück.

2001 Khalil, D. A. and others. Soy protein supplementation increases serum insulin-like growth factor-1 in young and old men but does not affect markers of bone metabolism. *J Nutr* 2002 Sep;132(9):2605-8. Men consuming soy protein had higher levels of insulin-like growth factor-1 (IGF-1) than those consuming milk protein. According to many other studies (but not stated in the report), high levels of IGF-1 are also found in rBGH milk and have been implicated in causing hormonal cancers.

Junge und alte Männer, die Soja assen, wiesen höhere Werte des insulinähnlichen Wachstumsfaktors 1 (IGF-1) auf, verglichen mit jenen, die Milchproteine einnahmen. Laut vielen anderen Studien (die jedoch nicht in diesem Bericht eingeschlossen sind) werden erhöhte IGF-1-Konzentrationen auch in rBST-Milch gefunden und haben eine Verbindung zur Verursachung von hormonabhängigem Krebs.

2002 Doerge, D. and Chang, H. Inactivation of thyroid peroxidase by soy isoflavones, in vitro and in vivo. *J Chromatogr B Analyt Technol Biomed Life Sci* 2002 Sep 25;777(1-2):269. The paper reviews the evidence in humans and animals for anti-thyroid effects of soy and its principal isoflavones, genistein and daidzein. Genistein interfere with estrogen receptors in rat prostate glands which ' . . . may have implications for reproductive toxicity and carcinogenesis that warrant further investigation.'

Diese Veröffentlichung überprüft die Beweise für die negativen Wirkungen der Soja und ihrer wichtigsten Isoflavone Genistein und Daidzein auf die Schilddrüse bei Mensch und Tier. Genistein beeinträchtigt die Östrogenrezeptoren in den Prostatadrüsen von Ratten, was ' . . . Auswirkungen auf die Fortpflanzungstoxizität und die Entstehung von Krebs haben kann und somit weitere Untersuchungen rechtfertigt.'

2002 Whitehead, S. A. and others. Acute and chronic effects of genistein, tyrphostin and lavendustin A on steroid synthesis in luteinized human granulosa cells. *Hum Reprod* 2002 Mar;17(3):589-94. Genistein directly inhibits steroid-producing enzymes.

Genistein hemmt steroidproduzierende Enzyme direkt.

2002 Doerge, D. R. and Sheehan, D. M. Goitrogenic and estrogenic activity of soy isoflavones. *Environ Health Perspect* 2002 Jun;110 suppl 3:349-53. 'Soy is known to produce estrogenic isoflavones. Here, we briefly review the evidence for binding of isoflavones to the estrogen receptor, in vivo estrogenicity and developmental toxicity, and estrogen developmental carcinogenesis in rats. Genistein, the major soy isoflavone, also has a frank estrogenic effect in women. We then focus on evidence from animal and human studies suggesting a link between soy consumption and goiter, an activity independent of estrogenicity. Iodine deficiency greatly increases soy antithyroid effects, whereas iodine supplementation is protective . . . Although safety testing of natural products, including soy products, is not required, the possibility that widely consumed soy products may cause harm in the human population via either or both estrogenic and goitrogenic activities is of concern.'

' . . . obwohl Sicherheitskontrollen natürlicher Produkte, einschliesslich der Soja-Produkte, nicht obligatorisch sind, gibt die Möglichkeit, dass der weitverbreitete Konsum von Sojaprodukten dem Menschen schaden könnte—sowohl über die östrogenen oder die kropfbildenden Aktivitäten als auch über beide—, Anlass zur Besorgnis.'

2002 Ju, Y. H. and others. Dietary genistein negates the inhibitory effect of tamoxifen on growth of estrogen-dependent human breast cancer (MCF-70) cells implanted in athymic mice. *Cancer Res* 2002 May 1;62(9):2474-7. Dietary genistein negated or overwhelmed the inhibitor effect of tamoxifen on tumor growth in ovariectomized and athymic mice. 'Therefore, caution is warranted for postmenopausal women consuming dietary genistein while on TAM therapy for E-responsive breast cancer.'

Genistein schaltete die hemmende Wirkung von Tamoxifen auf das Tumorwachstum bei Mäusen ohne Eierstöcke und Thymusdrüse aus. 'Aus diesem Grund ist Vorsicht geboten bei postmenopausalen Frauen, die Genistein aus der Nahrung aufnehmen, während sie eine Tamoxifen-Therapie für endokrinabhängigen/hormonabhängigen Brustkrebs machen.'

2002 Whitten, P. L. and others. Neurobehavioral actions of coumestrol and related isoflavonoids in rodents. *Neurotoxicol Teratol* 2002 Jan-Feb;24(1):47-54. Coumestrol and related isoflavones induced neurobehavioral actions in rodents that were antiestrogenic, either antagonizing or producing an action in opposition to that of estradiol. 'This work demonstrates that even small, physiologically relevant exposure levels can alter estrogen-dependent gene expression in the brain and complex behavior.'

'Diese Arbeit demonstriert, dass sogar kleine, physiologisch relevante Aussetzungsmengen die östrogenabhängige Genexpression im Gehirn und im komplexen Verhalten verändern können.'

2002 Kumar, N.B. and others. The specific role of isoflavones on estrogen metabolism in premenopausal women. *Cancer* 2002 Feb 15;94(4):1166-74. Sixty eight women consuming 40 mg soy isoflavones daily for 12 weeks had changes in steroid hormones and increased cycle length.

68 Frauen, die täglich 40 Milligramm Soja-Isoflavone während zwölf Wochen einnahmen, hatten Veränderungen in den Steroidhormonen und einen verlängerten Zyklus.

2002 Sharpe, R. M. and others. Infant feeding with soy formula milk: effects on the testis and on blood testosterone levels in marmoset monkeys during the period of neonatal testicular activity. *Hum Reprod* 2002 Jul;17(7):1692-703. Infant male marmoset monkeys were fed either soy-based or milk-based formula. The neonatal testosterone rise was suppressed in the soy-fed monkeys. Levels of isoflavone in the monkey diets were 40-87% of that reported in 4-month human infants fed a 100% soy-based formula diet. 'It is therefore considered likely, that similar or larger effects to those shown here in marmosets may occur in human male infants fed with soy milk formula.'

Neugeborenen männlichen Weissbüschelaffen wurde entweder Soja—oder Milch-Säuglingsnahrung verabreicht. Der neonatale

Anstieg des Testosterons wurde bei den sojagefütterten Affen unterdrückt. Die Menge der Isoflavone im Affenfutter entsprach 40 bis 87 Prozent der Menge, die vier Monate alte Säuglinge mit einer hundertprozentigen Sojakleinkindernahrung aufnahmen. 'Es ist daher wahrscheinlich, dass bei männlichen Säuglingen, die Sojasäuglingsnahrung bekommen, ähnliche oder erheblichere Auswirkungen auftreten können.'

2002 Chiang, C. E. and others. Genistein Inhibits the Inward Rectifying Potassium Current in Guinea Pig Ventricular Myocytes. *J Biomed Sci* 2002;9:321-326. Dietary isoflavones genistein dosedependently and reversibly inhibit the inward rectifying K+ (potassium) current in guinea pigs ventricular myocytes, suggesting the potential for soy isoflavones to cause heart arrhythmias.

Versuche mit Meerschweinchen deuten darauf hin, dass Soja-Isoflavone (dosisabhängig) die Fähigkeit haben, Herzrhythmusstörungen auszulösen.

2002 Lephard, E. D. and others. Neurobehavioral effects of dietary soy phytoestrogens. *Neurotoxicol Teratol* 2002 Jan-Feb;24(1):5-16. Male mice fed diets rich in phytoestrogens had lower levels of maze performance then male mice fed diets free of phytoestrogens. (Opposite results were observed in female mice). The results indicate that consumption of dietary phytoestrogens resulting in very high plasma isoflavone levels (in many cases over a relatively short interval of consumption in adulthood) can significantly alter sexually dimorphic brain regions, anxiety, learning and memory.

Männliche Mäuse mit einer phytoöstrogenreichen Ernährung zeigten tiefere Leistungswerte im Labyrinth als männliche Mäuse, deren Nahrung keine Phytoöstrogene enthielt . . . Die Ergebnisse zeigen, dass der Verzehr von Pflanzenöstrogenen sexuell dimorphe Hirnregionen, das Angst—und Lernverhalten sowie die Gedächtnisleistung wesentlich verändern kann.

2002 Newbold, R. and others. Increased uterine cancer seen in mice injected with genistein, a soy estrogen, as newborns. *Cancer*

Research 2002 Jun 1;61(11):4325-8. Infant mice given genistein developed cancer of the uterus later in life. 'The data suggest that genistein is carcinogenic if exposure occurs during critical periods in a young animal's development.'

Neugeborene Mäuse, denen Genistein gespritzt wurde, entwickelten Gebärmutterkrebs im Verlauf ihres Lebens. 'Die Daten zeigen, dass Genistein krebserzeugend ist, wenn die Aussetzung während entscheidenden Phasen in der Entwicklung eines jungen Tieres erfolgt.'

2002 Kulling, S. and others. Oxidative metabolism and genotoxic potential of major isoflavone phytoestrogens. *J Chromatogr B Analyt Technol Biomed Life Sci* 2002 Sep 25,777(1-2):211. The study describes the potential genetic toxicity of the breakdown products of soy isoflavones.

Die Studie beschreibt die potenzielle genetische Toxizität der Abbauprodukte der Soja-Isoflavone.

Soja tötet

Durch das massive Spritzen von Pestiziden in Paraguay leiden Menschen oft an akuten und chronischen Krankheiten, die manchmal zum Tode führen. Der 11-jährige Knabe Silvino Talavera war am 2. Januar 2003 auf dem Heimweg von der Schule. Dabei wurde er mit Pestiziden besprüht, die auf den riesigen Soja-Monokulturen um sein Haus eingesetzt werden. Der Knabe wurde ins Spital gebracht und am 6. Januar entlassen. Noch am selben Tag wurden wieder, nur 15 Meter von seinem Zuhause entfernt, Pestizide gespritzt. Drei seiner Brüder und zwanzig Personen aus dem Dorf mussten ins Spital. Silvino starb am 7. Januar!
Google-Recherche mit den Stichworten: Silvino Talavera, Paraguay Roundup-Soy.

Für die Saison 2010/2011 wird in Paraguay eine Sojaernte von über acht Millionen Tonnen erwartet—ein Erfolg für die Sojaproduzenten und ein tödliches Schicksal für die Menschen,

die dort leben. Schätzungen zufolge sollen 90 Prozent der Soja in Paraguay gentechnisch verändert sein.
Jeffrey Smith, *Institute for Responsible Technology*

Ein Artikel aus dem Magazin *Wise Traditions* (Herbst 2009, S. 95): Die traditionelle Sojabohne enthält verschiedene Gifte, die bei regelmässiger Einnahme kleinerer Portionen über längere Zeit schädliche Auswirkungen haben können. Die gentechnisch veränderte Soja scheint noch viel, viel schlimmer zu sein. Der Allergiespezialist Dr. John Boyles aus Ohio sagt: "I used to test for soy allergies all the time, but now that soy is genetically engineered, it is so dangerous, that I tell people never to eat it." (**Früher testete ich immer auf Soja-Allergien, aber jetzt, da die Soja gentechnisch verändert und so gefährlich ist, weise ich die Leute an, sie nie zu essen.**) Gentechnisch veränderte Soja (GV-Soja) hat zwei neue Eiweisse, die allergene Eigenschaften und 7-mal mehr Trypsinhemmstoffe, bekannt als Soja-Allergene, enthalten. Als weibliche Ratten mit GV-Soja gefüttert wurden, starb der meiste Nachwuchs innerhalb dreier Wochen, verglichen mit 10 Prozent Sterbefälle in der Kontrollgruppe mit natürlicher Sojaeinnahme. Die Körpergrösse des mit GV-Soja gefütterten Nachwuchses war im Allgemeinen kleiner, und sie wiesen Fortpflanzungsprobleme auf. **Wenn männlichen Ratten GV-Soja gefüttert wurde, änderte sich die Farbe der Hoden von normal rosa zu dunkelblau.**
www.responsibletechnology.org, Mai 2009 / Mäusespermien.

Es wäre weise, vorsichtig zu sein. Das israelische Gesundheitsministerium, die französische Lebensmittelagentur und das deutsche Bundesinstitut für Risikobewertung warnten Eltern und Kinderärzte.

Warnungen kamen auch von renommierten unabhängigen Forschern wie: Dan Sheehan, (heute im Ruhestand, früher leitender Toxikologe im *Laboratory of Toxicological Research* der FDA) in Jefferson, Arkansas; Retha Newbold (*National Institute of Environmental Health Sciences*) in Triangle Park, Nord-Carolina; Dr. Irvin E. Liener (emeritierter Professor der *University of Minnesota* und weltweit führender Experte für antinutritive Inhaltsstoffe wie Protease-Hemmer, Phytate, Lektine und Saponine); Lon R. White

MD, (Neuro-Epidemiologe am *Pacific Health Institute*) in Honolulu; und Dr. Mary G. Enig PhD (die mutige Wissenschaftlerin, die in den späten 1970er-Jahren als erste über die Gefahren von Transfetten sprach).

Alternative Ärzte wie Max Gerson MD, der erstaunliche Erfolge in der Krebsheilung erzielte, sowie Nicholas Gonzalez MD und andere haben die Soja auch in ihre "Iss das nicht"-Liste aufgenommen. Der Neurochirurg Russell Blaylock warnte eindringlich vor den nachteiligen Effekten für Gehirn und Nervensystem. Alle studierten eingehend die Forschungsarbeiten und bestätigten, dass Vorsicht geboten sei. Soja kann Säuglinge, Kinder und Erwachsene einem gesundheitlichen Risiko aussetzen.

Wise Traditions, Fall 2010, Volume 11, Nr. 3, S. 75-80

Ein aufschlussreiches Buch (englisch): *The whole soy story, the dark side of America's favorite health food* von Dr. Kaayla, T. Daniel PhD, CCN (Die ganze Geschichte zu Soja, die dunkle Seite von Amerikas Lieblingsgesundheitsnahrung) gibt die Geschichte der Soja wieder und liefert wissenschaftliche Dokumentationen zu den negativen Effekten! Soja-Geniesser können in diesem Buch Antworten auf ihre Fortpflanzungsprobleme und Gesundheitsschäden finden!

Grosses Geständnis

National Institutes of Health! (NIH, Nationale Gesundheitsinstitute)

Die NIH gestehen, dass sie Forschungen zu Soja und Gesundheit während vieler Jahre unterstützt hatten, jedoch nicht wissen, ob Soja etwas verhüten oder heilen kann oder ob sich Soja überhaupt als ungefährlich erweist! Nach gründlicher Prüfung der Literatur (*www.ahrq.gov/clinic/tp/soytp.htm*) fanden die NIH 'umfangreiche, aber schwache Ergebnisse und störende Daten über Sojaprodukte, die in der Forschung benützt wurden.'

Heindel et. al. Environmental Health Perspectives 2008:116(3):389-393.

Mit anderen Worten: **Um die Vorteile von Soja zu beweisen, verglichen Wissenschaftler die Effekte von Tier zu Tier mit einer Kontrolldiät, die Soja enthielt . . . eine unakzeptable Weise, Studien zu entwerfen, aber ein ausgezeichneter Weg, um die negativen Effekte, die durch Sojafutter verursacht werden, zu verstecken.**
Wise Tradition, Spring 2010, S. 79

Graswürfel anstelle der teuren Soja

So steht es in der *BauernZeitung* zur Futterkonservierung: 'Graswürfel sind und bleiben ein ernährungsphysiologisch wertvolles, einheimisches, wiederkäuergerechtes, eigenes Futter. Vorteilhaft ist auch die hohe Verdaulichkeit der pflanzlichen Gerüstsubstanzen. Dies hat gerade bei Hochleistungstieren mit kraftfutterreichen Rationen pansenphysiologische Vorteile, was **das Wohlbefinden und die Gesundheit der Tiere stark fördert.**'
BAUERNZEITUNG, 10. Juli, 2009 S.6

Da die ungeeigneten Phytoöstrogene aus der Soja über die Kuh in die Milch gelangen, ist die Grasfütterung nicht nur zum Wohl der Kühe, sondern auch der Menschen, die die Milch von grasgefütterten Kühen trinken. Wo Soja schadet, ernährt und schützt diese Milch!

Und warum nicht:

Mit Weidegras viel Geld sparen

Artikel aus dem *Schweizer Bauer*: 'Die optimale Verwertung des Weidegrases spart viel Geld . . . Weidegras ist das kostengünstigste Raufutter überhaupt. In weidebetonten Fütterungssystemen ist es daher das oberste Ziel, hervorragende Weidebestände zu erhalten und möglichst viel Gras auf direktem Weg durch die Kühe veredeln zu lassen . . . Im Vollweidesystem im Sommer, nicht zuletzt aus wirtschaftlicher Sicht, kann im Allgemeinen auf eine Ergänzungsfütterung zur Weide verzichtet werden.'
Schweizer Bauer, 8. Juli, 2009 S15

Rohmilch spritzen für gesündere Weiden?

Der Bauer David Wetzel aus Nebraska spritzt Rohmilch auf seine Weiden, um auf der ausgelaugten Erde das Wachstum und die Qualität des Grases zu fördern und damit eventuell auch den Ernteertrag zu verbessern.

Wie bei vielen anderen Entdeckungen war auch hier, im Jahr 2002, der Zufall im Spiel. David, der früher ein Geschäftsleitungsmitglied einer Stahlfirma war, begann seine zweite Karriere als Milchbauer auf einer 128 Hektar grossen Farm im Nordosten von Nebraska.

"Mein Hintergrund hat nichts zu tun mit Landwirtschaft, und ich habe auch keine Verwandten, die mir sagen würden, mach das oder mach das nicht!," erklärte er. "So machte ich das, was ich für richtig hielt."

Wetzel begann, Spezial-Butter und—Käse zu produzieren, wofür es nur die Fette seiner Kühe brauchte. Riesige Mengen von Magermilch fielen dabei als Abfallprodukt an. Um diese zu entsorgen, fuhr er auf einem Stück Weide hin und her und liess die weisse Flüssigkeit aus seinem Tank in die Erde fliessen. Er schüttete jeden zweiten Tag 600 Gallonen Magermilch (22 712 Liter) auf sein Feld.

Etwas Lustiges geschah, als Wetzel seine Kühe auf den Weiden grasen liess: Sie formten eine gerade Linie, genau an der Stelle, wo das Feld mit Milch übergossen worden war. Als die Monate vergingen, bemerkte Wetzel, dass sich das Gras dort geschmeidiger anfühlte, gesünder aussah und dichter wuchs.

Im bitterkalten Winter mit Temperaturen bis zu minus 23 Grad entschloss sich Wetzel, seine Erde durch eine Dünger-Firma testen zu lassen. Da der Boden gefroren war, fanden die Arbeiter keine Stelle auf dem Land, um ein Loch für den Test zu graben, bis sie es in der weichen Erde im Milchfeld versuchten. Das Messgerät sank wie ein 'heisses Messer durch Butter' in den Boden, und sie brachten nährstoffreiche Erde hervor.

Wetzel bat seinen Nachbarn Terry Gompert, ein Landwirtschaftsberater an der Universität von Nebraska, sich das anzuschauen. Gompert ist zwar kein Forscher, aber ein Spezialist in ganzheitlicher Landbewirtschaftung. Gompert bat seine Kollegen von der Universität, Boden-Spezialist Charles Shapiro und Unkraut-Spezialisten Stevan Kenzevic, um Unterstützung. Zusammen überprüften sie die Milchhypothese. Nach 45 Tagen hatten sie die verblüffenden Resultate.

Nach Gompert hatte die rohe Milch eine grosse Wirkung. Auf den milchbehandelten Grundstücken wuchsen etwa 1100 Pfund mehr Gras pro Acre als auf den unbehandelten Flächen, dies ist eine 26-prozentige Erhöhung. Auch war die Erde 18 Prozent weicher als die unbehandelte nach den Verdichtungstests—das bedeutet: Sie ist durchlässiger und kann besser Wasser und Luft aufnehmen.

Gompert sagte, dass das Gras einfach gesünder aussähe, weniger Schadstellen oder gelbe Verfärbungen hätte und dass das grosse Volumen diese starke Zunahme verursacht hätte.

Auch wenn klar ist, dass zu diesen Ergebnissen noch viel mehr Forschung betrieben werden muss, sind sie eigentlich logisch: Milch ist Nahrung für die unsichtbaren Bakterien, Pilze, Protozoen und Nematoden, die in einer gesunden Erde zusammen ihre Aktivität entfalten.

"Unser unfairer Vorteil ist, dass die Mikroben für uns arbeiten," sagte Gompert. "Die Milch ernährt nur die Arbeiter."

Rohmilch ist eine vielfältige Mischung aus Proteinen und Zucker-Komplexen, die Mikroben für ihr Wachstum benötigen. Zusätzlich ist Rohmilch eine der besten Quellen für Vitamin B und enthält eine Fülle an Enzymen, die die Nahrung für Mikroben und Pflanzen spalten können. Gompert erklärt, dass viele US-Bauern die Aktivität der Mikroben in ihren Weiden achtlos unterbinden würden durch jahrelanges Pflügen, Einsatz von Chemikalien und Überweidung . . .

Wetzel beobachtete in den Jahren seiner Rohmilchanwendung, dass er die Milch sowohl auf den Boden als auch auf das Gras spritzen kann und einen ähnlichen Erfolg erzielt. Unter anderem beobachtete Wetzel, dass es die Heuschrecken fern hielt. Die Theorie ist, dass die Insekten nicht an gesunden Pflanzen interessiert sind. Ob eine Pflanze gesund ist oder nicht, hängt davon ab, wie viel Zucker sie enthält. Insekten—also auch Heuschrecken—haben keine Bauchspeicheldrüse und können daher den Zucker nicht verarbeiten. Milch enthält jedoch ziemlich viel Zucker, den die Heuschrecken nicht vertragen. Sie sterben oder machen sich so schnell, wie sie ihre Beinchen tragen können, davon.

Die Theorie, warum Rohmilch funktioniert: Luft besteht zu 78 Prozent aus Stickstoff. Stickstoff ist nicht wegen uns in der Luft, sondern wegen den Pflanzen. Rohmilch ernährt Mikroben und anderes im Boden. Was brauchen Mikroben zum Wachstum? Eiweiss, Zucker, Wasser und Wärme. Rohmilch hat eine der vollständigsten Aminosäurestrukturen, die man in Nahrung kennt. Rohmilch besitzt einen der besten Zuckerkomplexe, die man in Nahrung kennt, der zudem die natürliche Enzymstruktur hat, um diese Zucker zu nutzen. Für ein explosives Wachstum nutzen die Mikroben Vitamin B und Enzyme. Was gibt man einer Kuh, wenn ihr Pansen nicht richtig funktioniert (die Mikroben nicht arbeiten)? Viele geben Vitamin-B-Spritzen, Naturbauern jedoch verabreichen etwas Rohmilchjogurt. Vitamin B ist super für die Stimulation der Mikroben. Es gibt keine andere Nahrung, die einen wirksameren Vitamin-B-Komplex hat, als Rohmilch (dieser Komplex wird durch die Pasteurisation zerstört). Rohmilch ist eine der besten Quellen für Enzyme (auch die Enzymsysteme werden durch die Pasteurisation zerstört.)

Weitere Beobachtungen: Das Natrium in der Erde wird um die Hälfte reduziert. Wetzel vermutet, dass der von Chemikalien verursachte Schaden im Boden durch die Mikroben und/oder Enzyme abgebaut oder saniert wird.

Vollständiger Artikel: *Unterrified Democrat,* March 10, 2010.

Google-Recherche mit den Stichworten: David Wetzel, Green Pastures fermented cod liver oil.

17
Der Staat gegen Kleinbauern in Amerika

Sind andere Länder auch in Gefahr?

Viele Länder schauen auf Amerika und wollen wie Amerika leben: einfach immer billiger! Kann das wirklich im besten Interesse der Gesundheit sein? Die Technologie in der Nahrung ist heute so weit, dass alles, was naturgerecht ist, überfahren, unterdrückt und vergessen wird. In meinem kleineren Staat New Jersey, dessen Fläche ungefähr der Schweiz entspricht, gab es früher Tausende von Milchbauern! Heute kann man sie an einer Hand abzählen . . . das bedeutet, dass heute in Amerika für den Transport der Milch sehr lange Strecken notwendig sind.

"Die Milchbauern als Sklaven?," schrieb Edgar Bläsi im *Schweizer Bauer* vom 17. Juni 2009. Dem ist nicht viel hinzufügen, denn es ist klar: Wenn 'anderswo' Ware billiger produziert und verkauft werden kann, wird von diesem 'Anderswo' eingekauft (leider unabhängig von der Qualität, weil Mütter und Väter nichts darüber wissen).

Milch und Milchprodukte können in vielen Ländern auf verschiedene Weise billiger produziert werden: billigere Arbeiter, billige Haltung und Fütterung der Tiere, niedrigere Kosten, um nur einige Faktoren zu nennen!

Das grösste Problem entsteht, wenn man nur oberflächliche Kenntnisse über den Wert der Milch hat und man sich von der Industrie durch das Schlagwort 'billig' beeinflussen lässt, die denaturierte weisse Flüssigkeit zu kaufen. Die Tatsache aber bleibt: Milch ist nicht gleich Milch! Dies gilt auch für Sahne, Käse, Jogurt, Quark, Kefir und mehr . . .

Die Gefahren des Verlusts unserer echten Milch und damit auch der Kleinbauern drohen weltweit durch die Globalisierung der Industrie. Da wird sicher noch mancher Streit auf jene zukommen, die Rohmilch trinken wollen! Vereinzelte aufgeklärte Leute, kleinere Gruppen und grössere Organisationen wie *The Weston A. Price Foundation* und *The Price-Pottenger Foundation* finden jedoch unverfälschte Naturbauern für ihre Mitglieder und Familien. Technologie und Pharmazeutik sind nicht die Antworten für ihre oftmals schon schwer geschädigten Kinder und Familien!

In Amerika, in der Schweiz und in vielen andern Ländern sind noch Kleinbauern zu finden, die nach Naturgesetzen arbeiten wollen aus Liebe zur Tradition, zur Gesundheit von Mensch und Umwelt, sowie aus religiösen oder anderen Gründen. **Die Menschen müssen vorangehen, damit die Regierung nachfolgen kann!**

Falsche Anklagen und Raub

In Amerika hat die Regierung zwar freundliche Worte für die Kleinbauern, ihre Taten zeugen jedoch vom völligen Gegenteil. Immer wieder schenkt die Regierung (FDA und USDA) unbewiesenen Behauptungen Glauben, dass angeblich Menschen durch die Rohmilch von grasgefütterten Kühen erkranken sollen. Regierungsvertreter lauern überall, sie bedrohen die schwerarbeitenden Kleinbauern, sowie deren Familien samt den Kindern, mit ihren Pistolen schlimmer als Drogenhändler, sperren sie ein und verlangen ihnen hohe Rechtsanwaltshonorare und Gerichtskosten ab, die kaum zu bezahlen sind!

Wer mehr wissen will über diese Vorkommnisse, dem sei der Film *Farmageddon, The Unseen War on American Farms* empfohlen. Er ist seit Herbst 2011 erhältlich unter farmageddonmovie.com. Produzentin und Regisseurin ist Kristin Canty vom *Farm to*

Consumer Legal Defense Fund. Kristin ist Mutter mehrerer Kinder, die bei Ärzten und der Pharmazeutik keine Hilfe zu den Krankheiten ihrer Familie fand. Erst als sie die Ernährung ihrer Familie auf Rohmilch und echte Bauernprodukte umstellte, wurde diese wieder gesund. Bald merkte Kristin jedoch, dass diese Produkte durch die Regierung und die Nahrungsmittelindustrie gefährdet sind. Sie entschloss sich daher, die unglaublichen Taten der amerikanischen Regierung in einem Film zu dokumentieren.

Es folgen Beispiele von geplagten Bauern, zu denen viele Rohmilchkonsumenten ein enges Verhältnis haben:

Übersetzt aus der *Los Angeles Times* 2006:
Mark McAfee führt einen Familienbetrieb, die *Organic Pastures Dairy Company*. Mark ist einer der besten Rettungshelfer des Landes; er lebt mit seiner Frau (einer Krankenschwester) und zwei (verheirateten) erwachsenen Kindern ausserhalb von Fresno, ungefähr 3½ Stunden süd—südöstlich von San Francisco.

Die Familie hört fortwährend neue Zeugnisse von Kunden, deren Lebensqualität sich erstaunlich verbessert hat durch Rohmilch, rohe Biestmilch (Colostrum), Rohbutter, Rohkäse und mehr. Ekzeme, Allergien und Asthma verschwinden; ein Schmerz im Knie, der jahrelang den Schlaf geraubt hat, ist weg: "Endlich bin ich 'Motrin'-(Schmerztabletten)-frei!"

Die gesamte Milch, die zum Verkauf ansteht, wird auf der McAfee-Farm getestet, und die aktuellen Resultate werden täglich auf dem Internet publiziert, so dass sie für alle zugänglich sind. Die Bakterienzahl der getesteten Milch liegt weit unter dem Standard von 15 000/ml. Das ist die Marke für Rohmilch in Kalifornien—ein viel strengerer Standard als für pasteurisierte Milch. Jeder Milchbeutel oder jede Milchflasche muss auch mit einer Warnung versehen sein: 'Risiko für bakterielle Krankheiten, speziell bei Kindern und älteren Personen.'

Eine vernünftige Antwort (oder ein Hinweis) wäre, dass sich der Körper zuerst an diesen neuen Organismus gewöhnen muss. Rohmilch ist perfekt, um bevorzugte Bakterien wie Lactobacillus Acidophilus zu 'säen und zu füttern.' Es kann vorkommen, dass eine Person, die noch nicht über die guten und notwendigen Bakterien im Darm verfügt, mit Durchfall reagiert, wenn sie Rohmilch zum ersten Mal trinkt: "Aber dies ist kein Anlass zur Sorge!", erklärt Mark.

Er schreibt auf seiner Website: "Der Darm hat noch nie solch vielfältige, ausgezeichnete Bakterien gesehen und weiss noch nichts damit anzufangen."

Marks Zweiliter-Glasflaschen werden in Gesundheitsläden in Kalifornien für acht Dollar verkauft (also vier Dollar pro Liter!). Er beliefert um die 400 Spezialläden. Beim Verkauf ab Hof kosten zirka zwei Liter fünf Dollar.

Ende September 2006 beschuldigte der Staat Kalifornien Mark McAfee, durch seine rohe Bio-Milch fünf Fälle von E-coli-Vergiftungen verursacht zu haben. Eine Quarantäne und ein Produktrückruf wurden angeordnet. Alle Opfer waren Kinder.

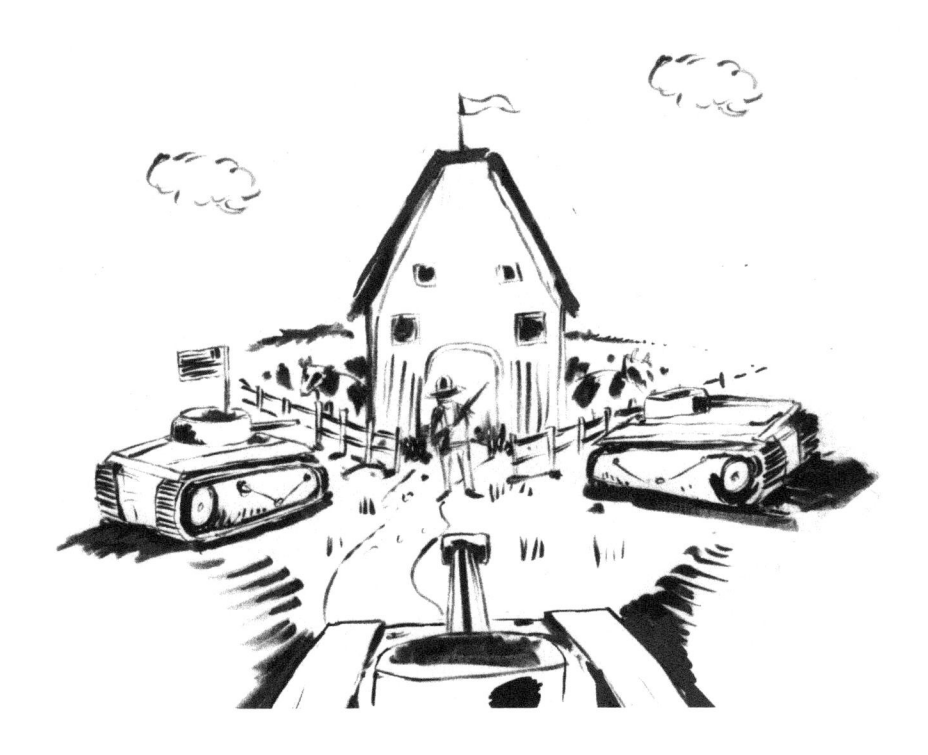

Die meisten Kunden von Marks 15 000 Abnehmern betrachteten den Rückruf als reine Verschwörung des Staates, um ihnen die lebendige Nahrung zu versagen. Anstatt die Milch zu vernichten, wie vom Staat befohlen wurde, eilten die Verbraucher in die Gesundheitsläden, um die letzten Flaschen zu ergattern. Organic

Pastures Dairy, der grösste Rohmilchproduzent in den USA, verkaufe Milch, die nicht pasteurisiert oder homogenisiert ist, aber geradewegs vom Kuheuter in den Mund der Kinder, nur mit einem Baumwollsocken dazwischen, gelange, erklärt McAfee. Dies entmutigt seine Kunden nicht.

Bevor Mark überhaupt glauben konnte, dass seine Kühe jemanden krank machen könnten, musste der Staat Spuren von E-coli O157:H7 in seiner Milch oder auf seinem Hof finden.

Er schilderte: "Ich sagte dem Staat, geh und schau, nehmt eure Proben und stosst eure Messgeräte in jeden Schlitz und Spalt auf meinen 400 Acres! Die 16 Staatsinspektoren kamen in ihren Weltraumanzügen und nahmen Hunderte von Proben. Ich liess die Inspektoren alle nur erdenklichen Tests durchführen. Sie testeten die Milch, die Abläufe, die Abfüllmaschinen, die Melkmaschinen, den Hinterteil der Kühe, die frischen Kuhfladen auf den Weiden, den frischen Mist an den Eutern . . . Nirgendwo wurden Krankheitserreger gefunden! Keine O157:H7. Keine Salmonellen. Keine Listerien. Warum muss ich noch geschlossen bleiben?", donnerte Mark. "Weil sie Angst vor einer Revolution haben!", beantwortete er selbst seine Frage. Mark sah sich im Fernsehen an jenem Abend.

McAfee kam zur selben Überzeugung wie die Ärzte in der ersten Hälfte des 20. Jahrhunderts, dass Milch eine kraftvolle Medizin aufgrund der chemischen Substanzen ist, die in der Naturheilkunde als Probiotika bezeichnet werden. McAfee sah, wie seine Milch Kinder von Krankheiten wie Asthma heilte oder Erwachsene von anormalen Darmproblemen befreite. "Während Tausender Jahre teilten Mensch und Kuh denselben Raum. Die Wissenschaft zeigt, dass je weiter sich unsere Gesellschaft von Kuh und Erde entfernt, desto kränker die Menschen werden. Ohne unsere Ställe und Weiden werden wir die Impfung nicht haben, dank der wir Krankheitserreger abwehren können."

Frische Rohmilch in all ihrer lebendigen Kultur war das Blut des Bauernhofs und wurde direkt in die Stadt gebracht. All die inhalativen Steroide, all die kleinen violetten Pillen, um das altmodische Sodbrennen zu behandeln, das die Pharmaindustrie in Billionen-Dollar-Krankheiten verwandelt hat—mit Namen wie Reizdarmsyndrom oder Refluxösophagitis—sind Müll . . ., so rasen Marks Gedanken.

"Die industrielle Form der Agrikultur tötet uns," erklärt Mark. "Menschen sind chronisch krank, fettleibig, und unser Immunsystem ist unterdrückt. Die Riesen des Marktplatzes haben unsere Nahrung zu Tode raffiniert, um die Haltbarkeit zu verlängern und die Liefermengen zu vergrössern."

"Die Rohmilchrevolution entsteht aus dieser fehlgesteuerten Entwicklung. Heute fordern die Menschen: 'Wir wollen keine Industrienahrung. Wir wollen keine sterilisierten, pasteurisierten oder bestrahlten Esswaren! Wir wollen echte, ganze Nahrung mit biologischer Vielfalt, die reich an Enzymen natürlichen Ursprungs ist.' Wir sprechen von einer massiven Umstellung!"

Zur Frage, ob es Pathogene (Krankheitserreger) in seiner Milch hat, schreibt er: "Das kann möglich sein, aber es ist höchst unwahrscheinlich. Sollte das passieren, werden sie vernichtet und nicht mehr wachsen in unserer Milch!

Hier ist der Unterschied: Entweder zuerst alles abtöten, um es rein zu machen (pasteurisieren), oder man erzeugt natürliche Nahrung, die gegen das Schlechte widerstandsfähig sein kann! Es ist Antibiotika gegen Probiotika. Es ist Mutter Natur abtöten oder Mutter Natur vertrauen."

Acht Tage waren schon vergangen, seit der Staat Marks Milch aus den Regalen vieler Läden hatte zurückrufen und vernichten lassen. Was ihm Sorge bereitete, war weniger der tägliche Verlust von 12 000 Dollar aufgrund des gestoppten Verkaufs als vielmehr der Schaden, den der Rückruf dem guten Namen seiner Firma anhaben konnte. Bis zu jenem Zeitpunkt hatten die offiziellen Stellen weder ihm noch der Öffentlichkeit mitgeteilt, dass es eindeutige Beweise für einen Zusammenhang zwischen seiner Milch und der Erkrankung der fünf Kinder gäbe.

Da er an der Situation zu scheitern drohte, rief McAfee seine Rohmilchliebhaber über das Internet flehentlich zu einer sofortigen Kundgebung auf seiner Farm auf: "ALARM, DIE ROHE MILCH BRAUCHT DICH JETZT. UNSER ZUGANG ZU ROHMILCH IST IN GEFAHR!"

Noch nie war er so verärgert wie am Abend vor dem Protest. "Das ist ein Krieg zwischen mir und dem Staat! Was sie zu erreichen versuchen, ist der Mord an unserer Marke! Sie probieren, uns zu überfallen wie Bioterroristen und Babykiller!!"

Mark drohte mit einer 100-Millionen-Dollar-Klage. Nicht nur, um den Namen seiner Firma zu rehabilitieren, sondern auch zur Ehrrettung der rohen Milch. Die Tatsache, dass er sie als 'rohe Milch' bezeichnen müsse, erklärt er, sei eine Verleumdung! "Die Natur sieht vor, dass wir Kuhmilch trinken. Das Wort 'roh' ist nicht nötig. Die andere Milch ist jene, die das Adjektiv 'pasteurisiert' braucht."

Es kamen hundert oder mehr Unterstützer an die Protestkundgebung, einige von so weit her wie Seattle, Washington. McAfee mässigte seine Stimme. Er hatte nur Stunden zuvor erfahren, dass die Quarantäne offiziell aufgehoben worden war. Tests hatten gezeigt, dass sein Hof samt der ganzen Umgebung völlig sauber war! Doch würde es eine Woche dauern, bis die Regale wieder voll Milch sein würden. "Wir erhalten jetzt mehr Aufträge denn je," sagte er. "Die Regierung hat nur erreicht, dass sich die Leute ärgern."

In aller Stille konstruierte der Staat jedoch einen noch grösseren Fall, um die Farm erneut zu schliessen. Ende Oktober, als sich die Kühe um fünf Uhr morgens im Dunkeln zum Melken beim mobilen Milchhof versammelten, kam ein Team von Staatsuntersuchungsbeamten und Veterinären, wieder in Weltraumanzüge gekleidet. Sie stellten vier grosse Zelte mit ihrem Labor auf, brachten Schachteln mit chirurgischen Latex-Handschuhen und Ziploc-Plastiksäcken—und gingen gleich an die Arbeit.

Nachdem die Kühe gemolken worden waren und wieder zur Weide trotteten, wurden sie einzeln von einem Staatsuntersuchungsbeamten aufgehalten. Sein rechter Arm steckte von den Fingern bis zur Schulter in einem Handschuh. Er stiess seinen Arm 60 Zentimeter tief in den Mastdarm der Kuh und brachte eine Faustvoll frischen Mist hervor: "Bist du sicher, dass dies genug ist?," fragte er den Veterinär.

McAfee stand daneben und lächelte ironisch. "Sie sind total gescheitert und jagen nach einer bestimmten Sorte Bakterien. Was sie nicht realisieren, ist, WENN sie hier war, dann war es nur kurz im Spätsommer und ist, puff, schon wieder verschwunden."

Vier Stunden brauchten sie, um Proben von 225 Milchkühen zu sammeln. Es würde einige Wochen dauern, bis das Resultat dieser Tests vorläge.

In der Zwischenzeit klagten die Staatsangestellten den Bauern Mark wegen falscher Beeinflussung hinsichtlich der (Bakterien-) Sauberkeit auf seiner Website an. Staatliche Tests zeigten, dass die Bakterienanzahl in der Rohmilch von Organic Pastures (seinem Hof) den Standardwert während einiger Wochen um das 15-Fache überstieg. Die hohen Zahlen waren aber selten—nur 36 Fälle in vier Jahren, und das einzig Negative daran ist, dass die Milch vielleicht etwas früher zu säuern beginnt!

Als der Winter nahte, wartete Mark immer noch auf den Test, der beweisen sollte, dass die Bakterien in seiner Milch irgendwelche andere wären als die bevorzugten Bakterien . . .

Los Angeles Times: Can this cow make you sick? By Mark Arax, December 3, 2006 www. latimes.com/features/magazine/west/la-tm-rawmilk

Es stellte sich später heraus, dass das Problem durch konventionell angebauten Spinat von einer anderen Farm verursacht worden war!

> *It's not the size of the dog in the fight,*
> *It's the size of the fight in the dog.*
>
> ~Mark Twain

(Es geht nicht um die Grösse des Hundes im Kampf, es geht um die Grösse des Kampfes im Hund.)

Ein Artikel in der *Rutger's Daily Targum* mit dem Titel:
Dairy Farmers get 'raw' deal: (Milchbauern haben einen rohen Vorteil)

> 'Es ist tragisch, dass die Idee, Keime würden krank machen, entstanden ist und bis zum heutigen Tag Bestand hat. Es geht dabei nur um die Vernichtung der Bakterien, **es wird keine Mühe aufgewendet, um gute Bakterien zu fördern.** Der Bauer Mark McAfee sagt: **"Wir leben in einer Symbiose mit lebendigen Bakterien. Wir sind buchstäblich bacterio-sapiens."**
> (Es leben mehr Bakterien in unserem Körper als genetische Zellen. Wir sind dafür verantwortlich, diese schützenden

Bakterienkolonien zu ernähren. Das moderne Leben bringt uns um diese bevorzugten Bakterienkolonien. Das Ergebnis ist die Immundepression.) Marks Bauernhof hat offene Grasfelder, auf denen die Kühe frei laufen und Sonnenlicht tanken können, so dass ihre Gesundheit erhalten bleibt.

Rohmilch hat eine Zusammensetzung, nach der wir uns sehnen. Sie ist reich an Enzymen und hat eine Vielfalt bevorzugter Bakterien aufgrund der gesättigten Fette von grasgefütterten Kühen.'

"247 Menschen sterben heute pro Tag wegen antibiotikaresistenter Supererreger," erklärt McAfee. "Dies entspricht einem täglichen Jumbojet-Unglück. Niemand will Krankheiten verhüten, weil Krankheiten Geld einbringen! Jeden Tag werden wir von Fernsehwerbungen überflutet, die empfehlen: Wenn Sie ein Problem haben, gehen Sie zu Ihrem Arzt, wir haben Ihnen eine Medizin! **Die heutige Medizin stellt Symptome ab, während uns die unterliegende Krankheit weiterhin tötet!"**

Mark untermauert den Glauben an Rohmilch durch die Erklärung, dass sie unser Immunsystem aufbauen und somit Krankheiten abwehren und verhüten kann.

"Rohmilch hat eine lebendige Mikroflora, wir dürfen jedoch nicht darüber reden, weil wir sonst dem widersprechen, was die Wissenschaft schon geregelt hat," sagt er. "Mutter Natur hat jedoch Recht, und dies schon seit langer Zeit!"

Marler Blog—Organic Pastures, posted February 8, 2008

Los Angeles Times, December 3, 2006

Ein anderer Artikel aus dem *San Francisco Chronicle*:

Mark McAfee, ein Bauer in Fresno, Kalifornien (Besitzer der Organic Pastures Dairy Company), der um die 400 Läden mit Rohmilch beliefert, erklärt, wie wichtig die bevorzugten Bakterien in der Rohmilch sind!

Jedoch verlangen neue Gesetzte in Kalifornien, dass die frisch gemolkene Milch mit einer Temperatur von 10 Grad Celsius oder tiefer zum Verbraucher gelangen muss und nicht mehr als 15 000 Bakterien pro Milliliter oder nicht mehr als 10 coliforme Bakterien pro Milliliter enthalten darf.

Rohmilchliebhaber und Milchsicherheitsbehörden sind sich einig, dass nur wenige der coliformen Bakterien Krankheiten auslösen können. Jene sind:

E. coli (O157H7)
Salmonellen
Listerien
Campylobacter

Für diese pathogenen Formen von E. coli führt der Staat bereits Tests durch, um zu garantieren, dass sie nicht in der Milch vorkommen.

Die früheren Standards für coliforme Bakterien waren nie limitiert, da diese tatsächlich bevorzugte Bakterien sind und damit einer der wichtigsten Gründe für die erstaunlichen gesundheitlichen Vorteile. Diese bevorzugten und nützlichen Bakterien unterstützen den Aufbau des Immunsystems, reduzieren Asthma und Allergien und hemmen die Produktion schlechter Bakterien.

In einem Brief an das Komitee für Agrikultur macht der Bauer Mark McAfee darauf aufmerksam, dass diese neue Anforderung die Milch eigentlich WENIGER sicher mache, denn weniger coliforme Bakterien bedeute, dass mehr Krankheitserreger in der Milch wachsen könnten.

In den letzten 40 Jahren waren keine Krankheiten mit dem Konsum von Rohmilch verbunden, obschon die Gesetzesvorlage AB 1735 wahrscheinlich als Reaktion auf vier E.-coli-Fälle erarbeitet wurde, die ursprünglich Marks Farm (Organic Pastures Dairy) in Verdacht gebracht hatten. Mark McAfee wurde nach einer dreiwöchigen Untersuchung für völlig unschuldig erklärt. Es wurde kein

Beweis für eine Verseuchung gefunden, und er erhielt die Erlaubnis, weiter zu produzieren.

Organic Pastures und Claravale Dairy wurden nicht über die neue Gesetzesvorlage informiert, obschon sie die einzigen Rohmilchproduzenten in Kalifornien sind.

Die Zuwiderhandlung gegen das neue Gesetz wird nicht nur als Übertretung geahndet, sondern gilt als Straftat.

San Francisco Chronicle, Oktober 26, 2007

Raub und Gefängnis: Rohmilchverkauf

Im August 2007 wurde der amische Bauer Mark Nolt (47), Vater von zehn Kindern, die alle unter 20 Jahre alt sind (das jüngste etwa einjährig), von der Polizei des Staates Pennsylvania überfallen.

Mark ist unser Freund, ein gemütlicher Mann, der immer lächelt und ein freundliches Wort für alle hat.

Er hatte—mit der Unterstützung eines anderen Rohmilchtrinkers, der zirka zwanzig Jahre lang die Verfassung der USA studiert hatte—erfahren, dass jede Person in den USA als freier Bürger das Recht hat, ohne jegliche Eingriffe des Staates Handel mit anderen Personen zu betreiben. Die entsprechenden Regulierungen sind klar festgelegt.

Liest man die Verfassung der USA, erkennt man, dass die Urväter dieses Landes aus Ländern kamen, in denen Freiheit für alle keine Selbstverständlichkeit war, und dass sie das zukünftige Amerika vor Tyrannei schützen wollten. Genau dieses Recht auf Freiheit wollte Mark unter der Verfassung ausüben.

So entschied er, keine Rohmilchbewilligung mehr einzuholen, weil er der Ansicht war, dass es "nach der Verfassung nicht richtig ist, den Staat fragen zu müssen: Darf ich Rohmilch verkaufen? . . . als ob dies kriminell wäre und bewilligt werden muss. Das ist ein Handel zwischen mir und meinen Kunden. Auch würde die Rohmilchbewilligung den Rohbutterverkauf nicht decken, dafür braucht es eine andere Bewilligung! Das Gleiche gilt für Joghurt und weitere Milchprodukte."

Marks Kunden erklärten, dass diese Bewilligung für den Bauern die Milch nicht sicherer machen würde. Marks Produkte sind Spitzenklasse, seine Kunden fahren oft stundenlang, um seine goldene Butter, die cremige Milch, den zarten Kefir, die schmackhafte dicke Sahne (in der der Löffel steckenbleibt und die man überhaupt nicht schlagen muss!), die saure Sahne, das leicht säuerliche lebendige Joghurt, den Hüttenkäse und die verschiedenen selbst hergestellten Rohkäse einzukaufen!

Die Amischen sind einfache Leute; sie besitzen keine Autos oder Fernsehen, je nach Gruppe haben sie auch keine Elektrizität, dafür brauchen sie Gas (Propan).

Es war an einem Samstagmorgen, Mark war mit Pferd und Wagen ins Dorf gefahren, um Geschäfte zu erledigen. Seine Frau Marianne (45) war mit den Kindern zu Hause, als etwa zehn Autos, fünf markierte und fünf nicht markierte, auf der etwa ein Kilometer langen Einfahrt heranfuhren. Da war auch ein riesiger Umzugswagen dabei.

Die Staatspolizei zwang Marianne, die Tür des Hofladens aufzuschliessen, ohne ihr die gesetzlich vorgeschriebenen Papiere für ein solches Vorgehen zu überreichen. Der ganze Vorgang wurde von einem mutigen Milchabnehmer gefilmt. Alle Milch und Milchprodukte, sowie die leeren Milchbehälter zum Abfüllen der Rohmilch, wurden aus dem Hofladen geräumt und in den Umzugswagen geladen. Entsetzt und verzweifelt wehrte sich Marianne gegen den Überfall der bewaffneten Polizei und verlangte mehrmals die richterliche Verfügung zu sehen—jedoch ohne Erfolg. Sie und die Kinder mussten machtlos zuschauen, wie ihre kostbaren Produkte in den Umzugswagen eingeladen wurden. Diese kostbaren Produkte wurden als Abfall deklariert und vernichtet! Dieser 'Abfall' hatte einen Wert von 25 000 Dollar!

Manuel Byler, ein junger Mennonit und Vater von sechs Kindern, filmte das Geschehen. Später im selben Monat organisierten Marks Rohmilchkunden eine Kundgebung zur Unterstützung ihres Bauern. Dies machte die Medien auf die Sache aufmerksam und brachte, wie bei Mark McAfee in Kalifornien, dem Bauern Mark Nolt neue Kunden!

Im April 2008 wiederholte sich dasselbe, nur dieses Mal wurde die Einfahrt für jegliche Unterstützer geschlossen. Wieder wurden Milchprodukte im Wert von etwa 25 000 Dollar beschlagnahmt und in den Abfall geworfen! Mark wurde vor Gericht gestellt, in einem Dorf in der Nähe von Harrisburg. Viele kamen und protestierten gegen die Behörden. Auch ich war dabei; dies waren beinahe acht Autostunden hin und zurück!

Unglaublich: Im Oktober 2008 geschah ein dritter Überfall! Bei allen drei Räumungen steckte Bill Chirdon dahinter, der noch nicht lange für das PDA (Pennsylvania Department of Agriculture) arbeitete (Interessant ist, dass Chirdon früher in der konventionellen Milchindustrie tätig war). Dieses Mal war Mark auf seiner Farm bei der Arbeit. Die Polizei brachte ihn ins Gefängnis, und er wurde an die Wand der Zelle gekettet, als ob er der grösste Verbrecher wäre! Danach ging die Polizei zur Farm zurück und räumte den Bauernladen aus. Ein weiteres Mal wurden Produkte im Wert von 25 000 Dollar vernichtet!

Das Vorgehen der Polizei und die Strafen gegen die amerikanischen Kleinbauern sind schlimmer, als wenn sie mit illegalen Drogen handeln würden!

Mark will aber gegen die Regierung vorgehen, obschon Mitglieder seiner amischen Gemeinde nicht mit ihm einverstanden sind.

Mit oder ohne Rohmilchbewilligung sind die amerikanischen Kleinbauern durch das Landwirtschaftsministerium gefährdet. Adam Dean, ein 30-jähriger Bauer im Westen von Pennsylvania, belieferte sieben Läden mit Rohmilch und selbstproduziertem Rohmilchkäse von Kühen, die er mit selbst angebautem Gras füttert. Schon immer hatte er eine Rohmilchbewilligung eingeholt. Aber seit März 2010 war seine Milch aufgrund von behördlichen Tests für positiv erklärt worden. Adam liess seine Milch mehrmals durch ein unabhängiges Labor testen. Die Resultate waren negativ. Sieben Tests des Staatslabors: positiv. Sieben Tests des vom Bauern ausgewählten unabhängigen Labors: negativ. Was nun? Niemand war krank, und Tests sind teuer, speziell für einen jungen Bauern! Das kann die Bauern vernichten! Im Frühling 2010 holte Adam keine Rohmilchbewilligung mehr ein und wurde Mitglied von CARE (Community Alliance for Responsible Ecofarming), dem privaten Rohmilchklub für Pennsylvania und andere Staaten.

Ähnliches mussten in den letzten Jahren auch andere Bauern oft durchmachen.

Aus diesen Gründen gründete die Weston A. Price Foundation am 4. Juli 2007 den 'Farm to Consumer Legal Defense Fund' (FTCLDF) mit eigenen Rechtsanwälten. Dies war dringend nötig!

Bauern, die naturgerecht arbeiten, sowie Verbraucher können Mitglied des FTCLDF sein und Schutz finden. Während 24 Stunden am Tag und an 365 Tagen im Jahr können sie um Rat nachsuchen und direkt mit einem Anwalt über ihre Rechte sprechen, wenn weitere Überfälle passieren sollten.

Es ist wahnsinnig, dass friedliche Bauern und ihre Kunden gegen eine derart durch die Industrie beeinflusste Regierung kämpfen müssen! Schade: Dieses einmal freie Land 'waren' die 'Vereinigten' Staaten von Amerika!

Es ist sehr schwierig, etwas zu verstehen, wenn der Zahltag davon abhängig ist, es nicht zu verstehen!
~Dr. Ron Schmid ND

Noch mehr Kleinbauern vernichtet

Sich mit Aufklärung, Verständnis und Wissenschaft zur Wehr setzen

September 2008 in Pennsylvania: Trent Hendricks, ein junger Vater von fünf kleinen Kindern, bewirtschaftet mit seiner Frau seit etlichen Jahren eine schöne Farm im Lehigh Valley. Angestellte helfen mit, und ein beachtlich profitabler Bauernladen befindet sich auf dem Hof.

Es wurde gemeldet, dass zwei Personen erkrankt wären. Die Inspektoren kamen auf den Hof, um alles zu untersuchen. Das Bauernehepaar bat die Inspektoren, die Ergebnisse der Tests abzuwarten, bevor die Öffentlichkeit informiert würde. Aber knapp 15 Minuten, nachdem die Inspektoren den Hof verlassen hatten, meldeten Radio und Fernsehen die Krankheitsfälle!

Die Farm wurde für etwa zwei Wochen geschlossen, was das Ehepaar beinahe um ihren Verdienst brachte! Die Ergebnisse der Tests waren völlig negativ!

Natürlich vermeldeten Radio und Fernsehen die negativen Ergebnisse nicht, so dass die Unschuld des Bauern nicht öffentlich bekannt gegeben wurde!

Die Familie, in der die zwei Personen erkrankten waren, war zum Zeitpunkt des Ereignisses gar nicht zu Hause, sondern in den Ferien und trank während dieser Zeit keine Rohmilch! Die Erkrankten wurden vom Arzt gefragt, ob sie Rohmilch trinken würden. Nachdem sie dies bejaht hatten, **wurden keine weiteren Fragen mehr gestellt.** Die Schuld wurde sofort auf die Rohmilch und damit auch auf den Bauern geschoben! Trent verkaufte Hunderte von Gallonen Milch, und niemand ist je krank geworden! (*www.hendricksfarmsanddairy.com*)

Viele amerikanische Kleinbauern und Familienbetriebe werden fortwährend von sogenannt 'geschulten' Behörden **durch flüchtige, fehlerhafte Tests und ein gemeines Vorgehen in der Situation geplagt und vernichtet!**

Darum testen heute viele Bauern die Milch selber; sie nehmen auch 'split'-Proben, die sie an unabhängige Labors senden. **Das System im 'Freien Vereinigten' Amerika ist absolut gleichgültig und voller Fehler!** Die Bauern werden misstrauisch, was man ihnen nicht verdenken kann!

Später im Oktober 2008 feierten Unterstützer des Bauern Trent ein Oktoberfest auf seinem Hof, mit Mitgliedern der Weston A. Price Foundation, des Farm to Consumer Legal Defense Fund sowie, von CARE (Community Alliance Responsible Ecofarming) und anderen bauernfreundlichen Organisationen.

Ohne Unterstützung und Wissenschaft geht es nicht!

Es ist absolut notwendig, diese Kleinbauern zu schützen—durch die Unterstützung von Einzelpersonen und Gruppen, die die Wichtigkeit gesunder, einheimischer Nahrung verstehen.

Bauern, Käsereien und kleine Spezialläden (Mom & Pop shops), die einheimische Milch—und Milchprodukte verkaufen, brauchen Hilfe und Unterstützung von den Verbrauchern! Und das gilt für jedes Land, in dem traditionelle, nährstoffreiche Nahrung erhalten werden soll. Dies ist unentbehrlich, damit nicht noch die letzten zugrunde gehen—wofür wir uns selbst die Schuld geben müssten! Die Industrie ist in ihrer Gier nach Macht und Geld unerhört stark und hat weltweit schon zahlreiche Bauern zerstört!

Es sei hier wiederholt: Der Nährwert von industriellen Produkten lässt sich nicht mit jenem von naturgerechten Erzeugnissen vergleichen. Es ist der Industrie unmöglich, Produkte herzustellen, die jenen der Naturbauern ebenbürtig sind! Sogar die amerikanische Regierung bestätigt, dass die heutigen Nährwerte in den Esswaren nicht mehr optimal sind. Wie ich oftmals in Vorträgen erkläre: Spart man das Geld jetzt, wird man es dafür später sicher dem Arzt in grossen Mengen bringen!

Die früher im Buch erwähnten Dokumentationen zeigen deutlich, dass Nahrungsmittelvergiftungen durch allerlei Esswaren vorkommen können, die Tuberkulose sogar auch von Medikamenten. Die Globalisierung der Industrie bringt viele Gefahren! Die meisten Vergiftungen kommen von modernen Industriebauern: ausgelaugte, tote und vergiftete Bodenerde, 'Grauwasser'-Bewässerung, falsche Fütterung, falsche Haltung, geschädigtes Immunsystem und damit keine Widerstandskraft gegen Bakterien, Viren, Infektionen, Pilze und mehr!

In San Francisco zum Beispiel geben die Distrikte kompostierte Bio-Düngemittel aus giftigem Klärschlamm oder Bodensatz kostenlos für das Land von Bauern und Gärtnern ab! Sie behaupten, dass dieses Düngemittel sich jetzt in einen hochwertigen, nährreichen Biokompost umgewandelt hat. Aber dieser Abfall enthält die toxischen Überreste von Haushalten, Industrie, Krankenhäusern und Sturmabwasser und wird in Kläranlagen behandelt. Der Klärschlamm dieser Distrikte enthält regelmässig Hunderte von gefährlichen Krankheitserregern, Schwermetalle, Feuer-Verhütungsstoffe, endokrine Disruptoren, Karzinogene, Medikamente und andere gefährliche Chemikalien.

Es gibt neben San Francisco noch viele andere Städte, die diese Art von Abfallentsorgung betreiben!

Health, Justice and Sustainablility News der Organic Consumers Association #213, 18. Februar 2010.

Seit ich anfing, dieses Buch zu schreiben, sind schon wieder unzählige Rückrufe von verseuchten Esswaren bekannt gegeben worden, von Gebäck und Gebäckteig über Erdnussbutter, Pfannkuchen-Mix bis hin zu etlichen Malen Hackfleisch, Eier und pasteurisierte Milch! (zwischen Dezember 2007 und Januar 2008, starben in Shrewsbury, Massachusetts, mehrere Personen an einer Listerienverseuchung von pasteurisierter Milch!). Krebstumore und Geschwüre der Tiere in diesen Fressanstalten werden einfach herausgeschnitten, und das Fleisch wird weiter verarbeitet. Solange eine Kuh noch auf den Knien in den Schlachthof kriechen kann, wird sie geschlachtet und meistens zu Hamburgern verarbeitet.

Der Nachrichtensender CBS News gab am Sonntag, dem 29. November 2009, bekannt, dass zwei Drittel der in den USA geschlachteten Hühner entweder mit Campylobacter oder Salmonellen, möglicherweise auch mit beiden, infiziert seien . . . !

Krankheitserreger haben ihren spezifischen Ursprung und einen leichten Zugang bei immungeschwächten Tieren. Die Lösung der Gesundheitsbehörden gegen diese gefährlichen Bakterien ist: das Fleisch im Chlor zu waschen und vor dem Verzehr völlig zu kochen. Aber verseuchtes Fleisch hat wenig Nährwert, um eine Familie gesund zu erhalten! Wird die Globalisierung mit den vielen Fehlern im System unsere Probleme intensivieren? Sollen wir mit dieser 'Nahrung' unser Leben riskieren?

Dagegen steht die Rohmilch von grasgefütterten Kühen nach allen bisherigen Tests an der Spitze hinsichtlich der Sicherheit aufgrund der bevorzugten, lebendigen Bakterien. Auch im Körper eines erwachsenen Menschen wimmelt es von etwa drei Kilogramm Mikroorganismen. Ohne lebendige Bakterien, die in unserem Körper arbeiten, haben wir kein Leben! Wir brauchen sie in einem abgestimmten Verhältnis, um gesund zu bleiben. Die ausgewogene Mikroflora der Naturmilch von grasgefütterten Kühen enthält viele bevorzugte Bakterien und ist dadurch fähig, jegliche Krankheitserreger in der Milch zu vernichten!

Alle, die gerne experimentieren, können folgenden Versuch durchführen: Stelle zwei Gläser Milch bei Zimmertemperatur auf, eines mit konventioneller pasteurisierter Milch, das andere mit Rohmilch von einem naturgerechten Bauern, der seine Tiere mit Gras füttert. Rieche oft an der 'Grasmilch' während der folgenden Tage. Erfreue dich an dem säuerlichen Geschmack, der sich bei warmer Zimmertemperatur mit Hilfe der bevorzugten Milchsäurebakterien langsam entwickelt, die das Produkt in eine wunderbare, leichtverdauliche Dickmilch oder Sauermilch umwandeln, während die andere Milch aufgrund der toten Lebewesen verfault.

Dickmilch bleibt geniessbar (sie kann im Kühlschrank aufbewahrt werden) und ist jetzt sogar noch gesünder durch die Gärung oder Vorverdauung. Sie ist ein Probiotikum, leicht verdaulich, speziell gesund für Kranke und für Kleinkinder, wie alte medizinische Bücher raten! **Pasteurisierte, verfaulte Milch (mit den abgestorbenen Mikroorganismen) kann einen Mensch sehr krank machen oder und auch tödlich sein.**

Bezüglich der Rohmilch kann von der Weston A. Price Foundation nicht genug in Erinnerung gerufen werden, dass es grundsätzlich wirklich zweierlei Milch gibt:

-Rohe Industriemilch stammt von gezüchteten Hochleistungstieren aus Stallhaltung; diese Milch muss pasteurisiert werden.

—Rohmilch von grasgefütterten, geweideten Tieren (mit Vorteil ältere Rassen mit gutem Fettgehalt) kann roh genossen werden.

Diese zwei Arten von Milch kommen von ganz verschiedenen Kühen, die völlig unterschiedlich gehalten werden! Somit ist der Wert des Endprodukts wie Milch, Käse, Joghurt, Quark usw. ein völlig anderer und muss separat betrachtet und behandelt werden.

Aufgeklärte Leute meiden die tote Supermarktmilch und schwärmen von der geschmackvollen sahnigen Milch!

Gerechte Verkaufspreise gibt es, wenn die Verbraucher aufgrund der Aufklärung diese kostbare Speise nachfragen!

Es ist ein Verkaufspreis, der die traditionellen Naturbauern und Käser zu Recht stolz darauf macht, mit der Kunst ihrer Arbeit den Verbrauchern das gesündeste Nahrungsmittel anbieten zu dürfen! Der gerechte Preis hilft den Naturbauern, sowie den gefährdeten Bergbauern, zu überleben, und gibt ihnen auch Hoffnung für die Zukunft ihrer Kinder! **Es gibt keine ehrenwertere Arbeit! Milch und ihre Produkte sind ausserordentlich gesund, und ohne Gesundheit hat man nichts!**

Sir Julian Rose: Polen und die EU

Als Sir Julian Rose im November 2000 von Jadwiga Lopata, dem Gründer der *International Coalition to Protect the Polish Countryside* (ICPPC, (Internationale Koalition zum Schutz der polnischen Landschaft), als Co-Direktor dieser neu gegründeten nichtstaatlichen Organisation nach Polen eingeladen wurde, war das Land in der Vorbereitung für den Eintritt in die Europäische Union—oder besser gesagt: wurde für die Aufnahme in die EU vorbereitet.

Die Meinungen über die Vorteile eines EU-Beitritts waren stark geteilt; die meisten Gegner waren Bauern.

Rose: "Eine unserer ersten Aufgaben bestand meiner Meinung nach darin, die Polen davor zu warnen, was ein Beitritt für die Bauern, die ländlichen Gemeinschaften und die Artenvielfalt der Landschaft bedeuten würde.

Wir verlangten eine Sitzung mit dem Komitee in Brüssel, das für die Verhandlung der landwirtschaftlichen Regelungen für den Beitritt Polens verantwortlich war. Diese Sitzung gab uns einen unheilvollen Vorgeschmack auf zukünftige Dinge.

Was uns zuerst auffiel, war, dass von den 12 Sitzungsteilnehmern im Raum der Europäischen Kommission kein einziger Pole war. Ich erklärte den Anwesenden, dass es für ein Land, in dem 22 Prozent der arbeitenden Bevölkerung—wovon die meisten auf kleinen Bauernhöfen arbeiten—ungünstig wäre, dieselben Regeln wie in Grossbritannien oder in anderen EU-Ländern zu befolgen. Dies habe zu einer Umstrukturierung geführt, bei der die besten Bauern ihr Land verloren, weil ihre Grundstücke zu riesigen Monokulturen verschmolzen wurden, um grosse Supermarktketten zu beliefern." Es herrschte absolute Stille im Raum während meiner Ausführungen.

Dann räusperte sich die Vorsitzende, beugte sich vor und sagte: "Ich denke, Sie verstehen die EU-Politik nicht . . . "

Wir erwähnten die hohe Arbeitslosigkeit von 20 Prozent; wie würde man Arbeitsplätze für eine weitere Million Bauern auf den Strassen von Warschau schaffen?

Diese Frage wurde mit eisernem Schweigen quittiert. Schliesslich sagte eine Frau aus Portugal mit leiser Stimme: "Seit Portugal der EU beigetreten ist, haben 60 Prozent der Kleinbauern ihren Betrieb aufgeben müssen. **Die Europäische Union hat einfach kein Interesse an Kleinbauern."**

Etwa einen Monat später wurde die ICPPC in das polnische Parlament eingeladen, um vor dem Komitee für Landwirtschaft eine Rede zu halten. Sir Julian Rose hielt einen Vortrag mit dem Titel: "Folgt nicht unserem Beispiel," in dem er ausdrücklich vor den Auswirkungen eines EU-Beitritts für die polnische Landwirtschaft warnte. Rose illustrierte seine Ausführungen anhand einiger starker Beispiele von Grossbritannien aus den letzten zwanzig Jahren: Die Rodung von 56 000 Kilometer Hecken, ein Verlust von 30 Prozent der einheimischen Bauernland-Vogelarten sowie von 98 Prozent der artenreichen Weiden, Tausende Tonnen von erodiertem Oberboden und jedes Jahr 15 000 Bauern, die von ihrem Land vertrieben werden—dies alles verbunden mit einer **rasant sinkenden Qualität der Nahrung.**

Vollständiger Artikel: The Battle to Save the Polish Countryside, Sir Julian Rose, *Wise Traditions,* Volume 11, No 4, Winter 2010/S.28

> *The happiest people seem to be those who are producing something;*
> *The bored people are those who are consuming much and producing nothing.*
> ~ William Ralph Inge, 1860-1954

Es scheint, als ob die glücklichsten Menschen jene sind, die etwas produzieren; die gelangweilten Menschen sind jene, die viel konsumieren und nichts produzieren. William Ralph Inge

18

Die Experten vor dem Staat Kalifornien

Ein führender Rohmilchstaat in Amerika

Das 'Rohmilch-„Hearing' im Jahr 2008, Senate Bill 201 'Fresh Raw Milk Act of 2008,' *Assuring Safety and Consumer Choice*

Im Frühling 2008 fand in Kalifornien ein Hearing (Anhörung) mit Senator Dean Florez statt. Viele Rohmilchkonsumenten nahmen teil, um ihre Unterstützung kund zu tun und Aussagen zu ihren Erfahrungen zu machen.

Hier ein Auszug aus dem Hearing:
Dr. Ted Beals, M.D., Dir. Of Pathology, VA Hospitals (ret.): "Es ist eindeutig, aber es muss gesagt werden: **Wäre Milch für Einzelpersonen oder Bevölkerungsgruppen, die sie trinken, gefährlich, würde Milch schon seit Hunderten von Jahren nicht mehr getrunken werden!**"

Eltern mit Kindern und Einzelpersonen schilderten beim Hearing ihre Leiden und Krankheiten, von denen sie vor dem Konsum der rohen Milch geplagt waren, von Allergien über Asthma, Verdauungsprobleme, Erkältungen, häufige Grippe bis hin zu Hautproblemen, Schmerzen in Gelenken, geschwollenen Gelenken, Steifheit und viele andere Krankheiten. Hohen Wert legten sie auf den Aspekt, dass die Rohmilch, die ihre Beschwerden beseitigt hat, naturgerecht und sauber ist.

Eine Mutter berichtete: "Meine beiden Töchter waren durch das Stillen allergisch auf konventionelle Milch. Als ich bei meinem Sohn auf Rohmilch wechselte, verschwanden die Probleme!"

Christine Chessen, Mutter von drei kleinen Kindern und Ernährungslehrerin, gründete die *California Raw Milk Association* (*www.CreMA*.com): **"Ich musste herausfinden, dass ich nicht gut informiert war über die gesundheitlichen Vorteile der Rohmilch für meine Familie. Aber jetzt weiss ich, dass die Natur uns Nahrung liefert, die vollkommen ist und alle Enzyme, Vitamine, Mineralien, bevorzugten Bakterien und Fette enthält, die wir brauchen—nicht nur, um zu überleben, sondern auch, um zu gedeihen!** Ich gehöre zu den über 40 000 Verbrauchern in Kalifornien, die Rohmilch trinken. Wir wollen sie für unsere Familien weiterhin kaufen können!"

Jennifer Armstrong, die im Laden *Rainbow Grocery* in San Francisco Rohmilch verkauft, erlebt, wie begeistert die Kunden von der Rohmilch sind: "Unsere Rohmilchtrinker sind unsere am besten informierten Kunden, die Milch geht in einer Stunde weg, vom Moment an, in dem sie in die Regale kommt! Und dies ist jede Woche so, ohne Unterbrechung, jede Woche!"

Chessen: "Es gibt Tausende von Geschichten, und jede ist anders, aber wir alle haben etwas gemeinsam: die eigene Erfahrung! Wir fühlen, wie es unseren Körper beeinflusst, wir sehen, wie es unseren Kindern hilft. Was ist die Wissenschaft dahinter?"

Dr. Ron Hull, Ph.D. Dir. of Dairy Microbiology (ret.), Australien, erklärte: **"Rohmilch ist eine lebendige Nahrung, wie wir auch wissen, dass Obst und Gemüse lebendige Nahrung sind, die dieselbe Basisfunktion haben. Die Pasteurisation tötet die lebendigen Bestandteile in der Rohmilch ab. Und was sind diese Bestandteile? Es sind weisse Zellen, die dieselbe Art von Zellen sind, die in unserem natürlich** angeborenen Immunsystem vorkommen, das uns vor Infektionen schützt. Es enthält unzählige Enzymsysteme, die auch antimikrobielle Wirkungen besitzen und bei der Verdauung der Milch mithelfen. Wir wissen, dass es die Immunität erhöht, speziell die Darmimmunität. Wir wissen, dass das Wachstum der Milchsäurebakterien, die der Schlüssel für Darmimmunität sind, in der Rohmilch gefördert wird. *Worauf ich hinaus will, ist, dass Rohmilch das Wachstum von Verderbnis und Krankheitserregern nicht zulässt."*

Chessen: "Experten erklären, dass lebendige Milch den Krankheitserregern keine Chance zur Vermehrung lässt. Gerade das ist es, was die gesunde Rohmilch (im Vergleich zu gewöhnlicher oder konventioneller Milch) zu einer ganz anderen Nahrung macht!"

Chessen fragt Hull: "Es klingt, als ob ein kleiner Krieg zwischen den guten und den schlechten Bakterien in unserem Körper stattfinden würde?"

Dr. Hull: **"Das ist richtig. Gesunde Ernährung macht die guten Bakterien zu Siegern. Wir müssen verstehen, dass unsere Nahrung mehrheitlich bevorzugte Bakterien enthält, und nicht mehrheitlich schlechte. Diese Nahrung nennt man auch Probiotika, und rohe Milch ist wahrscheinlich die beste probiotische Nahrung."**

Chessen: "Es gibt zurzeit zwei Rohmilchproduzenten in Kalifornien, Claravale Farms Dairy und Organic Pastures Dairy, die eine einzigartige, nicht pasteurisierte, nicht homogenisierte natürliche Milch von grasgefütterten Kühen produzieren und verkaufen.

Bauer Mark McAfee, Besitzer vom Organic Pastures Dairy Company in Fresno, Kalifornien: **"Ich will nichts Steriles haben auf meinem Hof; sauber ja, aber nicht steril! Sobald man steril ist, kommen Krankheitserreger wie Pseudomonaden und Listerien!"**

Chessen: "Bevorzugte Bakterien, Enzyme und Immunzellen kommen in der Milch natürlich vor und helfen mit, Krankheitserreger zu vernichten. Zudem treffen die Bauernhöfe Vorkehrungen und haben einen mehrstufigen Sicherheitsprozess, um saubere Hochqualitätsmilch zu produzieren."

Collette Cassidy, Besitzerin der Claravale Dairy: "Nach unserem Wissen ist keine andere Nahrung so gründlich untersucht und reguliert wie unsere Rohmilch."

Dr. Robert D. Irons, Ph.D. Lebensmittelimmunologe, Mikrobiologe: "Ich kann aus zuverlässiger Quelle sagen, dass noch nie Krankheitserreger bei der Claravale Farms Dairy oder der Organic Pastures Dairy durch CDFA (California Department of Food and Agriculture)—Tests gefunden worden sind."

Cassidy: "Unsere Kühe und unsere Milch werden regelmässig getestet auf Sauberkeit, die Gesamtzahl der Bakterien, Gesundheit, Krankheiten, die übertragbar sind auf den Menschen, Antibiotika, Konservierungsstoffe, Verwässerung und alle anderen möglichen Krankheitserreger; mehr als jede andere Nahrung von geringerer Qualität!"

Dr. Irons: "Die Behauptung in Amerika: **'Pasteurisieren verursacht keine Schäden an den Nährstoffen in Milch und Käse' ist falsch und irreführend.** Viele Nährstoffe und immunstärkende Komponenten werden zerstört durch die Erhitzung während des Pasteurisierungsprozesses. Vitamin A wird abgebaut, Proteine und Enzyme sind denaturiert und das Immunglobulin zerstört.
Probiotika findet man als lebendige Organismen in der Nahrung, und wenn genug davon vorhanden sind, wirken sie nützlich und schützend für den Träger. Publizierte Studien zeigen, dass sie bei Asthma, Allergien, gastrointestinalen Erkrankungen (Magen und Darm), Krebs und mehr helfen. Aerobe (Bakterien, die Sauerstoff brauchen) und coliforme Bakterien gehören zur natürlichen Darmgesundheit und machen über 70 Prozent des Schutzes der Darmimmunität des Menschen aus. Sie wohnen im Darm und leben in

Symbiose mit dem Menschen. In der Nahrung nennt man sie Probiotika, im Darm und beim Austreten in die äussere Welt coliforme Bakterien."

Sally Fallon-Morrell, Präsidentin der Weston A. Price Foundation: "Die Coliformzahl wurde nicht geschaffen, um die Sauberkeit eines Hofes zu messen, sondern vielmehr, um die Wirksamkeit der Sterilisation der Milch in Milchverarbeitungsbetrieben festzustellen."

Dr. Irons: "Die Coliformzahl zeigt uns nicht, ob coliforme Bakterien gut oder schädlich sind, und Experten sagen, dass ein Gehalt an coliformen Bakterien gesund sein kann. Gerade das ist es, was der Rohmilchkunde verlangt von einem funktionellen probiotischen Nahrungsmittel."

Chessen: "Experten sagen, coliforme Bakterien sind unsere Freunde, die uns dabei helfen, uns zu schützen."

Dr. Ron Hull: "**Aufgrund grosser Ausbrüche von Nahrungsmittelvergiftungen in den letzten Jahren und von Fortschritten in der Wissenschaft haben wir heute Tests für spezifische Krankheitserreger. Früher hörte man, dass dies zu schwierig und zu teuer sei . . . aber ich glaube das überhaupt nicht!**"

Dr. Beals: "Die Labors offerieren uns die Tests! Tests für coliforme Bakterien sind heute nicht nötig, aus welchen veralteten Gründen sie auch immer früher eingesetzt wurden. **Die Labors offerieren die Tests und liefern uns die Resultate am nächsten Tag!**"

Dr. Hull: "Wir wissen, wir können Krankheitserreger auf einem Hof bekämpfen und auf ein Minimum senken. Der HACCP-Plan (HACCP = Hazard Analysis Critical Control Point) kann eine Möglichkeit dafür sein, aber die gegenwärtigen Tests der rohen Marktmilch sind angemessen und können der Überprüfung auf Krankheitserreger gut dienen!"

Senator Florez von Kalifornien: "Welches System liefert bessere und vertrauenswürdigere Resultate?"

Dr. Linda Harris, Ph.D., vom Western Institute Food Safety and Security, ist mit Dr. Hull, Dr. Irons und Dr. Beals einverstanden und erklärt, dass man mit dem HACCP-Plan alle Datensätze der Tests sehen kann, vom ersten bis zum aktuellsten Test sowie von all jenen, die dazwischen gemacht wurden. Mit dem HACCP-Plan kann man 8-mal mehr Pathogene testen.

Dr. Beals: "Tests für spezifische Krankheitserreger in der Nahrung können zu unserem Ziel beitragen, die Qualität auf einem Maximum zu halten, um dem Volk ungefährliche Milch anbieten zu können. **Rohe Marktmilch hat eine wichtige Mikroflora-Zusammensetzung, die bewahrt werden muss!"**
California Hearing 2008.
SupportForHealthyLiving.com—Support Senate Bill #201
Google-Suche: you tube sb 201.

Dr. Beals erklärt: "Milch hat ein eingebautes Sicherheitssystem.
Mit der enormen Zunahme von Rohmilchtrinkern in den letzten zehn Jahren könnte man sich gut vorstellen, dass Krankheitsausbrüche auch im Steigen begriffen sind, nur ist das eben nicht so!" Anhand eines Diagramms, das die Daten der epidemischen Krankheitsausbrüche der frühen Tage aufzeigt, beweist er, dass diese Krankheiten etliche Zeit vor der obligatorischen Pasteurisation (1948) stark abnahmen. "Sanitäre Einrichtungen waren die Lösung des Problems, und nicht die Pasteurisation!"
Dr. Ted Beals, Rohmilch-Konferenz in Madison, Wisconsin, 10. April, 2010.

*Die gegenwärtige Schätzung (2011) zur Anzahl von rohmilchtrinkenden Personen in den USA: 10 bis 15 Millionen (CDC).

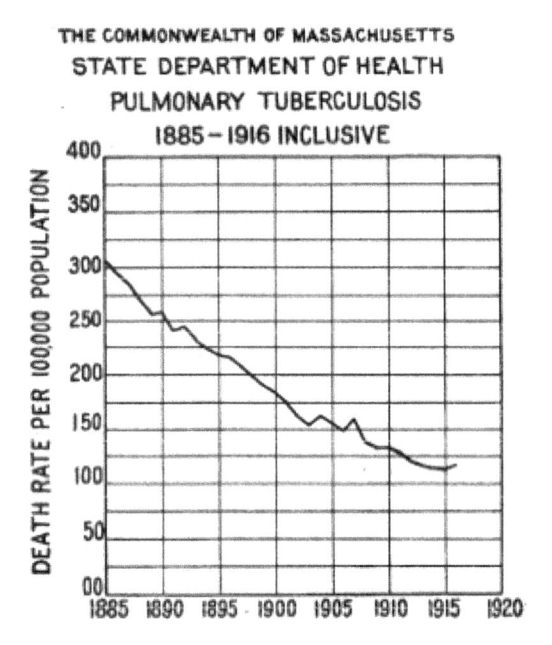

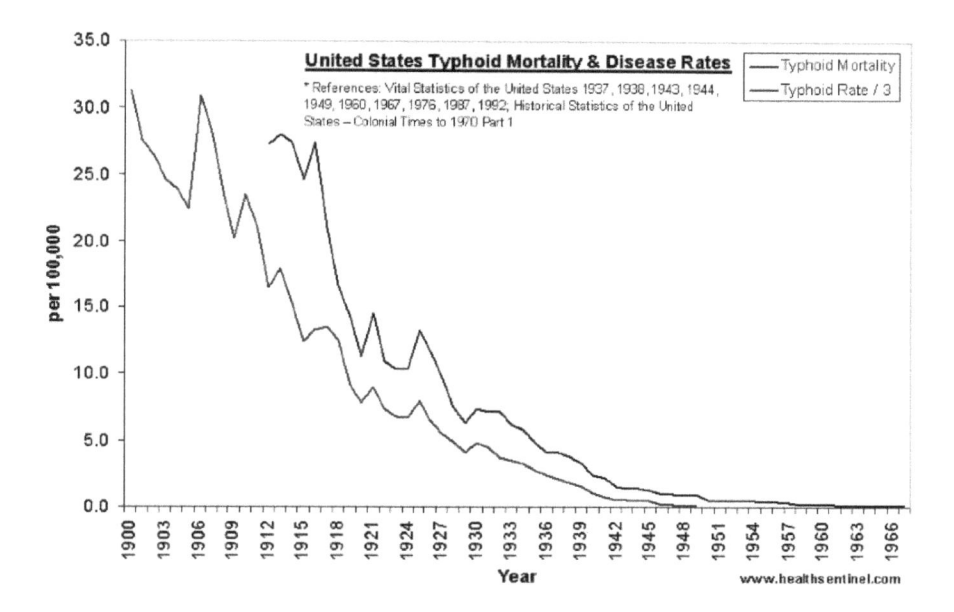

Ähnliche Daten können auch in der Landesbibliothek der Stadt Bern, in der Statistik für Krankheiten, gefunden werden (1876-1935). Ländlichere Kantone wie Appenzell-Innerrhoden, Obwalden, Nidwalden oder Uri weisen generell viel weniger Todesfälle infolge Krankheiten auf, verglichen mit industrialisierten Kantonen wie Bern und Zürich (Typhus, Keuchhusten, Diphtherie, Masern, Pocken, Scharlach). Diese Krankheiten sind verbunden mit einem geschwächten Immunsystem, meistens durch das damals schon falsche Essen: zu viel Zucker, Teigwaren, Büchsenware, Kaffee, Trockensuppen usw.—all das, was Dr. Weston Price während seinen Besuchen in der Schweiz 1931/32 festgestellt hatte. Es gab im Kanton Bern zwischen 1876 und 1935 (wo in Konolfingen schon seit 1892 die Milch gesiedet wurde!) beinahe doppelt so viele Todesfälle infolge Lungentuberkulose als im Kanton Zürich und bemerkenswert weniger in ländlichen Kantonen. Aufgrund der unvertretbar vielen Todesfälle im Kanton Bern kann dieser Aspekt umstritten sein; es beweist jedoch noch lange nicht, dass es die Pasteurisation war, die die Todesfälle vermindert hat.

19
Was ist A1—und A2-Milch?

Nicht jede Person verträgt moderne Milch

Krankheit, Gesundheit und die Politik von A1—und A2-Milch.

Obschon die Meinungen über das interessante Buch *DEVIL IN THE MILK* (Teufel in der Milch, publiziert 2007) geteilt sind, sollte es erwähnt werden. Der Autor ist Dr. Keith Woodford, M.D. (Professor für Farm-Management und Agrobusiness an der Lincoln-Universität in Neuseeland; vorher während zwanzig Jahren an der Universität von Queensland, Australien). Er beschreibt die Unterschiede von A1—und A2-Milch und die starken Vermutungen über einen Zusammenhang mit Typ-1-Diabetes, Autismus und Herzkrankheiten. Weltweite Erhebungen zeigen, dass in den Gebieten, in denen vor allem die moderne Holstein-Kuh gehalten wird (die A1-Milch gibt), Herzkrankheiten, Diabetes, Autismus und andere Krankheiten viel häufiger auftreten.

Das Buch *Devil in the Milk* basiert auf mehr als hundert wissenschaftlichen Dokumenten; Berichte darüber sind in internationalen Magazinen erschienen, und es wird in der Dokumentation von Milch-Marketing-Unternehmen erwähnt.

Milch besteht aus drei Teilen: Butterfett, Molke und Milchmasse. Nur die Milchmasse wird hier betrachtet, Fett und Molke haben diesen 'Teufel' nicht in sich.

Die Milchmasse ist aus vielen verschiedenen Eiweissen sowie Laktose und anderen Zuckern zusammengesetzt. Das Interesse gilt den Eiweissen. Eines dieser Eiweisse ist das Kasein, von dem es viele verschiedene Typen gibt. Der Typ, um den es sich handelt, ist das beta-Kasein.

Alle Eiweisse bestehen aus langen Ketten von Aminosäuren mit vielen 'Ästen,' die sich bei verschiedenen Teilen der Hauptkette verzweigen. Beta-Kasein ist eine Kette von 229 Aminosäuren mit Prolin an der Position 67—zumindest befindet sich Prolin an dieser Stelle bei alten Kuhrassen. Die Kühe mit Prolin an der 67. Position nennt man A2-Kühe; es sind dies die älteren Rassen wie Jersey, Guernsey, Brown Swiss sowie asiatische und afrikanische Kühe. Im Generellen sind das die farbigen Kühe. Forscher vermuten, dass das Prolin durch Mutation zu Histidin umgewandelt wurde. Kühe mit dieser Mutation nennt man A1-Kühe; sie umfassen die modernen Rassen wie Holstein.

Die Seitenkette, die von der Aminosäure 67 abzweigt heisst BCM 7. BCM 7 ist ein kleines Eiweiss (Peptid), das ein sehr starkes Opiat ist und unerwünschte Effekte auf Tier und Mensch ausüben kann. Der wichtige Faktor ist, dass Prolin eine starke Verbindung zu BCM 7 aufweist und damit verhütet, dass es in die Milch gelangt. Somit findet man kein BCM 7 im Harn, Blut oder Magen von A2-Kühen der alten Rassen.

Demgegenüber haftet Histidin, die mutierte Aminosäure, nur schwach an BCM 7 und wird folglich während der Verdauung im Körper (Magen/Darm) von Tieren sowie Menschen, die A1-Milch trinken, freigesetzt. Es wurde in erheblicher Quantität in Blut und Harn gefunden.

Dr. Woodford beschreibt Forschungen, die aufzeigen, dass das Opiat BCM 7 neurologische Probleme bei Tieren und Menschen hervorrufen kann, vor allem auch autistische und schizophrene Veränderungen. BCM 7 stört die Immunreaktion, und injiziertes BCM 7 zeigte bei Testtieren die Anregung von Typ-1-Diabetes an. Woodford präsentiert Forschungen in seinem Buch, die bei der ausgesetzten Population eine direkte Korrelation zwischen A1-Milch und dem Auftreten von Autoimmunerkrankungen, Herzkrankheiten (BCM 7 hat einen entzündlichen Effekt auf die Blutgefässe) Typ-1—Diabetes, Autismus und Schizophrenie aufzeigen.

Dr. Tom Cowan MD sagt: "In Amerika haben beinahe alle Kühe diese beta-Kasein-Mutation und sind überwiegend A1-Kühe. Wenn man die A1-Milch entfernt und die eigene endorphine Produktion stimuliert, anstatt sie über das toxische Opiat BCM 7 anzuregen, können sich erstaunliche gesundheitliche Vorteile ergeben."

BCM 7 wird nicht bei Kühen der alten Rassen, bei Schafen oder Ziegen sowie bei anderen milchproduzierenden Tieren gefunden. Deren Milch ist A2-Milch und könnte für Personen mit einem geschädigten Verdauungssystem besser verträglich sein.

Dr. Woodford erklärt, dass es ziemlich einfach ist, eine Herde auf A2-Milch umzustellen. Es werden keine gentechnische Veränderung und keine komplizierten Tests dafür benötigt, sondern nur ein einfacher Test für das beta-Kasein, der während der Zucht gemacht werden kann.

DEVIL IN THE MILK, Keith Woodford M.D.

Dieses Thema ist umstritten, aber Personen mit gesundheitlichen Schwierigkeiten möchten vielleicht diese Möglichkeiten im eigenen Interesse prüfen.

20

Hinweise / Rezepte mit angesäuerter Milch

Einfache Veränderungen der Mentalität

Das Wiedererlernen der Verwendung von angesäuerter Milch und Sahne

In unserer heutigen Welt sind wir völlig darauf trainiert, auf das Datum der Verpackung der pasteurisierten Milch zu achten! Es gibt kaum eine ekelhaftere Kost als einen Mundvoll verdorbene Milch!

Die Menschheit nutzte jedoch die Milch der Tiere schon während Tausenden von Jahren ohne Behälter mit Datum und ohne Kühlschrank oder Eisbox! Es war unmöglich, Milch immer im frischen Zustand zu trinken. Die Kenntnisse unserer Vorfahren über die Verwertung angesäuerter Milch waren enorm. Schwere Zeiten und die Weisheit, Vorrat anzulegen, lehrten sie, dieses wertvolle Produkt zu verwerten und nicht zu entsorgen!

Ich persönlich erfreue mich an gesäuerter Milch. Alle zwei Wochen, nachdem ich die Milch abgeholt habe (die Schmugglerfahrt von Pennsylvania über die Brücke nach New Jersey), stelle ich oft einen Liter Milch für einen oder mehrere Tage an die warme Zimmertemperatur in meiner Küche. Die saure Dickmilch ist eine wahre Wonne für den Körper, speziell für den Darm, wo die gesunden lebendigen Bakterien und unzerstörten Enzyme vorteilhaft wirken können.

Natürlich steht mein Mann Mike hier genau im Gegenteil. Er trinkt nur süsse Milch—so meint er wenigstens! Denn manchmal muss ich 'seine' rohe Dickmilch in etwas 'Essbares' verwandeln . . . psst!

Im Folgenden sind einige Rezepte mit angesäuerter Rohmilch. Dies soll dir aber keine Grenzen setzen, denn saure Milch und saure Sahne können in unendlich vielen Rezepten verwendet werden, für Mahlzeiten und Nachtische!

*Hausgemachte Schotte (Molke) und Cream Cheese (Frischkäse) mit angesäuerter Milch: Milch an die warme Zimmertemperatur in der Küche stellen, bis sie sich völlig scheidet. Die Masse durch ein Sieb abtropfen (eventuell ausgelegt mit einem Tuch) lassen. Den cremigen Käse mit Früchten oder Kräutern zu einem Brotaufstrich mischen.

*Traditionelle Pfannkuchen: 2 Tassen Vollkornmehl während 12 bis 24 Stunden in 2 Tassen angesäuerter Milch, Buttermilch, Kefir oder Joghurt tränken. Mit einer Gabel 2 Eier quirlen; ½ TL Salz, 1 TL Backpulver und 2 EL geschmolzene Butter beigeben und alles mit dem Mehl zu einem Teig rühren. Wenn nötig, mit Wasser etwas verdünnen. Die Pfannkuchen in einer Eisenpfanne in Butter oder Schweinefett backen. Mit Butter und nach Belieben mit Ahornsirup, rohem Honig oder Früchten servieren.

*Rühreier: Sauermilch oder saure Sahne mit den Eiern verquirlen, in Butter bei kleiner Hitze kochen lassen; dabei immer wieder durchrühren.

*Sauermilch für eine Vanillesauce: 3 Eier, 1¾ Tassen angesäuerte Milch, wenig Salz, 1 TL Vanille, ¼ Tasse Rapadura (Vollrohrzucker), Ahornsirup oder nicht raffinierten Zucker. Alles verquirlen und in eine gebutterte feuerfeste Form giessen. Im Ofen bei etwa 200 Grad während ungefähr 45 Minuten backen, bis ein Messer oder ein Zahnstocher nach dem Einstechen sauber herauskommt.

*Anstatt Mayonnaise saure Sahne auf eine gebackene Kartoffel oder ein Sandwich streichen.

*Etwas angesäuerte Sahne in die Suppe rühren, um sie durch Enzyme leichter verdaulich zu machen.

*Haferflocken über Nacht in Wasser und etwas Sauermilch anstatt Wasser und Schotte einlegen (zum neutralisieren der Phytinsäure). Kurz leicht köcheln lassen.

*Zum Süssen Carob-Pulver und etwas Rapadura in angesäuerte Milch für Kinder beifügen. Viele werden den Unterschied nicht merken.

*Saure Sahne kann für Hackbraten zum Anfeuchten verwendet werden.

*Saure Sahne für eine Süsskartoffel-Kasserolle: ½ bis 1 kg Süsskartoffeln, 120 Gramm Butter, wenn erhältlich 300 Gramm Kokosnussfleisch (sonst mehr Butter und/oder Eigelb), 3 Eigelb, ¼—½ Tasse angesäuerte Sahne, ½ TL Zimt und ½ TL Muskatnuss, Salz.
Die Kartoffeln weich kochen, eventuell schälen (ich schäle sie nie) und in einer feuerfesten Form mit einer Gabel zerdrücken. Das geschmolzene Kokosnussfleisch, Butter, Sahne, Eigelb und Gewürze sorgfältig unter die Kartoffeln rühren. Zusätzlich etwas Zimt darüber streuen. Im Ofen bei 175 Grad während etwa 30 Minuten backen.

*Leicht angesäuerte Milch, gemischt mit Kakaopulver und etwas Rapadura, ergibt eine fantastische warme Schokolade.

*Angesäuerte Sahne kann gut für Crème brûlée (gebrannte Creme) verwendet werden.

# 21

Schlussfolgerungen

Rohe Milch ist unbestritten ein Produkt, das Mensch und Tier seit Anfang der Welt ernährt hat. Wäre das nicht so, wäre die Menschheit schon lange ausgestorben.

Seit alters her hielten die meisten Familien ihre eigenen Tiere. Die Milch und ihre Produkte wurden, ausser für die Ernährung, auch als Medizin verwendet. Der Hygiene wurde in früheren Tagen kaum Beachtung geschenkt.

Mit dem Beginn der Industrialisierung änderten sich zwischen dem 18. und 20. Jahrhundert das Futter und die Haltung der Tiere, was schreckliche, negative Auswirkungen hatte: Kranke Kühe mit kranker Milch, die weiterhin getrunken wurde! Ausbrüche von Krankheiten wie Tuberkulose fanden in vielen Industrieländern wie den USA, den europäischen Staaten und im Tiefland der Schweiz (aber nicht in den Alpen) statt! Es gäbe keinen Zweifel an der Ursache dieser Epidemien, würde man die geschichtlichen Faktoren unter die Lupe nehmen!

Mit dem Fortschreiten der Industrialisierung gaben viele Familien ihre Landwirtschaftsbetriebe auf, um ein 'besseres' Leben in der Stadt zu führen Weil dadurch weniger bäuerliche Lebensmittel produziert und viel Milch zu Vollfett-Käse (auch für den Export) verarbeitet wurden, entstand ein Mangel an Milch und Fetten; als Folge davon verteuerten sich diese Produkte.

Die Margarine wurde 1871 erfunden, und um die Jahrhundertwende kamen die modern hergestellten pflanzlichen Fette mit hydriertem Öl auf, das der Mensch noch nie zuvor konsumiert hatte. Wegen den aufkommenden Stoffwechselkrankheiten wie Herzkrankheit und Diabetes wurde die neue Theorie aufgestellt: Die altbewährte Butter und die traditionellen Fette sind (plötzlich) ungesund!

Um die frühen 1920er-Jahre wurden die ersten Herzkrankheiten in den USA dokumentiert.

Amerikanische und Schweizer Ärzte verlangten nach sauberer, gesunder Rohmilch für ihre Patienten. Zertifizierte Rohmilch von geweideten Kühen (Alpenmilch in der Schweiz) wurde mit Erfolg eingesetzt, um Tuberkulose und anderes zu heilen!

Milch, die zur Pasteurisation bestimmt ist, muss pasteurisiert werden, denn es gibt zweierlei Milch.

Die Geschichte zeigt, dass die Nebenprodukte der Butter—und Käseherstellung sowie die Magermilch für die Schweinemast gebraucht wurden. Heute raten Gesundheitsbehörden dazu, Magermilch zu trinken, um schlank zu werden!?

Muttermilch von Mensch und Tier ist voller Bakterien. Naturgerechte Milch von naturgerechten Höfen enthält Millionen bevorzugter Lebewesen und ist viel weniger gefährlich als jede andere Nahrung!

Erhitzte Milch enthält die aufgespaltenen Körper der toten Bakterien samt ihrem Kot. Den Krankheitserregern wird dadurch Tür und Tor geöffnet, um diese Milch zu verseuchen; darum sind die Kühlung und ein Haltbarkeitsdatum notwendig. An der Wärme verfaulen diese toten Lebewesen in der Milch und machen sie so gefährlich.

Die Homogenisierung oxidiert das Fett in der Milch, es wird durch die freien Radikale schädlich für den Körper und als Risiko für Herzkrankheiten betrachtet.

Das Einsperren der Tiere verursacht den Verlust vieler Nährstoffe. Kalzium wird in pasteurisierter Milch zum grössten Teil unlöslich und kann sich an falschen Orten im Körper ablagern.

Magermilch erhöht Herzkrankheiten und Fettleibigkeit!

Die Milch von Kühen, die mit dem gentechnisch veränderten Wachstumshormon rBST behandelt werden, ist krebserregend.

Soja als Ersatznahrung kann durch das aktive Pflanzenöstrogen Brust—und Prostatakrebs, Unfruchtbarkeit und vieles mehr fördern.

Frischmilch ist ein Schutz gegen Asthma und Allergien.

Treibhausgase von Kühen: tatsächlich?

Nicht alle verdauen die Milch von modernen Kühen. Was ist A1—und A2-Milch?

Ob vom Tal, vom Berg oder von der Alp: Milch von geweideten Kühen ist ein altbewährtes Lebensmittel mit der Fähigkeit, den Körper von Mensch und Tier aufzubauen und gesund zu erhalten!

Milch soll wenn möglich von einheimischen Käsereien, Reformhäusern oder direkt vom Hof bezogen werden. Du solltest deinen Bauern kennen und ihm wichtige Fragen stellen können:
Wo lebt das Tier im Sommer und im Winter? Was frisst das Tier während der vier Jahreszeiten? Gibt es eine Vielfalt an Kräutern? Wie steht es mit Antibiotika, wird diese Milch an Verbraucher abgegeben? Sind die Kühe hormonfrei? Darf ich den Stall und die Tiere sehen? Kann ich beim Melken zuschauen? Trinkt die Bauernfamilie die eigene Milch?
Pflege ein persönliches Verhältnis zum Bauern und rede mit ihm über dein Bedürfnis nach hoffrischer Milch; äussere auch deine Freude daran! Der Bauer ist dein Freund!

Man kann auch Tests mit eigenen Haustieren durchführen. Gib ihnen die Wahl zwischen Voll—und Magermilch, zwischen traditionellem und gentechnisch verändertem Futter, beobachte und lerne von ihnen, denn sie sind klüger als der Mensch!

Ein Beispiel dafür: Ein amerikanischer Bauer wollte es selber ausprobieren. Er kaufte zwei Säcke Mais, einen mit traditionellem und einen mit GV-Mais. Zur Aufbewahrung stellte er die zwei Säcke auf die Bühne. Im kalten Winter wollte er die Rehe füttern; aber erst als der Frühling kam, erinnerte sich der Bauer an den Mais! Enttäuscht, dass er sein Experiment vergessen hatte, öffnete er die Tür zur Bühne. Voller Erstaunen schaute er auf die kleinen Überreste des traditionellen Maises und den gefüllten Sack mit dem GV-Mais!

Die Mäuse hatten seinen Test durchgeführt!

Wegen der Industrie, die weltweit mit aller Macht Kleinbauern, Käser und andere traditionelle Kleinbetriebe zu vernichten sucht, möchte ich mit diesem Abschnitt aus dem Magazin für natürliche Landwirtschaft *Acres USA* schliessen:

Let's get back to rewarding our nation's farmers for doing what generations of traditional wisdom combined with the insight of modern scientific discovery enable them to do best: grow the world's safest, most abundant and most valuable food supply.
Mark Keating, *Acres USA*, February 2009, Vol. 39, NO. 2, S 15

Lasst uns die Bauern unserer Nation wieder dafür belohnen, dass sie das tun, wozu sie Generationen traditioneller Weisheit, in Verbindung mit der Erkenntnis aus den modernen wissenschaftlichen Entdeckungen, am besten befähigen: die sichersten und wertvollsten Lebensmittel der Welt in Hülle und Fülle zu produzieren.

Möge dieses Buch dir und deiner Familie als Wegweiser zur gesunden Milch dienen.

~ Judith Mudrak-Wasem

ENDE

Anhang

Dieses Buch enthält eine begrenzte Anzahl wissenschaftlicher Studien zur naturgerechten Milch. Mit einer Suche können weitere Dokumente gefunden werden, welche die verschiedenen gesundheitlichen Aspekte der unbehandelten Milch unterstützen.

Vegetarier und Veganer möchten aus ethischen Gründen die Nutzung von Tieren vermeiden. Heute liefert die Kuh jedoch nicht nur Fleisch und Milch, sondern trägt auf unzählige Arten zu anderen Produkten bei. Dies erschwert jenen Menschen das Leben, die auf die Nutzung von Tieren völlig verzichten wollen.

Wie im Fort Worth Museum of Science and History (Texas) zu lesen ist: "Weisst du, dass dir die Kühe dabei helfen, deine Zähne zu putzen und besser zu riechen? Kühe helfen auch bei der Vertilgung von Ungeziefer, verhindern Herzattacken, können deine Hosen halten und dein Auto fahren!"

Hier ein paar Beispiele der Produkte, zu denen Kühe einen Beitrag leisten: Kerzen, Keramik, Zeichenstifte, Kosmetik, Deodorants, Reinigungsmittel, Bodenwachs, Insektenvertilgungsmittel, Isolierung, Linoleum, Mundwasser, Farben, Papier, Parfüms, Plastik, Fotofilme, Rasierschaum, Seife, synthetischer Gummi, Textile, Zahnpaste . . .

Im Transport, ob zu Land, zu Wasser oder in der Luft: Frostschutzmittel, Asphalt, Auto und Jet-Schmiermittel,

Bremsflüssigkeit, Fahrzeugkarosseriekleber, Hochleistungsfette, Aussenbordmotoröl, Reifen . . .

Mit der Gelatine aus dem Bindegewebe der Kühe werden viele beliebte Esswaren hergestellt: Molkereiprodukte, Diät-Produkte, Süssigkeiten, Nachtische, Gelees, Marshmallows . . .

Der Gebrauch in der Pharmazeutik: Da Menschen und Kühe Säugetiere sind, verträgt der menschliche Körper ganz natürlich die Medikamente, die aus den Nebenprodukten der Kühe hergestellt sind.

Faktoren im Blut: zur Abtötung von Viren und zur Herstellung von Medikamenten gegen die Abstossung transplantierter Organe;

Chymotrypsin: fördert die Heilung von Verbrennungen und Wunden;

Collagen: für Schönheitsoperationen und nicht klebende Verbände;

Cortisol: entzündungshemmend;

Glucagon: behandelt Hypoglykämie oder niedrigen Blutzucker;

Heparin: ein Antigerinnungsmittel, um Blutgerinnsel zu behandeln;

Insulin: zur Behandlung von Diabetes oder hohem Blutzucker;

Pancreatin: hilft in der Verdauung mit;

Thrombin: ein Gerinnungsmittel für das Blut . . .

Ein Wort über den CDC

(Center for Disease Control oder Behörde des US-Gesundheitsministeriums)

Oftmals wird in diesem Buch auf die offizielle amerikanische Gesundheitsbehörde, den CDC, hingewiesen. Die Autorität des CDC ist weltweit anerkannt. Empfehlungen oder Gesetze vom CDC gelten in anderen Ländern als vertrauenswürdig und werden befolgt respektive eingeführt.

Aber können wir wirklich unser Leben und das Leben unserer Kinder einer Gesundheitsbehörde anvertrauen? Wer steckt eigentlich dahinter?

Kann vielleicht die 'Pandemie H1N1' von 2009 (Schweinegrippe), bei der die ganze Welt angeschwindelt wurde und die sich später als totale Täuschung erwies, als Beispiel dafür dienen, dass wir misstrauischer sein sollten?

Oktober 2011: Dr. Kimberly Quinlan Lindsey, eine hochrangige CDC-Beamtin, die eine bedeutende Rolle in der Propagandakampagne zur Schweinegrippe gespielt hatte, wurde wegen sexueller Belästigung von zwei Kindern und Sodomie festgenommen.

Dr. Lindsey schloss sich 1999 dem CDC an und war stellvertretende Direktorin des Labors (Science Policy and Practice Program Office). Sie hatte die zweithöchste Entscheidungsbefugnis in diesem Labor.

Gemäss der Berichterstattung von *CNN* befanden die Behörden auch Lindseys Partner, Thomas Joseph Westermann, der sexuellen Belästigung für schuldig.

Beide werden moralischer und ungehöriger sexueller Taten beschuldigt, die einen 6jährigen Jungen einschliessen.

Die Polizei (von DeKalb County, Georgia) sagt, dass sie auch Fotos fanden, die Dr. Lindsey bei Geschlechtsakten mit ihren Haustieren zeigten.
Huffpost Crime, David Lohr, Oktober 11, 2011.

Vielleicht wundert sich der Leser, warum diese Geschichte im Buch über die Milch erwähnt wird. Es ist jedoch notwendig, den Hintergrund zu verstehen. Wir vertrauen unser Leben Behörden an, die verantwortlich für die Gesundheit unserer Kinder sind, aber angeblich auch an Kindermissbrauch teilnehmen. Dieser Umstand wirft unendlich viele ernsthafte Fragen auf . . .

Dr. Lindsey spielte eine primäre Rolle in der Propagandakampagne zur Schweinegrippe. Die angeblich betrügerischen Papiere wurden von einem Laborleiter des CDC unterschrieben und deuten darauf hin, dass jemand innerhalb des CDC möglicherweise mitbeteiligt ist . . .

Dr. Mercola sagte im Oktober 2011: ". . . Das ist die verschwiegene grosse Geschichte eines angeblich kriminellen Verbrecherrings, der innerhalb der CDC mit dem Ziel wirkt, die Forschung zu verfälschen. Diese Täuschungen würden alle Verbindungen zwischen Impfstoff und Giftwirkung widerlegen."

Für weitere Details: Google-Recherche mit dem Stichwort: Dr. Kimberly Quinlan Lindsey.

Die Autorin ist gerne bereit, interessierten Gruppen ihr Buch in Power-Point-Präsentationen vorzustellen.
Kontaktadresse:
Judith Mudrak
58 Cranberry Run
Southampton, NJ 08088-3566
USA
Telefon: (001) 609 859-3828
www.MilchistnichtgleichMilch.com
www.reversemydisease.i8.com

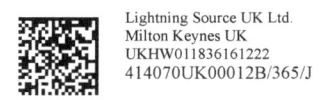

Lightning Source UK Ltd.
Milton Keynes UK
UKHW011836161222
414070UK00012B/365/J